Base of Medical Science

初歩の数学演習

分数式・方程式から微分方程式まで

共著
小林毅範・福田 覚・本田信広

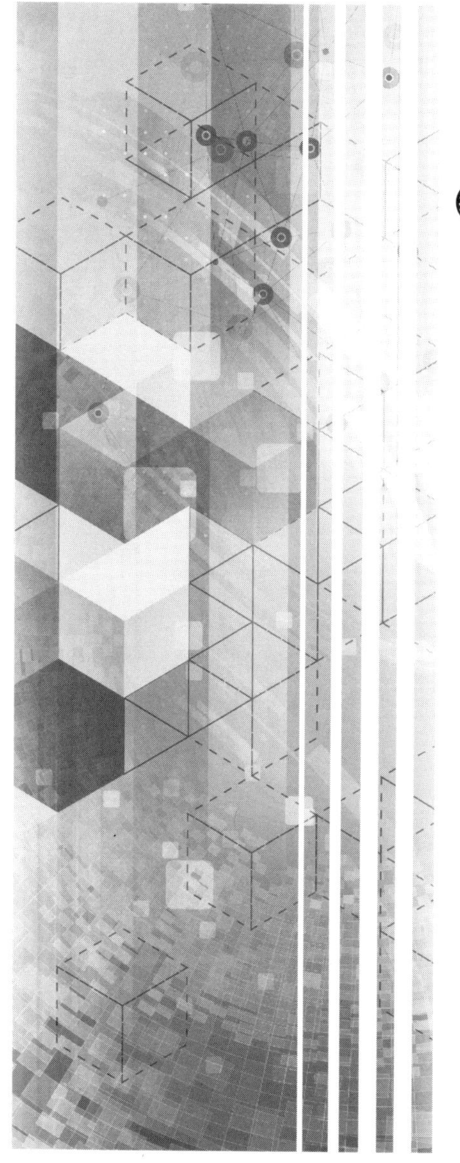

医療科学社

ISBN978-4-86003-466-5

序　文

著者は長い間，講義や授業を通して，学生があまりにも計算ができないということがわかった．そこで，自習や練習，教科書，授業に使えるような数学演習書を作りたいという強い思いに至った．しかし，内容が難しすぎると敬遠されてしまうので，できるだけやさしく，また，興味を引き付けるように記述には細心の注意を払った．

数学の計算はどの科目にも出てくる最も基本的な事柄である．実際，学生に問題を示して，解いてもらおうとすると書けない，できないという人が多かった．その大きな理由は高校で，微分や積分は習っていないということであった．診療放射線技師を目指す人は画像工学，電気工学などどうしても計算が必要である．

本書の目的は通常の授業で，数学計算の不得意な人が必要最小限はできるようにすることである．とにかく，基礎からよくわかるように主眼をおいて構成した．

本書の特色は次のとおりである．

(1) 各章のはじめに，要項，公式，重要ポイントを簡潔に示した．特に要項は必要なことのみで証明，解説は極力省略した．

(2) 例題では解答と説明を示した．その後に，わかりにくい点を補充し，知っていると便利な点を追加した．

(3) 演習問題は比較的やさしい基本問題を採用した．

(4) 各章の終わりに，やや詳しい解答をつけた．これも大いに参考になることと思う．

第 1 章は，次章以下の問題を解くうえで基礎になるように内容を工夫した．そのため，整式，式の計算から始め，平方根，方程式などについて練習を行い，等比級数にいたるまで，広い範囲にわたって学習するようにした．

第 2 章は指数と対数で，非常に大きい数，小さい数の計算方法を取得する．両対数方眼紙，半対数方眼紙についても使い方を学習する．

第 3 章は三角関数と複素数で，三角関数の性質と計算について学習する．複素数は実数の世界をさらに拡張し，数の表示方法を学習する．

第 4 章は極限値，微分係数，いろいろな関数の微分について，やさしい記述の範囲で学習する．微分の応用について学習する．

第 5 章では，不定積分，定積分について学習し，いろいろな関数の積分法をやさしい記述の範囲で練習する．その応用として面積，体積の求め方を学習する．

第 6 章は微分方程式であり，これを解くことは非常に難しい．そのために，やさしい問題のみを採用し，解きやすい例題で解説した．

第7章はラプラス変換の練習である．いろいろな関数のラプラス変換を行う．これを利用して微分方程式を解く練習を行う．

第 8 章はベクトルと行列で，ベクトルの基本法則について学習し，ベクトルの計算法，内積について練習する．行列についても同様に，基本法則と行列の計算法について学習し，さらにその応用についても学習する．

このように本書はたいへん広範囲にわたって勉強することを目的としている．また，各章の終わりの解答を参考にして有効に利用していただきたい．そして，数学の計算を苦手とする人にとって本書が役に立つことを念願するものである．本書はまた，やさしいところからはじめて，だんだんレベルがあがってゆくように無理なく学習できるように配慮している．

細心の注意をはらって本書を編集したつもりであるが，思わぬ不備な点があるかも知れない．そのような点は今後改めてゆきたいと考えている．多くの方々のご指摘をお願いする次第です．

2000年3月

著者一同

◆目　　次◆

第1章　計算の基礎と方程式

1・1　整　式 ……2
1・2　分数式の計算 ……4
1・3　繁分数式 ……6
1・4　式の展開 ……7
1・5　因数分解 ……9
1・6　平方根の計算 ……11
1・7　二重根号 ……13
1・8　一次方程式 ……14
1・9　連立方程式 ……16
1・10　二次方程式 ……18
1・11　二次方程式の根と係数 ……20
1・12　高次方程式 ……21
1・13　恒等式 ……22
1・14　分数方程式 ……24
1・15　無理方程式 ……25
1・16　階　乗 ……26
1・17　総和記号 ……27
1・18　等比級数 ……29
1・19　10進数と2進数 ……30

第2章　指数と対数

2・1　指数法則 ……56
2・2　指数法則の拡張 ……58
2・3　指数方程式 ……60
2・4　指数関数のグラフ ……62
2・5　対　数 ……63
2・6　対数の性質 ……64
2・7　対数方程式 ……68

2・ 8　対数の計算 ……………………………………………………………70
2・ 9　対数関数のグラフ ……………………………………………………73
2・10　デシベル ………………………………………………………………74

第3章　三角関数と複素数

3・ 1　三角関数の基本 ……………………………………………………88
3・ 2　弧度法（平面角）…………………………………………………89
3・ 3　一般角と三角関数 ………………………………………………91
3・ 4　加法定理 ……………………………………………………………93
3・ 5　三角方程式 ………………………………………………………98
3・ 6　逆三角関数……………………………………………………………100
3・ 7　複素数の基本…………………………………………………………101
3・ 8　複素数の表現法………………………………………………………103
3・ 9　極座標表示を用いた複素数の計算…………………………………105

第4章　微　　分

4・ 1　関数の極限値…………………………………………………………124
4・ 2　微分係数………………………………………………………………126
4・ 3　導関数…………………………………………………………………127
4・ 4　微分の基本公式………………………………………………………128
4・ 5　微分公式………………………………………………………………128
4・ 6　主要関数の微分………………………………………………………130
4・ 7　逆関数と対数関数の微分……………………………………………131
4・ 8　微分の応用……………………………………………………………133
4・ 9　高次導関数……………………………………………………………136
4・10　近似式…………………………………………………………………138

第5章　積　　分

5・ 1　基本関数の積分………………………………………………………158
5・ 2　指数関数と三角関数の積分…………………………………………160
5・ 3　対数関数になる型の積分……………………………………………161
5・ 4　分数式の積分…………………………………………………………162
5・ 5　置換積分………………………………………………………………163

5・6　無理関数の積分……165
5・7　部分積分……166
5・8　やや複雑な置換積分……168
5・9　加法定理を利用する積分……169
5・10　区分求積法……171
5・11　定積分の基本……173
5・12　曲線の長さ……175
5・13　媒介変数表示による曲線の長さ……176
5・14　直線運動の道のり……179
5・15　体　積……181
5・16　回転体の体積……182
5・17　二重積分の基本……184

第6章　微分方程式

6・1　変数分離形……204
6・2　同次形……206
6・3　1階線形微分方程式……207
6・4　2階線形微分方程式……209
6・5　微分方程式の応用……212

第7章　ラプラス変換

7・1　ラプラス変換と逆変換……226
7・2　$e^{at}\cdot f(t)$のラプラス変換……232
7・3　微分のラプラス変換……233
7・4　積分のラプラス変換……235
7・5　ラプラス逆変換……237
7・6　微分方程式への応用……239
7・7　線形微分方程式の一般解……243
7・8　ラプラス変換の過渡現象への応用……244

第8章　ベクトルと行列

8・1　ベクトル……256
8・2　ベクトルの算法……257

8・3　ベクトルの成分表示……258
8・4　ベクトルの内積……259
8・5　行　列……261
8・6　行列の加算・減算……261
8・7　行列の積……262
8・8　行列の基本性質……263
8・9　回転行列……265
8・10　行列式……267
8・11　行列式の基本性質……268
8・12　逆行列……271
8・13　連立方程式と行列……273
8・14　n個の未知数に関する連立一次方程式……274

付　録1　ギリシア文字……294
付　録2　定数の値，不定積分……295
付　録3　主要数学公式……297
付　録4　三角関数表……299
付　録5　数の対数表……300

索　　引……302

第1章

計算の基礎と方程式

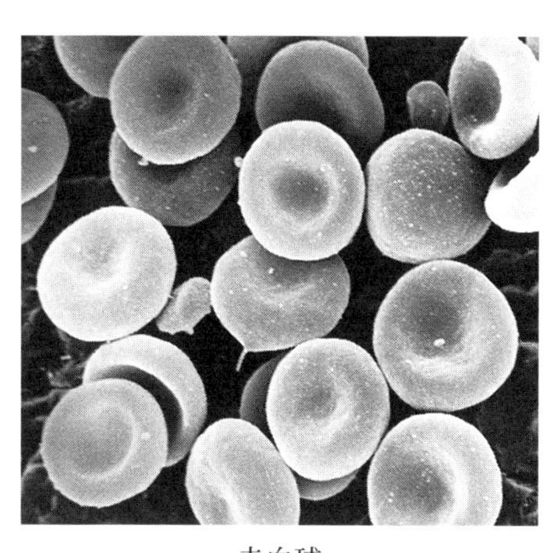

赤血球
(電子顕微鏡写真)

●学習のポイント●

第1章は次章以下の問題を解くための計算の基礎になります．数学がわからない人，苦手とする人はここからはじめます．

あれこれ悩むまえに，まず書いてみること，これこそ計算力が養なわれ，計算の法則を知ることになります．この章の計算がもとになって，複雑な，高等な数学ができ上がっているのです．

計算の技法をここで身につけていただきます．

1・1 整 式

■要　　項■

整　式 ─┬ 単項式
　　　　└ 多項式

1. 交換法則　$A+B=B+A$
2. 結合法則　$(A+B)+C=A+(B+C)$
3. 分配法則　$A(B+C)=AB+AC$
4. 指数法則

$$a^m \cdot a^n = a^{m+n}$$

$$(a^m)^n = a^{mn}$$

$$(a \cdot b)^m = a^m \cdot b^m$$

$$(a^m \cdot a^n)^l = a^{(m+n)l}$$

$$a^m \div a^n = a^{m-n}$$

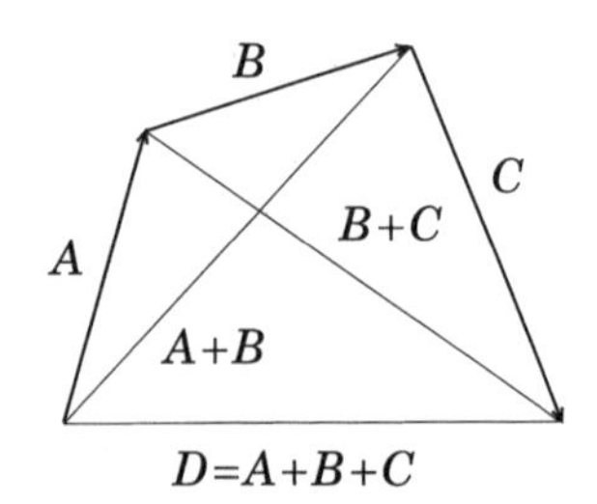

図1・1　結合法則

整式の計算には，単項式×単項式，単項式×多項式，多項式×単項式，多項式×多項式がある．

文字の部分が同じであれば同類項という．多項式は一定の規則に従って整理する．通常，次数の高い方から低い順に並べる．これを降べきの順という．この逆を昇べきの順という．

【例題 1-1】　$P=2x+3x^2-1$ について，降べきの順に並べ，それぞれの項を説明しなさい．

【解】　$P=3x^2\quad +2x\quad -1$

2次の項　1次の項　定数項

係数を表わす時はa，b，c…を使い，変数を表わす時はx，y，z…を使う．

【例題 1-2】　$6x^2y^3$の次数と係数はいくらになるか求めなさい．

【解】　$x\times x\times y\times y\times y$であるから5次であり，係数は6である．また，$x$に注目すると$x$の次数は2次，$6y^3$は係数となる．

【例題 1-3】　$P=3x^2-2x+1$，$Q=2x^2+3x-4$ とするとき，四則演算の法則を使って次の計算をしなさい．

1. $P+Q$
2. $P-Q$
3. $2P-3Q$

【解】　1. $P+Q=(3x^2-2x+1)+(2x^2+3x-4)$

$=3x^2+2x^2-2x+3x+1-4$　交換法則

$=(3+2)x^2+(-2+3)x+(1-4)$　結合法則

$=5x^2+x-3$

2. $P-Q$

$=(3x^2-2x+1)-(2x^2+3x-4)$

$=3x^2-2x+1-2x^2-3x+4$　分配法則

$=3x^2-2x^2-2x-3x+1+4$　交換法則

$=(3-2)x^2+(-2-3)x+(1+4)$　結合法則

$=x^2-5x+5$

3. $2P-3Q$

$$=2(3x^2-2x+1)-3(2x^2+3x-4)$$
$$=6x^2-4x+2-6x^2-9x+12$$
$$=6x^2-6x^2-4x-9x+2+12$$
$$=(6-6)x^2+(-4-9)x+(2+12)$$
$$=-13x+14$$

【練習問題 1】　次の各式の和，差を求めなさい．

1. $8a+3$　$4a-2$
2. $2m-n$　$-3m+6n$
3. $5A+6B$　$2A-5B$
4. $3x-4y$　$-4x-2y$
5. $2K-L$　$K+4L$

【練習問題 2】　次の計算をしなさい．

1. $3(2x-3y)-3(x+2y)$
2. $4(m-3n)-2(m-2n)$
3. $2(4A-B)-3(3A-2B)+(7A+4B)$
4. $3a-2\{a-3(a-2)\}$
5. $(9x-12y)-\{14x-4(2x-3y)\}$

1・2　分数式の計算

■要　　項■

$$\frac{A}{B}=\frac{A\times C}{B\times C}$$

$$\frac{A}{C}+\frac{B}{C}=\frac{A+B}{C}$$

$$\frac{A}{B}\times\frac{C}{D}=\frac{AC}{BD}$$

$$\frac{A}{B} \div \frac{C}{D} = \frac{A}{B} \times \frac{D}{C} = \frac{AD}{BC}$$

$$\frac{A}{B} = \underbrace{P}_{\text{商}} + \frac{R}{B}$$

（p.162の分数式の積分に使う．）

$$A = BP + \underbrace{R}_{\text{余り}}$$

余りRはBより次数が低い．

Rが0であれば，AはBで割り切れる．

【例題 1-4】　$A = 2x^2 - 3x + 4$ を $B = x - 2$ で割った商と余りを求めなさい．

【解】

$$\begin{array}{r} 2x + 1 \\ x - 2 \overline{\smash{)}\, 2x^2 - 3x + 4} \\ \underline{2x^2 - 4x \phantom{{}+4}} \\ x + 4 \\ \underline{x - 2} \\ 6 \end{array}$$

$2x^2 - 3x + 4$ を $x - 2$ で割った商は $2x + 1$ で余りは6である．

$$2x^2 - 3x + 4 = (x - 2)(2x + 1) + 6$$

【練習問題 3】　次の計算をしなさい．

1. $(8x + 4) \div (2x + 1)$
2. $(x + 1) \div (x - 1)$
3. $(2x - 1) \div (x + 1)$
4. $(x^2 + x + 1) \div (x - 1)$
5. $(x^2 - x - 6) \div (x - 2)$

【練習問題 4】　次の計算をしなさい．

1. $(3t^2 - 5t - 2) \div (t - 2)$
2. $(x^3 + x^2 + x + 1) \div (x + 1)$
3. $(x^2 - y^2 + 3x - y + 2) \div (x + y + 2)$
4. $(x^2 - 3xy + 2y^2 - x + 3y - 2) \div (x - y - 2)$

5. $(x^4+x^2+1)\div(x^2-x+1)$

1・3　繁分数式

■要　　項■

$$\frac{\dfrac{A}{B}}{\dfrac{C}{D}}=\frac{A}{B}\div\frac{C}{D}=\frac{A}{B}\times\frac{D}{C}=\frac{A\cdot D}{B\cdot C}$$

【例題 1-5】　次の計算をしなさい．

1. $\dfrac{\dfrac{1}{5}}{\dfrac{1}{4}}$　　2. $\dfrac{\dfrac{1}{4}+\dfrac{1}{5}}{\dfrac{1}{2}-\dfrac{1}{3}}$

3. $\dfrac{1}{1-\dfrac{1}{1-\dfrac{1}{2}}}$

【解】　1. $\dfrac{\dfrac{1}{5}}{\dfrac{1}{4}}=\dfrac{1}{5}\div\dfrac{1}{4}=\dfrac{1}{5}\times\dfrac{4}{1}=\dfrac{4}{5}$

2. $\dfrac{\dfrac{1}{4}+\dfrac{1}{5}}{\dfrac{1}{2}-\dfrac{1}{3}}=\dfrac{\dfrac{5}{4\times5}+\dfrac{4}{5\times4}}{\dfrac{3}{2\times3}-\dfrac{2}{3\times2}}=\dfrac{\dfrac{5}{20}+\dfrac{4}{20}}{\dfrac{3}{6}-\dfrac{2}{6}}$

$=\dfrac{\dfrac{9}{20}}{\dfrac{1}{6}}=\dfrac{9}{20}\div\dfrac{1}{6}=\dfrac{9}{\underset{10}{\cancel{20}}}\times\dfrac{\overset{3}{\cancel{6}}}{1}=\dfrac{27}{10}$

3. $\dfrac{1}{1-\dfrac{1}{1-\dfrac{1}{2}}}=\dfrac{1}{1-\dfrac{1}{\dfrac{1}{2}}}=\dfrac{1}{1-2}$

$=\dfrac{1}{-1}=-1$

【練習問題 5】　次の計算をしなさい.

1. $\dfrac{8}{\dfrac{6}{15}}$

2. $\dfrac{\dfrac{3}{5}}{\dfrac{1}{6}}$

3. $\dfrac{\dfrac{1}{4}-\dfrac{1}{8}}{\dfrac{1}{6}+\dfrac{1}{2}}$

4. $\dfrac{0.2-\dfrac{1}{3}}{\dfrac{1}{6}-0.25}$

5. $\dfrac{1}{2-\dfrac{1}{\dfrac{4-1}{2}}}$

1・4　式の展開

■要　項■

1. $(a+b)^2=a^2+2ab+b^2$
2. $(a+b)(a-b)=a^2-b^2$
3. $(x+a)(x+b)=x^2+(a+b)x+ab$
4. $(a+b)^3=a^3+3a^2b+3ab^2+b^3$
5. $(a+b)(a^2-ab+b^2)=a^3+b^3$
6. $(ax+b)(cx+d)=acx^2+(bc+ad)x+bd$
7. $(a-b)(a^2+ab+b^2)=a^3-b^3$
8. $(a+b+c)^2=a^2+b^2+c^2+2ab+2bc+2ca$
9. $(a+b+c)(a^2+b^2+c^2-ab-bc-ca)$
   $=a^3+b^3+c^3-3abc$

【例題 1-6】　次の式を展開しなさい．

1.　$(a+2b)(2a-b)$　　2.　$(2x+3)^2$

【解】　1.　$(a+2b)(2a-b) = a(2a-b)+2b(2a-b)$　（分配法則）

$= a(2a-b)+2b(2a-b)$

$= 2a^2-ab+4ab-2b^2$

$=2a^2+3ab-2b^2$

$$\begin{array}{rl} & a+2b \\ \times) & 2a-b \\ \hline & 2a^2+4ab \\ & \quad -ab\ -2b^2 \\ \hline & 2a^2+3ab-2b^2 \end{array}$$

a	b	ab
1	2	4
2	−1	−1
2	−2	3

2.　$(2x+3)^2$

$=(2x)^2+2(2x)\cdot 3+3^2$

$= 4x^2+12x+9$

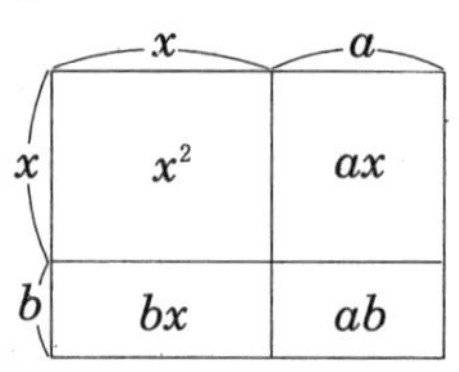

図1・2　$(x+a)(x+b)$の展開

【練習問題 6】　次の式を展開しなさい．

1.　$(x-3)(x+4)$
2.　$(x-y)(2x-3y)$
3.　$(x-y)(x^2+xy+y^2)$
4.　$(a-2b+3c)^2$
5.　$(x-y)^2+(y-z)^2+(z-x)^2$
6.　$(x^2+x+1)^3$
7.　$(x-y+z)(x+y-z)$
8.　$(2A+3B)(3A+4B)$
9.　$(3K+2L)(4K+3L)$
10.　$(x^2-y^2)(x^2+y^2)$

1・5　因数分解

■要　　項■

1. $x^2+2xy+y^2=(x+y)^2$
2. $x^2-y^2=(x+y)(x-y)$
3. $x^2-(a+b)x+ab=(x-a)(x-b)$
4. $acx^2+(bc+ad)x+bd=(ax+b)(cx+d)$
5. $x^3-y^3=(x-y)(x^2+xy+y^2)$
6. $x^3+y^3=(x+y)(x^2-xy+y^2)$

【例題 1-7】　次の式を因数分解しなさい．

1.　x^2+5x+6　　2.　$3x^2-7x+2$

【解】　1.　$x^2+5x+6=x^2+(2+3)x+2\times3$

$=(x+2)(x+3)$

2.　$3x^2-7x+2=(3x-1)(x-2)$

3	−1	−1
1	−2	−6
3	2	−7

積が6	1	2	3	6
	6	3	2	1
和が5	7	5	5	7

図1・3　和が5で積が6になる二数の見つけ方

【練習問題 7】　次の式を因数分解しなさい．

1.　$x^2-3x-40$
2.　x^2+x-42
3.　$x^2-17x+72$
4.　x^2-x-6
5.　x^2+x-12

【練習問題 8】　次の式を因数分解しなさい．

1.　$4x^2-11xy+6y^2$　　2.　$2P^2-PQ-3Q^2$

3.　$12t^2+17t+6$　　4.　$2m^2+3mn-2n^2$

5.　$a^2-ab-2b^2$　　6.　$6x^2-7x-20$

7. $35R^2-46R+15$　　8. $a^2-(b+c)a+bc$

9. $6K^2+11KL-10L^2$　　10. $12A^2-23AB+10B^2$

【例題 1-8】　$x^2-3xy+2y^2+x-3y-2$ を因数分解しなさい．

【解】　$x^2-3xy+2y^2+x-3y-2$

$=x^2-(3y-1)x+2y^2-3y-2$

$=x^2-(3y-1)x+(2y+1)(y-2)$

$=\{x-(2y+1)\}\{x-(y-2)\}$

$=(x-2y-1)(x-y+2)$

xについて2次式，yについても2次式であるから，x，yのどちらに整理してもよい．あるいは次のたすき掛けを利用する．

$$\begin{array}{cc} 1 & -2y-1 \\ 1 & -y+2 \\ \hline & -3y+1 \end{array}$$

【練習問題 9】　次の式を因数分解しなさい．

1. $x^2+y^2-z^2+2xy$
2. $8x^3-27$
3. $x^4+x^2y^2+y^4$
4. x^4+4
5. x^4-5x^2+4

【練習問題 10】　次の式を因数分解しなさい．

1. x^3+3x^2-x-3
2. x^3-2x^2-5x+6
3. x^6-9x^3+8
4. $x^5+x^4+x^3+x^2+x+1$
5. $x^2-xy-6y^2+2x-y+1$

【練習問題 11】　次の式を因数分解しなさい．

1. $a^2(b-c)+b^2(c-a)+c^2(a-b)$
2. $a(b^2-c^2)+b(c^2-a^2)+c(a^2-b^2)$

3.　$a(b^3-c^3)+b(c^3-a^3)+c(a^3-b^3)$

4.　$a^3(b-c)+b^3(c-a)+c^3(a-b)$

5.　$(a+b+c)(ab+bc+ca)-abc$

6.　$a(b+c)^2+b(c+a)^2+c(a+b)^2-4abc$

7.　$ab(a+b)+bc(b+c)+ca(c+a)+2abc$

8.　$(a+b+c)^3-a^3-b^3-c^3$

9.　$4a^2c^2-(c^2+a^2-b^2)^2$

a，bについての多項式で，aとbを入れ替えてみるともとの式と同じになるとき，a，bの対称式という．a，b，cについての多項式で$a \to b \to c$と入れ替えてみるともとの式と同じになるとき，a，b，cについての対称式という．

a，bについての多項式で，$a+b$，abを基本対称式といい，a，b，cのとき，$a+b+c$，$ab+bc+ca$，$a \cdot b \cdot c$を基本対称式という．$-(b-c)$，(b^2-c^2)，(b^2c-bc^2)には$(b-c)$という共通因数が含まれている．

1・6　平方根の計算

■要　　項■

$0 \leqq a \quad \sqrt{a^2}=a$

$a<0 \quad \sqrt{a^2}=-a$

$0<a$，$0<b$のとき

$\sqrt{a} \cdot \sqrt{b}=\sqrt{a \cdot b}$

$\dfrac{\sqrt{a}}{\sqrt{b}}=\sqrt{\dfrac{a}{b}}$

分母の有理化

$\dfrac{1}{\sqrt{a}}=\dfrac{\sqrt{a}}{\sqrt{a} \cdot \sqrt{a}}=\dfrac{\sqrt{a}}{a}$

$\dfrac{1}{\sqrt{a}+\sqrt{b}}=\dfrac{\sqrt{a}-\sqrt{b}}{(\sqrt{a}+\sqrt{b})(\sqrt{a}-\sqrt{b})}=\dfrac{\sqrt{a}-\sqrt{b}}{a-b}$

（注意）　$\sqrt{\quad}$ の計算は $\sqrt{\quad}$ の内を正にして行う．

$\sqrt{-2}\times\sqrt{-5}=\sqrt{2}\sqrt{-1}\times\sqrt{5}\sqrt{-1}$

$=\sqrt{2}i\times\sqrt{5}i=\sqrt{2\times5}\times i^2$

$=-\sqrt{10}$

$\sqrt{-1}=i$ とおきかえる．

$\sqrt{-2}\times\sqrt{-5}=\sqrt{(-2)\times(-5)}=\sqrt{10}$ は誤りである．

【例題 1-9】　次の計算をしなさい．

1. $6\sqrt{18}+3\sqrt{32}-8\sqrt{8}$
2. $(2\sqrt{2}-\sqrt{3})(\sqrt{2}+\sqrt{3})$
3. $(\sqrt{3}-\sqrt{2})^2$

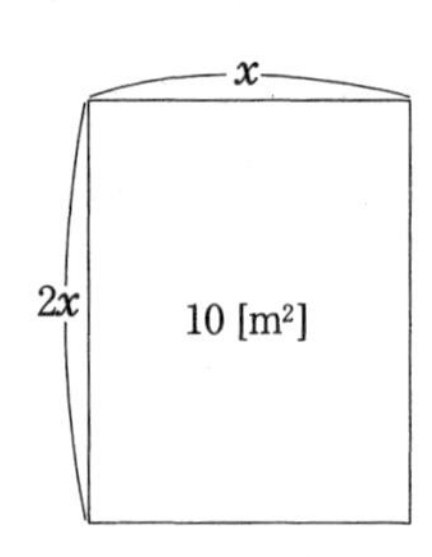

図1・4　面積と辺

【解】　1. $6\sqrt{18}+3\sqrt{32}-8\sqrt{8}$

$=6\sqrt{9\times2}+3\sqrt{16\times2}-8\sqrt{4\times2}$

$=6\times3\sqrt{2}+3\times4\sqrt{2}-8\times2\sqrt{2}$

$=18\sqrt{2}+12\sqrt{2}-16\sqrt{2}$

$=(18+12-16)\sqrt{2}$

$=14\sqrt{2}$

2. $(2\sqrt{2}-\sqrt{3})(\sqrt{2}+\sqrt{3})$

$=2\times\sqrt{2}\sqrt{2}+2\sqrt{2}\sqrt{3}-\sqrt{2}\sqrt{3}-\sqrt{3}\times\sqrt{3}$

$=2\times2+2\sqrt{6}-\sqrt{6}-3=4+(2-1)\sqrt{6}-3$

$=4-3+(2-1)\sqrt{6}=1+\sqrt{6}$

3. $(\sqrt{3}-\sqrt{2})^2=(\sqrt{3})^2-2\sqrt{3}\sqrt{2}+(\sqrt{2})^2$

$=3-2\sqrt{6}+2=2+3-2\sqrt{6}$

$=5-2\sqrt{6}$

【練習問題 12】　次の計算をしなさい．

1. $\sqrt{5}+\sqrt{125}+3\sqrt{45}$
2. $\sqrt{12}+\sqrt{27}+\sqrt{48}$
3. $\sqrt{3}(\sqrt{3}-\sqrt{2})+\sqrt{2}(\sqrt{3}-\sqrt{2})$
4. $\sqrt{3}(\sqrt{27}-\sqrt{12})$

5. $\sqrt{45}+5\sqrt{5}-2\sqrt{20}$

【練習問題 13】 次の計算をしなさい.

1. $\sqrt{3}\left(\sqrt{2}-\dfrac{1}{\sqrt{2}}\right)$

2. $\dfrac{\sqrt{2}}{1+\sqrt{2}+\sqrt{3}}$

3. $\dfrac{\sqrt{6}}{\sqrt{2}+\sqrt{3}+\sqrt{5}}$

4. $\dfrac{1}{\sqrt{3}-\sqrt{2}}$

5. $\left(\dfrac{\sqrt{3}-\sqrt{2}}{\sqrt{3}+\sqrt{2}}\right)^2+\left(\dfrac{\sqrt{3}+\sqrt{2}}{\sqrt{3}-\sqrt{2}}\right)^2$

1・7 二重根号

■要 項■

$$\sqrt{(a+b)+2\sqrt{ab}}=\sqrt{a}+\sqrt{b} \quad (0<a, 0<b)$$
$$\sqrt{(a+b)-2\sqrt{ab}}=\sqrt{a}-\sqrt{b} \quad (0<b<a)$$

【例題 1-10】 次の計算をしなさい.

1. $\sqrt{5-2\sqrt{6}}$

2. $\sqrt{3+\sqrt{5}}$

【解】 1. $\sqrt{5-2\sqrt{6}}=\sqrt{(3+2)-2\sqrt{3\times 2}}=\sqrt{3-2\sqrt{3}\sqrt{2}+2}$

$=\sqrt{(\sqrt{3})^2-2\sqrt{3}\cdot\sqrt{2}+(\sqrt{2})^2}$

$=\sqrt{(\sqrt{3}-\sqrt{2})^2}=\sqrt{3}-\sqrt{2}$

2. $\sqrt{3+\sqrt{5}}=\sqrt{\dfrac{6+2\sqrt{5}}{2}}=\sqrt{\dfrac{(5+1)+2\sqrt{5\times 1}}{2}}$

$=\sqrt{\dfrac{5+2\sqrt{5}+1}{2}}=\sqrt{\dfrac{(\sqrt{5})^2+2\sqrt{5}\cdot 1+1^2}{2}}=\dfrac{\sqrt{5}+1}{\sqrt{2}}=\dfrac{\sqrt{10}+\sqrt{2}}{2}$

【練習問題 14】 次の計算をしなさい.

1. $\sqrt{7+2\sqrt{10}}$ 2. $\sqrt{7+\sqrt{48}}$

3. $\sqrt{5+\sqrt{24}}$　　4. $\sqrt{3-\sqrt{5}}$

5. $\sqrt{2-\sqrt{3}}$

【練習問題 15】　次の計算をしなさい.

1. $\sqrt{6+\sqrt{11-4\sqrt{7}}}$

2. $\sqrt{4+\sqrt{2}+\sqrt{3-2\sqrt{2}}}$

3. $\dfrac{1-\sqrt{2}-\sqrt{3}}{1+\sqrt{5+2\sqrt{6}}}$

1・8　一次方程式

■要　　項■

$A=B$　のとき.

$$A+m=B+m$$

$$A-m=B-m$$

$$Am=Bm$$

$$\frac{A}{m}=\frac{B}{m} \qquad (m \neq 0)$$

【例題 1-11】　次の方程式を解きなさい.

1. $4x+2=14+x$　　2. $\dfrac{x-8}{2}=2-\dfrac{2x-6}{5}$

【解】　1. $4x+2=14+x$　　$4x+2-2=14-2+x$

$4x=12+x$　　$4x-x=12+x-x$

$(4-1)x=12$　　$3x=12$

$3x\times\dfrac{1}{3}=12\times\dfrac{1}{3}$　　$\dfrac{3}{3}\cdot x=\dfrac{12}{3}$

故に,　$x=4$

2. $\dfrac{x-8}{2}=2-\dfrac{2x-6}{5}$

$$\frac{x-8}{2}\times 10=2\times 10-\frac{2x-6}{5}\times 10$$

$$5(x-8)=20-2(2x-6)$$

$$5x-40=20-4x+12$$

$$5x-40+40=40+20+12-4x$$

$$5x=72-4x \qquad 5x+4x=72-4x+4x$$

$$9x=72 \qquad \therefore \quad x=8$$

【練習問題 16】　次の方程式を解きなさい.

1. $3x-5=4$　　　2. $2x-8=2$
3. $\dfrac{x}{3}-\dfrac{x-2}{4}=\dfrac{5}{6}$　　　4. $(5x-4)-(2x-6)=8$
5. $\dfrac{4(x-2)}{3}-\dfrac{3x-4}{2}-2=0$

【例題 1-12】　次の方程式を解きなさい.

$(a^2-a)x-(a^2+a)=0$　　aは定数である.

【解】　$(a^2-a)x=(a^2+a)$

$$\therefore \quad x=\frac{a^2+a}{a^2-a}=\frac{a(a+1)}{a(a-1)}$$

(1). $a \fallingdotseq 0$, $a-1 \fallingdotseq 0$ のとき　$x=\dfrac{a+1}{a-1}$

(2). $a=0$, $a-1 \fallingdotseq 0$　のとき　すべてのx

(3). $a=1$　のとき　解はない.

【練習問題 17】　次の方程式を解きなさい.

1. $ax=b$　　a, bは定数
2. $a^2x-1=a(x-1)$　　aは定数

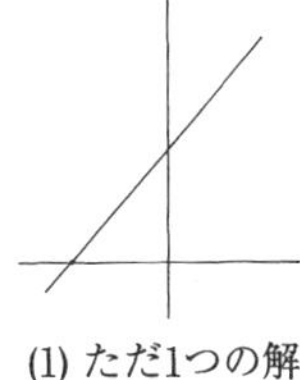

(1) ただ1つの解

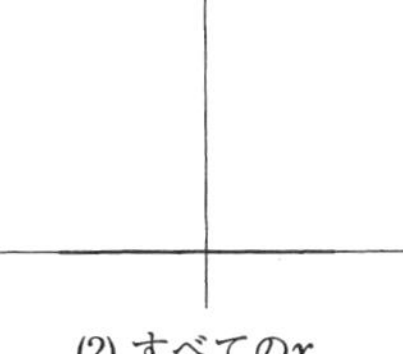

(2) すべてのx

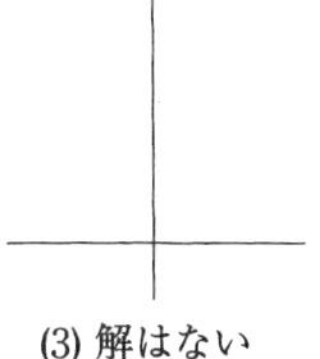

(3) 解はない

図1・5　解の分類

1・9　連立方程式

■要　　項■

1. 二元一次連立方程式のとき，二式から文字を消去して，一次方程式を解く要領で解く．

2. $A=B=C$ の型

$$\begin{cases} A=B \\ A=C \end{cases} \qquad \begin{cases} A=B \\ B=C \end{cases}$$

3. 三元 $(x,\ y,\ z)$ →二元 $(x,\ y)$ →一元 (x) として x を求め，→y　→z と求めてゆく．

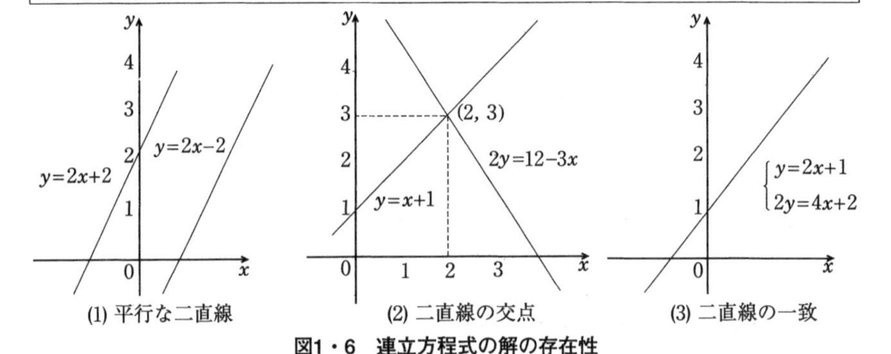

図1・6　連立方程式の解の存在性

【例題 1-13】　三元一次連立方程式を解きなさい．

$$\begin{cases} 4x-2y-z=28 \\ x+y+z=0 \\ 3x-4y+2z=23 \end{cases}$$

【解】

$$\begin{array}{r} 4x-2y-z=28 \\ x+y+z=0 \quad (+ \\ \hline 5x-y=28 \end{array}$$

$$\begin{array}{l} 3x-4y+2z=23 \\ \underline{2x+2y+2z=0 \quad (-} \\ x-6y \qquad =23 \end{array}$$

$$\begin{cases} 5x-y=28 \\ x-6y=23 \end{cases}$$ を解く

$$\begin{array}{l} 30x-6y=168 \\ \underline{\ \ x-6y=23 \quad (-} \\ 29x \qquad =145 \end{array}$$

$\therefore \quad x=5$

$5x-y=28 \qquad \therefore \quad y=5x-28$

$\therefore \quad y=25-28=-3$

$x+y+z=0 \qquad \therefore \quad z=-x-y$

$z=-5-(-3)=-2$

故に $\begin{cases} x=5 \\ y=-3 \\ z=-2 \end{cases}$

【練習問題 18】　次の連立方程式を解きなさい.

1. $\begin{cases} x+2y=0 \\ 5x+3y=-1 \end{cases}$

2. $\begin{cases} x+y=0 \\ \alpha x+\beta y=-1 \end{cases}$ $(\alpha-\beta \fallingdotseq 0)$

3. $\begin{cases} 3x+2y=13 \\ 4x-5y=2 \end{cases}$

4. $\begin{cases} x-y+2z=10 \\ 3x-y+3z=22 \\ 2x-3y+2z=17 \end{cases}$

5. $\begin{cases} x+y+z=10 \\ 3x+2y-2z=2 \\ 5x-y-2z=-3 \end{cases}$

【練習問題 19】　次の連立方程式を解きなさい．

1. $\begin{cases} x+y=11 \\ y+z=13 \\ z+x=12 \end{cases}$

2. $\begin{cases} xy=36 \\ yz=54 \\ zx=24 \end{cases}$

3. $\begin{cases} x(y+z)=20 \\ y(z+x)=32 \\ z(x+y)=36 \end{cases}$

4. $\begin{cases} xy+x+y=34 \\ yz+y+z=62 \\ zx+z+x=44 \end{cases}$

5. $\begin{cases} x^2-c^2z^2=1 \\ v^2x^2-c^2y^2=-c^2 \\ vx^2-c^2yz=0 \end{cases}$

(v，cは定数，$c \fallingdotseq 0$，$c^2 \fallingdotseq v^2$)

1・10　二次方程式

■要　　項■

・二次方程式の解法

1. $(x-a)^2=b$

$x-a=\pm\sqrt{b}$

$\therefore\ x=a\pm\sqrt{b}$

2. $(ax+b)(cx+d)=0$

$\therefore\ ax+b=0,\quad cx+d=0$

3. $ax^2+bx+c=0$

$$\therefore\ x=\frac{-b\pm\sqrt{b^2-4ac}}{2a}$$

$ax^2+2b'x+c=0$

$$\therefore\ x=\frac{-b'\pm\sqrt{b'^2-ac}}{a}$$

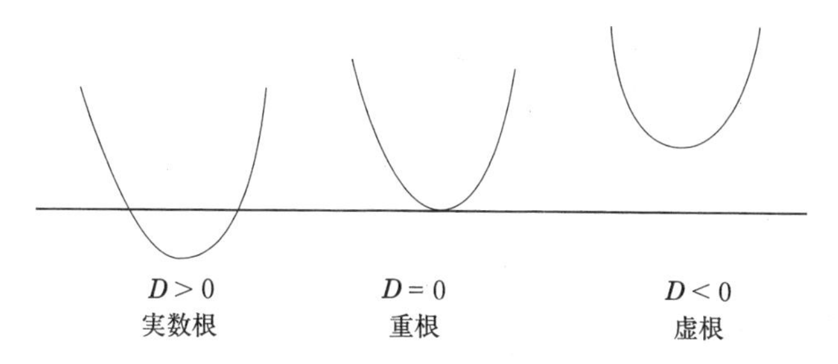

図1・7　二次方程式の解　判別式 $D=b^2-4ac$

【例題 1-14】　二次方程式を解きなさい．

1. $x^2-3x+1=0$
2. $x^2-2x-1=0$

【解】　1. $x^2-3x+1=0$

$a=1 \quad b=-3 \quad c=1$

$$x=\frac{-(-3)\pm\sqrt{(-3)^2-4\times1\times1}}{2}$$

$$=\frac{3\pm\sqrt{9-4}}{2} \quad =\frac{3\pm\sqrt{5}}{2}$$

2. $x^2-2x-1=0$

$a=1 \quad b'=-1 \quad c=-1$

$$x=\frac{-(-1)\pm\sqrt{(-1)^2-1\times(-1)}}{1}$$

$$=1\pm\sqrt{1+1}=1\pm\sqrt{2}$$

【練習問題 20】　次の二次方程式を解きなさい．

1. $x^2=9$
2. $x^2=4x$
3. $(x-2)^2=3$
4. $(2x-1)(3x+2)=0$
5. $3x^2-2x-5=0$

1・11　二次方程式の根と係数

■要　　項■

$ax^2+bx+c=0$の二根をα，βとする．

$$ax^2+bx+c=a(x-\alpha)(x-\beta)$$

和と積は

$$\alpha+\beta=-\frac{b}{a}$$

$$\alpha\beta=\frac{c}{a}$$

【例題 1-15】　$x^2+x+1=0$の二根をα，βとするとき，次の値を求めなさい．

1. $\alpha^2+\beta^2$
2. $\dfrac{1}{\alpha}+\dfrac{1}{\beta}$

【解】　$\alpha+\beta=-1$，$\alpha\beta=1$である．

1. $\alpha^2+\beta^2=(\alpha+\beta)^2-2\alpha\beta=(-1)^2-2\cdot 1$
   $=1-2=-1$
2. $\dfrac{1}{\alpha}+\dfrac{1}{\beta}=\dfrac{\alpha+\beta}{\alpha\beta}=\dfrac{-1}{1}=-1$

基本となる等式

$$\alpha^2+\beta^2=(\alpha+\beta)^2-2\alpha\beta$$

$$(\alpha-\beta)^2=(\alpha+\beta)^2-4\alpha\beta$$

$$\alpha^3+\beta^3=(\alpha+\beta)^3-3\alpha\beta(\alpha+\beta)$$

$$(\alpha+1)(\beta+1)=\alpha\beta+(\alpha+\beta)+1$$

$$\frac{\beta}{\alpha}+\frac{\alpha}{\beta}=\frac{(\alpha+\beta)^2-2\alpha\beta}{\alpha\beta}$$

【練習問題 21】　次の二次方程式の二根をα，βとするとき和と積を求めなさい．

1. $x^2+5x+6=0$
2. $x^2+6x-7=0$

3.　$x^2+x+1=0$

4.　$x^2-x+1=0$

5.　$x^2-2x-3=0$

【練習問題 22】　$2x^2-5x+3=0$ の二根を α，β $(\alpha \geqq \beta)$ とするときの次の式の値を求めなさい．

1.　$\alpha^3+\beta^3$

2.　$\dfrac{\beta}{\alpha}+\dfrac{\alpha}{\beta}$

3.　$(\alpha-1)(\beta-1)$

4.　$\alpha-\beta$

5.　$\alpha^2+\beta^2$

1・12　高次方程式

■要　　項■

> 1. 因数分解
> 2. 相反方程式
> 3. $x^2=X$ とおく．次数をさげる．

【例題 1-16】　次の方程式を解きなさい．

1.　$x^4-5x^2+6=0$　　2.　$x^6-1=0$

【解】　1.　$x^2=X$ とおき次数をさげる．

$X^2-5X+6=0$　　$(X-2)(X-3)=0$

$\therefore$　$X-2=0$　　$x^2-2=0$

$(x-\sqrt{2})(x+\sqrt{2})=0$　　$\therefore$　$x=\pm\sqrt{2}$

$X-3=0$　　$\therefore$　$x^2-3=0$　　$\therefore$　$x=\pm\sqrt{3}$

2.　$x^6-1=0$

$(x^3)^2-1^2=(x^3+1)(x^3-1)=0$　　（注）$x^3=X$ としてもよい．

$x^3-1=0$から

$(x-1)(x^2+x+1)=0$

$$\therefore\quad x=1\qquad x=\frac{-1\pm\sqrt{1^2-4\times1\times1}}{2}=\frac{-1\pm\sqrt{3}i}{2}$$

$x^3+1=0$から

$(x+1)(x^2-x+1)=0$

$$\therefore\quad x=-1\qquad x=\frac{1\pm\sqrt{3}i}{2}$$

【練習問題23】　次の方程式を解きなさい．

1. $x^4-5x^2+6=0$　　2. $x^3-6x^2+11x-6=0$
3. $x^3=8$　　4. $x^4+2x^3-x^2+2x+1=0$（相反方程式）
5. $x^8=1$

1・13　恒等式

■要　　項■

$ax^2+bx+c=a'x^2+b'x+c'$が恒等的に成りたつためには，次の条件が成り立つことである．

$a=a'$

$b=b'$

$c=c'$

A，B，Cが実数であるとき

$A^2=B^2=C^2=0$

が恒等的に成りたつためには

$A=B=C=0$

である．また，次の方法はp.226のラプラス変換に使われる．

$$\frac{1}{(x-a)(x-b)}=\frac{A}{x-a}+\frac{B}{x-b}$$

$$\begin{cases} A = \dfrac{1}{a-b} \\ B = \dfrac{-1}{a-b} \end{cases}$$

$$\frac{1}{ax^2+bx+c} = \frac{1}{a(x-\alpha)(x-\beta)}$$

$$= \frac{1}{a}\left(\frac{A}{x-\alpha} + \frac{B}{x-\beta}\right)$$

$$A = \frac{1}{\alpha-\beta}$$

$$B = \frac{-1}{\alpha-\beta}$$

【例題 1-17】　次の式が成りたつようにA，Bの値を求めなさい．

$$\frac{1}{(x+1)(x-3)} = \frac{A}{x-3} + \frac{B}{x+1}$$

【解】

$$\frac{1}{(x+1)(x-3)} = \frac{A}{x-3} + \frac{B}{x+1}$$

$$= \frac{A(x+1)+B(x-3)}{(x-3)(x+1)} = \frac{(A+B)x+A-3B}{(x-3)(x+1)}$$

$$\begin{cases} A+B=0 \\ A-3B=1 \end{cases}$$

$$\therefore \quad A = \frac{1}{4} \qquad B = -\frac{1}{4}$$

$$\therefore \quad \frac{1}{(x+1)(x-3)} = \frac{1}{4}\left(\frac{1}{x-3} - \frac{1}{x+1}\right)$$

【練習問題 24】　次の式が恒等的に成りたつように未知数を決めなさい．

1. $x^3 = A(x+1)^3 + B(x+1)^2 + C(x+1) + D$
2. $2x^2 - 4x - 1 = A(x+1)^2 + B(x+1) + C$
3. $\dfrac{1}{(x+1)(x+3)} = \dfrac{A}{x+1} + \dfrac{B}{x+3}$
4. $\dfrac{1}{(x^2+5x+6)} = \dfrac{A}{x+3} + \dfrac{B}{x+2}$

5.　$\dfrac{x-3}{x(x^2+3)}=\dfrac{A}{x}+\dfrac{Bx+C}{x^2+3}$

1・14　分数方程式

■要　　項■

分数方程式の解法

　分母が因数分解できるものは因数分解する．通分するか，または分母の最小公倍数をかけて，分母を払う．

方程式を解く．

分母を0にするかどうか検算する．　吟味の必要がある．
必ず検討したことを明記する．

【例題 1-18】　次の方程式を解きなさい．

$$\frac{x}{x-3}-\frac{2}{x+2}=\frac{10}{x^2-x-6}$$

【解】　最小公倍数 $(x-3)(x+2)$ をかける．

$x(x+2)-2(x-3)=10$

$x^2+2x-2x+6-10=0$

$x^2-4=0$　　$\therefore\ x=2,\ -2$

検算　$x=2$ は分母を0にしないから答である．$x=-2$ は分母を0にするので答ではない．

【練習問題 25】　次の分数方程式を解きなさい．

1.　$\dfrac{2}{x-2}=\dfrac{1}{x+1}$　　2.　$\dfrac{2x}{x-3}-\dfrac{1}{x-2}=0$

3.　$\dfrac{x+3}{x-4}=\dfrac{x-1}{x+2}$　　4.　$\dfrac{4}{x-2}-\dfrac{1}{x+3}=\dfrac{x+6}{x^2+x-6}$

5. $\dfrac{x-1}{x-3}-\dfrac{x+1}{x+2}=\dfrac{x^2-3}{x^2-x-6}$

1・15　無理方程式

■要　　項■

1. 両辺を2乗して整方程式を作る.
2. 整方程式を解く.
3. 根を方程式に代入して検討する.　吟味すること.

$\sqrt{x}=y$

$x=y^2 \rightleftarrows y=\pm\sqrt{x}$

$y=-\sqrt{x}$ ‥‥無縁根

【例題 1-19】　次の方程式を解きなさい.

$\sqrt{x}=x-2$

【解】　$x=(x-2)^2$

$x=x^2-4x+4$

$x^2-5x+4=0$

$(x-1)(x-4)=0$

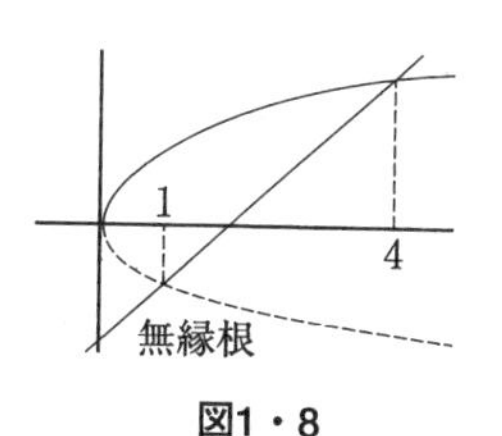

図1・8

検算　$x=4$ のとき　左辺 $=\sqrt{4}=2$.

右辺 $=4-2=2$　よって　$x=4$ は解である.

$x=1$ のとき　左 $=1$，右辺 $=1-2=-1$

∴　左辺 ≒ 右辺

上のように，二つの解が出てきたが，2乗したために無縁根が生じるからである. $x=4$ は $y=\sqrt{x}$ と $y=x-2$ との交点で，$x=1$ は $y=-\sqrt{x}$ と $y=x-2$ との交点である（図1・8）.

【練習問題 26】　次の方程式を解きなさい.

1. $x=\sqrt{x}+2$
2. $\sqrt{x-3}=x-5$
3. $\sqrt{2x-1}=2-x$
4. $\sqrt{x+2}=2(x-1)$
5. $\sqrt{5-x}=3$

【練習問題 27】　次の方程式を解きなさい.

1. $2x-\sqrt{x+5}=5$
2. $\sqrt{x-2}+2=\sqrt{3x-2}$
3. $\sqrt{3x+10}-\sqrt{x-1}=\sqrt{2x-1}$
4. $\sqrt{x+5}=7-x$
5. $\sqrt{25-x^2}=x-1$

1・16 階　乗

■要　　項■

$$n!=1\times2\times3\times\cdots\cdot\times n$$

$${}_nC_r=\frac{n!}{r!(n-r)!}$$

$${}_nH_r={}_{n+r-1}C_r$$

$${}_nP_r=n(n-1)(n-2)\cdots(n-r+1)$$

$${}_n\Pi_r=n^r$$

$$0!=1$$

$${}_nC_o=1$$

$${}_nP_n=n!$$

【例題 1-20】　次の計算をしなさい.

1. ${}_5P_3$
2. ${}_6C_3$

3.　${}_6H_2$

4.　${}_4\Pi_2$

【解】　1.　${}_5P_3 = 5\times 4\times(5-3+1)$

$= 5\times 4\times 3 = 60$

2.　${}_6C_3 = \dfrac{6!}{3!(6-3)!} = \dfrac{6\times 5\times 4\times 3\times 2\times 1}{3\times 2\times 1\times 3\times 2\times 1} = 20$

3.　${}_6H_2 = {}_{6+2-1}C_2 = {}_7C_2 = \dfrac{7!}{2!(7-2)!}$

$= \dfrac{7\times 6\times 5\times 4\times 3\times 2\times 1}{2\times 1\times 5\times 4\times 3\times 2\times 1} = 21$

4.　${}_4\Pi_2 = 4\times 4 = 4^2 = 16$

【練習問題 28】　次の計算をしなさい.

1.　${}_5P_5 + {}_4P_3\times 2! + {}_3P_2$

2.　${}_3C_2 + {}_{10}C_2$

3.　$\dfrac{{}_3C_1\times{}_5C_3}{{}_8C_4}$

4.　${}_8C_2\times{}_6C_2\times{}_4C_2\times{}_2C_2$

5.　$\dfrac{{}_6\Pi_4}{{}_6\Pi_2}$

6.　$\dfrac{{}_6H_4}{{}_5H_3}$

1・17　総和記号

■要　　項■

1.　$a_1 + a_2 + a_3 + \cdots + a_n = \sum_{k=1}^{n} a_k$

2.　$\sum_{k=1}^{n}(a_k + b_k) = \sum_{k=1}^{n} a_k + \sum_{k=1}^{n} b_k$

3.　$\sum_{k=1}^{n} ca_k = c\sum_{k=1}^{n} a_k$

4. $\sum_{k=1}^{n} c = cn$

$$\sum_{k=1}^{n} k = \frac{1}{2}n(n+1)$$

$$\sum_{k=1}^{n} k^2 = \frac{1}{6}n(n+1)(2n+1)$$

$$\sum_{k=1}^{n} k^3 = \left\{\frac{1}{2}n(n+1)\right\}^2$$

【例題 1-21】　次の式を計算しなさい．

$$\sum_{k=1}^{n}(2k+3)$$

【解】

$$\sum_{k=1}^{n}(2k+3) = \sum_{k=1}^{n}2k + \sum_{k=1}^{n}3$$

$$= 2\sum_{k=1}^{n}k + 3\sum_{k=1}^{n} = 2\times\frac{1}{2}n(n+1) + 3n$$

$$= n(n+1) + 3n = n(n+1+3) = n(n+4)$$

【練習問題 29】　次の式を計算しなさい．

1. $\sum_{k=1}^{n}(2k-1)$
2. $\sum_{k=1}^{n}(k^2+k)$
3. $\sum_{k=1}^{n}(k^3-3k^2+2k)$
4. $\sum_{k=1}^{n}k^2(k-1)$
5. $\sum_{k=1}^{n}(k-1)^2$

【練習問題 30】　次の式を計算しなさい．

1. $\sum_{k=1}^{n}\frac{1}{\sqrt{k+1}+\sqrt{k}}$
2. $\sum_{l=1}^{n}\left(\sum_{k=1}^{l}4k\right)$
3. $\sum_{m=1}^{n}\left(\sum_{l=1}^{\mathrm{m}}(\sum_{k=1}^{l}k)\right)$
4. $\sum_{k=1}^{n}2^{k-1}$
5. $\sum_{k=1}^{n}4^{k-1}$

6. $\sum_{n=1}^{\infty}\left(\frac{1}{2^n}+\frac{1}{3^n}\right)$

7. $\sum_{n=1}^{\infty}\left(\frac{2^n+3^n}{4^n}\right)$

1・18　等比級数

■要　　項■

$a,\ ar,\ ar^2,\ ar^3, \cdots\ ar^n \cdots$

$a_n = ar^{n-1}$ …… 一般項

$\frac{a_{n+1}}{a_n} = r$ …… 公比

第n項までの和　S_n

$S_n = \frac{a(1-r^n)}{1-r}$

$|r|<1$ のとき　$S = \lim_{n\to\infty} S_n = \frac{a}{1-r}$

$|r| \geqq 1$ のとき　S_nは発散する．

【例題 1-22】　次の計算をしなさい．

1. $1+\frac{1}{3}+\frac{1}{9}+\frac{1}{27}+\cdots\cdots$

2. $1+\frac{1}{2}+\frac{1}{4}+\frac{1}{8}+\cdots\cdots$

【解】　1. 初項1，公比 $+\frac{1}{3}$ の等比級数である．

$$1+\left(+\frac{1}{3}\right)+\left(+\frac{1}{3}\right)^2+\left(+\frac{1}{3}\right)^3+\cdots\cdots$$

$$=\frac{1}{1-\frac{1}{3}}=\frac{1}{\frac{2}{3}}=\frac{3}{2}$$

2. 初項1，公比 $\frac{1}{2}$ の等比級数である．

$$1+\frac{1}{2}+\frac{1}{4}+\frac{1}{8}+\cdots\cdots$$

$$=\frac{1}{1-\frac{1}{2}}=\frac{1}{\frac{1}{2}}=2$$

【練習問題 31】　次の式を計算しなさい.

1. $\sum_{n=1}^{\infty}\left(-\frac{1}{3}\right)^{n-1}=1+\left(-\frac{1}{3}\right)+\left(-\frac{1}{3}\right)^2+\left(-\frac{1}{3}\right)^3+\cdots\cdots$

2. $1+\frac{1}{\sqrt{2}}+\left(\frac{1}{\sqrt{2}}\right)^2+\left(\frac{1}{\sqrt{2}}\right)^3+\cdots\cdots$

3. $\frac{1}{2}-\frac{1}{2^3}+\frac{1}{2^5}-\frac{1}{2^7}+\cdots\cdots$

4. $1-\frac{1}{2}+\frac{1}{4}-\frac{1}{8}+\frac{1}{16}-\cdots\cdots$

5. $1+\frac{1}{5}+\frac{1}{25}+\frac{1}{125}+\cdots\cdots$

6. $0.6+0.06+0.006+\cdots\cdots$

7. $0.12+0.0012+0.000012+\cdots\cdots$

8. $\frac{1}{1\times2}+\frac{1}{2\times3}+\frac{1}{3\times4}+\frac{1}{4\times5}+\cdots\cdots$

1・19　10進数と2進数

■要　　項■

2進数から10進数に変換

$(11101011)_2$

$=1\times2^7+1\times2^6+1\times2^5+0\times2^4+1\times2^3+0\times2^2+1\times2^1+1\times2^0$

$=(235)_{10}$

$=2\times10^2+3\times10^1+5\times10^0$

1 1 1 0 1 0 1 1　ON / OFF

表1・1

10進数	2進数	8進数	16進数
0	0	0	0
1	1	1	1
2	10	2	2
3	11	3	3
4	100	4	4
5	101	5	5
6	110	6	6
7	111	7	7
8	1000	10	8
9	1001	11	9
10	1010	12	A
11	1011	13	B
12	1100	14	C
13	1101	15	D
14	1110	16	E
15	1111	17	F
16	10000	20	10
17	10001	21	11
18	10010	22	12
19	10011	23	13
20	10100	24	14

【例題 1-23】　次の問に答えなさい.

1. $(123)_{10}$ を2進数で表しなさい.
2. $(11001101)_2$ を10進数で表しなさい.
3. $(540)_{10}$ を8進数で表しなさい.

【解】　1.

		余り
2)	123	
2)	61	1
2)	30	1
2)	15	0
2)	7	1
2)	3	1
	1	1

この順に並べる.

$(123)_{10} \rightarrow (1111011)_2$

2. $(11001101)_2 = (205)_{10}$

$1\times2^7+1\times2^6+0\times2^5+0\times2^4+1\times2^3+1\times2^2+0\times2^1+1\times2^0$

$=128+64+8+4+1=205$

3. $(540)_{10}$

$=1\times8^3+0\times8^2+3\times8^1+4\times8^0=(1034)_8$

		余り
8)	540	
8)	67	4
8)	8	3
	1	0

【例題 1-24】　$(0.8125)_{10}$ を2進数で表しなさい．

【解】　この順に並べる．

0.8125	(2
1.625	(2
1.25	(2
0.5	(2
1.0	

$\therefore \ (0.8125)_{10}=(0.1101)_2=1\times2^{-1}+1\times2^{-2}+0\times2^{-3}+1\times2^{-4}$

【練習問題 32】　次の問に答えなさい．

1. $(56)_{10}$ を2進数で表しなさい．
2. $(10101)_2$ を10進数で表しなさい．
3. $(111)_{10}$ を16進数で表しなさい．
4. $(151)_{10}$ を8進数で表しなさい．
5. $(1101011)_2$ を16進数で表しなさい．

【練習問題 33】　次の数を2進法で表しなさい．

1. $\frac{1}{2}$
2. $\frac{1}{3}$
3. $\frac{1}{4}$
4. $\frac{1}{5}$

5. $\frac{1}{6}$

■練習問題の解答

【練習問題 1】の答

1. $(8a+3)+(4a-2)=8a+4a+3-2=12a+1$

   $(8a+3)-(4a-2)=8a-4a+3+2=4a+5$

2. $(2m-n)+(-3m+6n)=2m-3m-n+6n=-m+5n$

   $(2m-n)-(-3m+6n)=2m+3m-n-6n=5m-7n$

3. $(5A+6B)+(2A-5B)=5A+2A+6B-5B=7A+B$

   $(5A+6B)-(2A-5B)=5A-2A+6B+5B=3A+11B$

4. $(3x-4y)+(-4x-2y)=3x-4x-4y-2y=-x-6y$

   $(3x-4y)-(-4x-2y)=3x+4x-4y+2y=7x-2y$

5. $(2K-L)+(K+4L)=2K+K-L+4L=3K+3L$

   $(2K-L)-(K+4L)=2K-K-L-4L=K-5L$

【練習問題 2】の答

1. $3(2x-3y)-3(x+2y)=6x-3x-9y-6y=3x-15y$

2. $4(m-3n)-2(m-2n)=4m-2m-12n+4n=2m-8n$

3. $2(4A-B)-3(3A-2B)+(7A+4B)$

   $=8A-9A+7A-2B+6B+4B=6A+8B$

4. $3a-2\{a-3(a-2)\}=3a-2(a-3a+6)$

   $=3a-2a+6a-12=7a-12$

5. $(9x-12y)-\{14x-4(2x-3y)\}$

   $=9x-12y-(14x-8x+12y)$

   $=9x-12y-(6x+12y)$

   $=9x-12y-6x-12y$

   $=3x-24y$

【練習問題 3】の答

1. $(8x+4)\div(2x+1)=\dfrac{4(2x+1)}{2x+1}=4$

2. $(x+1)\div(x-1)=\dfrac{(x-1)+2}{x-1}=1+\dfrac{2}{x-1}$

3. $(2x-1)\div(x+1)=\dfrac{2(x+1)-3}{x+1}=2-\dfrac{3}{x+1}$

4. $(x^2+x+1)\div(x-1)=x+2+\dfrac{3}{x-1}$

5. $(x^2-x-6)\div(x-2)=(x+1)-\dfrac{4}{x-2}$

【練習問題 4】の答

1. $(3t^2-5t-2)\div(t-2)=(3t+1)$

2. $(x^3+x^2+x+1)\div(x+1)=(x^2+1)$

3. $(x^2-y^2+3x-y+2)\div(x+y+2)=(x-y+1)$

4. $(x^2-3xy+2y^2-x+3y-2)\div(x-y-2)=(x-2y+1)$

5. $(x^4+x^2+1)\div(x^2-x+1)=(x^2+x+1)$

【練習問題 5】の答

1. $\dfrac{8}{\dfrac{6}{15}}=8\div\dfrac{\overset{2}{\cancel{6}}}{\underset{5}{\cancel{15}}}=\overset{4}{\cancel{8}}\times\dfrac{5}{\underset{1}{\cancel{2}}}=20$

2. $\dfrac{\dfrac{3}{5}}{\dfrac{1}{6}}=\dfrac{3}{5}\div\dfrac{1}{6}=\dfrac{3}{5}\times\dfrac{6}{1}=\dfrac{18}{5}$

3. $\dfrac{\dfrac{1}{4}-\dfrac{1}{8}}{\dfrac{1}{6}+\dfrac{1}{2}}=\dfrac{\dfrac{2-1}{8}}{\dfrac{1+3}{6}}=\dfrac{\dfrac{1}{8}}{\dfrac{4}{6}}=\dfrac{1}{8}\div\dfrac{4}{6}$

$=\dfrac{1}{8}\times\dfrac{\overset{3}{\cancel{6}}}{\underset{2}{\cancel{4}}}=\dfrac{1\times3}{8\times2}=\dfrac{3}{16}$

4. $\dfrac{0.2-\dfrac{1}{3}}{\dfrac{1}{6}-0.25}=\dfrac{\dfrac{2}{10}-\dfrac{1}{3}}{\dfrac{1}{6}-\dfrac{1}{4}}=\dfrac{\dfrac{6-10}{3\times10}}{\dfrac{2-3}{12}}=\dfrac{-\dfrac{4}{30}}{-\dfrac{1}{12}}$

$$= \frac{4}{\underset{15}{\cancel{30}}} \times \frac{\overset{6}{\cancel{12}}}{1} = \frac{\overset{8}{\cancel{24}}}{\underset{5}{\cancel{15}}} = \frac{8}{5}$$

5. $\dfrac{1}{2-\dfrac{1}{\dfrac{4-1}{2}}} = \dfrac{1}{2-\dfrac{1}{\dfrac{3}{2}}} = \dfrac{1}{2-\dfrac{2}{3}}$

$$= \frac{1}{\dfrac{2\times3-2}{3}} = \frac{1}{\dfrac{4}{3}} = \frac{3}{4}$$

【練習問題 6】の答

1. $(x-3)(x+4) = x^2+4x-3x-3\times4 = x^2+x-12$

2. $(x-y)(2x-3y) = 2x^2-3xy-2xy+3y^2 = 2x^2-5xy+3y^2$

3. $(x-y)(x^2+xy+y^2) = x^3+x^2y+xy^2-x^2y-xy^2-y^3 = x^3-y^3$

4. $(a-2b+3c)^2 = a^2+4b^2+9c^2-4ab-12bc+6ca$

5. $(x-y)^2+(y-z)^2+(z-x)^2$

$= x^2-2xy+y^2+y^2-2yz+z^2+z^2-2zx+x^2$

$= 2x^2+2y^2+2z^2-2xy-2yz-2zx$

$= 2(x^2+y^2+z^2-xy-yz-zx)$

6. $(x^2+x+1)^3 = (x^4+2x^3+3x^2+2x+1)(x^2+x+1)$

$= x^6+3x^5+6x^4+7x^3+6x^2+3x+1$

7. $(x-y+z)(x+y-z) = \{x-(y-z)\}\{x+(y-z)\}$

$= x^2-(y-z)^2 = x^2-y^2+2yz-z^2$

8. $(2A+3B)(3A+4B) = 6A^2+17AB+12B^2$

9. $(3K+2L)(4K+3L) = 12K^2+17KL+6L^2$

10. $(x^2-y^2)(x^2+y^2) = x^4-y^4$

【練習問題 7】の答

1. $x^2-3x-40 = x^2+(5-8)x+5\times(-8) = (x+5)(x-8)$

2. $x^2+x-42 = x^2+(7-6)x+7\times(-6) = (x+7)(x-6)$

3. $x^2-17x+72 = x^2+(-9-8)x+(-9)\times(-8) = (x-9)(x-8)$

4. $x^2-x-6 = x^2+(-3+2)x+(-3)\times2 = (x-3)(x+2)$

5.　$x^2+x-12=x^2+(4-3)x+4\times(-3)=(x+4)(x-3)$

【練習問題 8】の答

1.　$4x^2-11xy+6y^2=(4x-3y)(x-2y)$

2.　$2P^2-PQ-3Q^2=(2P-3Q)(P+Q)$

3.　$12t^2+17t+6=(4t+3)(3t+2)$

4.　$2m^2+3mn-2n^2=(m+2n)(2m-n)$

5.　$a^2-ab-2b^2=(a-2b)(a+b)$

6.　$6x^2-7x-20=(3x+4)(2x-5)$

7.　$35R^2-46R+15=(5R-3)(7R-5)$

8.　$a^2-(b+c)a+bc=(a-b)(a-c)$

9.　$6K^2+11KL-10L^2=(2K+5L)(3K-2L)$

10.　$12A^2-23AB+10B^2=(3A-2B)(4A-5B)$

【練習問題 9】の答

1.　$x^2+y^2-z^2+2xy=(x+y+z)(x+y-z)$

2.　$8x^3-27=(2x)^3-3^3=(2x-3)(4x^2+6x+9)$

3.　$x^4+x^2y^2+y^4=(x^2+xy+y^2)(x^2-xy+y^2)$

4.　$x^4+4=(x^2+2)^2-(2x)^2=(x^2+2x+2)(x^2-2x+2)$

5.　$x^4-5x^2+4=(x^2-4)(x^2-1)=(x+1)(x-1)(x+2)(x-2)$

【練習問題 10】の答

1.　$x^3+3x^2-x-3=(x+1)(x^2+2x-3)=(x+1)(x-1)(x+3)$

2.　$x^3-2x^2-5x+6=(x-1)(x^2-x-6)=(x-1)(x+2)(x-3)$

3.　$x^6-9x^3+8=(x^3-1)(x^3-8)=(x-1)(x-2)(x^2+x+1)(x^2+2x+4)$

4.　$x^5+x^4+x^3+x^2+x+1=(x+1)(x^2+x+1)(x^2-x+1)$

5.　$x^2-xy-6y^2+2x-y+1=(x-3y+1)(x+2y+1)$

【練習問題 11】の答

1.　$P=a^2(b-c)+b^2(c-a)+c^2(a-b)$　　（Pは与式のことである.）

$=(b-c)a^2-(b^2-c^2)a+b^2c-bc^2$

$=(b-c)\{a^2-(b+c)a+bc\}$

$= (b-c)(a-b)(a-c)$

$= -(a-b)(b-c)(c-a)$

2. $P = a(b^2-c^2)+b(c^2-a^2)+c(a^2-b^2)$

$= -(b-c)a^2+(b^2-c^2)a-(b^2c-bc^2)$

$= -(b-c)\{a^2-(b+c)a+bc\}$

$= -(b-c)(a-b)(a-c)$

$= (a-b)(b-c)(c-a)$

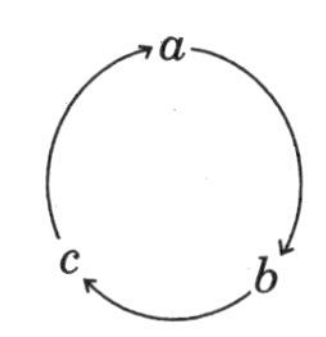

図1・9　円環の順　対称式

3. $P = a(b^3-c^3)+b(c^3-a^3)+c(a^3-b^3)$

$= -a^3(b-c)+a(b^3-c^3)-(b^3c-bc^3)$

$= -a^3(b-c)+a(b-c)(b^2+bc+c^2)-bc(b-c)(b+c)$

$= -(b-c)\{(c-a)b^2+(c-a)bc-a(c-a)(c+a)\}$

$= -(b-c)(c-a)\{-(a-b)c-(a^2-b^2)\}$

$= -(b-c)(c-a)(a-b)(-c-a-b)$

$= (a-b)(b-c)(c-a)(a+b+c)$

4. $P = a^3(b-c)+b^3(c-a)+c^3(a-b)$

$= a^3(b-c)+(b-c)\{bc(b+c)-a(b^2+bc+c^2)\}$

$= (b-c)\{a^3+bc(b+c)-a(b^2+bc+c^2)\}$

$= (b-c)\{(a^2-b^2)a+bc(a-b)-c^2(a-b)\}$

$= (b-c)(a-b)\{a(a+b)-bc-c^2\}$

$= (b-c)(a-b)\{(a^2-c^2)+b(a-c)\}$

$= (b-c)(a-b)(a-c)(a+c+b)$

$= -(a-b)(b-c)(c-a)(a+b+c)$

5. $P = (a+b+c)(ab+bc+ca)-abc$

$= \{a+(b+c)\}\{(b+c)a+bc\}-abc$

$= (b+c)a^2+(b+c)^2a+bc(b+c)$

$= (b+c)\{a^2+(b+c)a+bc\}$

$= (a+b)(b+c)(c+a)$

6. $P = a(b+c)^2+b(c+a)^2+c(a+b)^2-4abc$

$=(b+c)^2a+b(c^2+2ca+a^2)+c(a^2+2ab+b^2)-4abc$

$=(b+c)^2a+\{(b+c)a+2bc+2bc-4bc\}a+bc^2+b^2c$

$=(b+c)a^2+(b+c)^2a+bc^2+b^2c$

$=(b+c)\{a^2+(b+c)a+bc\}$

$=(a+b)(b+c)(c+a)$

7． $P=ab(a+b)+bc(b+c)+ca(c+a)+2abc$

$=(b+c)a^2+(b+c)^2a+bc(b+c)$

$=(b+c)\{a^2+(b+c)a+bc\}$

$=(a+b)(b+c)(c+a)$

8． $P=(a+b+c)^3-a^3-b^3-c^3$

$=\{(a+b+c)^3-a^3\}-(b^3+c^3)$

$=\{(a+b+c)-a\}\{(a+b+c)^2+(a+b+c)\cdot a+a^2\}-(b+c)(b^2-bc+c^2)$

$=(b+c)\{(a+b+c)^2+(a+b+c)a+a^2-(b^2-bc+c^2)\}$

$=(b+c)(3a^2+3ab+3bc+3ca)$

$=3(b+c)(a+b)(a+c)$

$=3(a+b)(b+c)(c+a)$

9． $P=4a^2c^2-(c^2+a^2-b^2)^2$

$=(2ac)^2-(c^2+a^2-b^2)^2$

$=\{(2ac)+(c^2+a^2-b^2)\}\{2ac-(c^2+a^2-b^2)\}$

$=\{(c+a)^2-b^2\}\{b^2-(c-a)^2\}$

$=(c+a+b)(c+a-b)(b+c-a)(b-c+a)$

$=(a+b+c)(-a+b+c)(a-b+c)(a+b-c)$

【練習問題 12】の答

1． $\sqrt{5}+\sqrt{125}+3\sqrt{45}=\sqrt{5}+5\sqrt{5}+9\sqrt{5}=15\sqrt{5}$

2． $\sqrt{12}+\sqrt{27}+\sqrt{48}=\sqrt{4\times 3}+\sqrt{9\times 3}+\sqrt{16\times 3}$

$=2\sqrt{3}+3\sqrt{3}+4\sqrt{3}=9\sqrt{3}$

3． $\sqrt{3}(\sqrt{3}-\sqrt{2})+\sqrt{2}(\sqrt{3}-\sqrt{2})$

$=3-\sqrt{6}+\sqrt{6}-2=1$

4. $\sqrt{3}(\sqrt{27}-\sqrt{12})=\sqrt{3}(3\sqrt{3}-2\sqrt{3})=\sqrt{3}\cdot\sqrt{3}=3$

5. $\sqrt{45}+5\sqrt{5}-2\sqrt{20}=\sqrt{9\times5}+5\sqrt{5}-2\sqrt{4\times5}$

$=3\sqrt{5}+5\sqrt{5}-4\sqrt{5}=4\sqrt{5}$

【練習問題 13】の答

1. $\sqrt{3}\left(\sqrt{2}-\dfrac{1}{\sqrt{2}}\right)=\sqrt{3}\left(\sqrt{2}-\dfrac{\sqrt{2}}{2}\right)$

$=\sqrt{3}\sqrt{2}\left(1-\dfrac{1}{2}\right)=\dfrac{\sqrt{3\times2}}{2}=\dfrac{\sqrt{6}}{2}$

2. $\dfrac{\sqrt{2}}{1+\sqrt{2}+\sqrt{3}}=\dfrac{\sqrt{2}\{(1+\sqrt{2})-\sqrt{3}\}}{\{(1+\sqrt{2})+\sqrt{3}\}\{(1+\sqrt{2})-\sqrt{3}\}}$

$=\dfrac{\sqrt{2}\{(1+\sqrt{2})-\sqrt{3}\}}{(1+\sqrt{2})^2-(\sqrt{3})^2}=\dfrac{\sqrt{2}(1+\sqrt{2}-\sqrt{3})}{1+2+2\sqrt{2}-3}$

$=\dfrac{\cancel{\sqrt{2}}(1+\sqrt{2}-\sqrt{3})}{2\cancel{\sqrt{2}}}=\dfrac{1+\sqrt{2}-\sqrt{3}}{2}$

3. $\dfrac{\sqrt{6}}{\sqrt{2}+\sqrt{3}+\sqrt{5}}=\dfrac{\sqrt{6}(\sqrt{2}+\sqrt{3}-\sqrt{5})}{\{(\sqrt{2}+\sqrt{3})+\sqrt{5}\}\{(\sqrt{2}+\sqrt{3})-\sqrt{5}\}}$

$=\dfrac{\sqrt{6}(\sqrt{2}+\sqrt{3}-\sqrt{5})}{(\sqrt{2}+\sqrt{3})^2-(\sqrt{5})^2}=\dfrac{\sqrt{6}(\sqrt{2}+\sqrt{3}-\sqrt{5})}{2+3+2\sqrt{6}-5}$

$=\dfrac{\sqrt{6}(\sqrt{2}+\sqrt{3}-\sqrt{5})}{2\sqrt{6}}=\dfrac{\sqrt{2}+\sqrt{3}-\sqrt{5}}{2}$

4. $\dfrac{1}{\sqrt{3}-\sqrt{2}}=\dfrac{\sqrt{3}+\sqrt{2}}{(\sqrt{3}-\sqrt{2})(\sqrt{3}+\sqrt{2})}=\dfrac{\sqrt{3}+\sqrt{2}}{3-2}$

$=\sqrt{3}+\sqrt{2}$

5. $\left(\dfrac{\sqrt{3}-\sqrt{2}}{\sqrt{3}+\sqrt{2}}\right)^2+\left(\dfrac{\sqrt{3}+\sqrt{2}}{\sqrt{3}-\sqrt{2}}\right)^2$

$=\dfrac{3+2-2\sqrt{6}}{3+2+2\sqrt{6}}+\dfrac{3+2+2\sqrt{6}}{3+2-2\sqrt{6}}$

$=\dfrac{5-2\sqrt{6}}{5+2\sqrt{6}}+\dfrac{5+2\sqrt{6}}{5-2\sqrt{6}}$

$=\dfrac{(5-2\sqrt{6})^2+(5+2\sqrt{6})^2}{(5+2\sqrt{6})(5-2\sqrt{6})}=\dfrac{25+24-\cancel{20\sqrt{6}}+25+24+\cancel{20\sqrt{6}}}{5^2-(2\sqrt{6})^2}$

$=\dfrac{98}{25-24}=\dfrac{98}{1}=98$

【練習問題 14】の答

1. $\sqrt{7+2\sqrt{10}}=\sqrt{(5+2)+2\sqrt{5\times 2}}$
$=\sqrt{(\sqrt{5})^2+2\sqrt{5}\sqrt{2}+(\sqrt{2})^2}=\sqrt{(\sqrt{5}+\sqrt{2})^2}$
$=\sqrt{5}+\sqrt{2}$

2. $\sqrt{7+\sqrt{48}}=\sqrt{7+\sqrt{4\times 12}}=\sqrt{7+2\sqrt{12}}$
$=\sqrt{(4+3)+2\sqrt{4\times 3}}$
$=\sqrt{(\sqrt{4})^2+2\sqrt{4}\sqrt{3}+(\sqrt{3})^2}=\sqrt{(\sqrt{4}+\sqrt{3})^2}$
$=\sqrt{4}+\sqrt{3}=2+\sqrt{3}$

3. $\sqrt{5+\sqrt{24}}=\sqrt{5+\sqrt{4\times 6}}=\sqrt{5+2\sqrt{6}}$
$=\sqrt{(3+2)+2\sqrt{3\times 2}}=\sqrt{(\sqrt{3})^2+2\sqrt{3}\sqrt{2}+(\sqrt{2})^2}$
$=\sqrt{(\sqrt{3}+\sqrt{2})^2}=\sqrt{3}+\sqrt{2}$

4. $\sqrt{3-\sqrt{5}}=\sqrt{\dfrac{3\times 2-2\sqrt{5}}{2}}=\sqrt{\dfrac{6-2\sqrt{5}}{2}}$
$=\dfrac{\sqrt{(5+1)-2\sqrt{5}\sqrt{1}}}{\sqrt{2}}=\dfrac{\sqrt{(\sqrt{5})^2-2\sqrt{5}\sqrt{1}+1^2}}{\sqrt{2}}$
$=\dfrac{\sqrt{(\sqrt{5}-1)^2}}{\sqrt{2}}=\dfrac{\sqrt{5}-1}{\sqrt{2}}=\dfrac{\sqrt{10}-\sqrt{2}}{2}$

5. $\sqrt{2-\sqrt{3}}=\sqrt{\dfrac{4-2\sqrt{3}}{2}}=\dfrac{\sqrt{(3+1)-2\sqrt{3\times 1}}}{\sqrt{2}}$
$=\dfrac{\sqrt{(\sqrt{3})^2-2\sqrt{3}\sqrt{1}+(\sqrt{1})^2}}{\sqrt{2}}=\dfrac{\sqrt{(\sqrt{3}-1)^2}}{\sqrt{2}}$
$=\dfrac{\sqrt{3}-1}{\sqrt{2}}=\dfrac{\sqrt{6}-\sqrt{2}}{2}$

【練習問題 15】の答

1. $\sqrt{6+\sqrt{11-4\sqrt{7}}}=\sqrt{6+\sqrt{11-2\sqrt{28}}}$
$=\sqrt{6+\sqrt{(\sqrt{7}-\sqrt{4})^2}}=\sqrt{6+\sqrt{7}-\sqrt{4}}$
$=\sqrt{6-2+\sqrt{7}}=\sqrt{4+\sqrt{7}}$
$=\sqrt{\dfrac{8+2\sqrt{7}}{2}}=\sqrt{\dfrac{(7+1)+2\sqrt{7\times 1}}{2}}$
$=\dfrac{\sqrt{7}+1}{\sqrt{2}}=\dfrac{\sqrt{14}+\sqrt{2}}{2}$

2. $\sqrt{4+\sqrt{2}+\sqrt{3-2\sqrt{2}}}=\sqrt{4+\sqrt{2}+\sqrt{2}-1}$

$=\sqrt{4-1+2\sqrt{2}}=\sqrt{3+2\sqrt{2}}$

$=\sqrt{(2+1)+2\sqrt{2\times 1}}=\sqrt{2}+1$

3. $\dfrac{1-\sqrt{2}-\sqrt{3}}{1+\sqrt{5+2\sqrt{6}}}=\dfrac{1-\sqrt{2}-\sqrt{3}}{1+\sqrt{(\sqrt{2}+\sqrt{3})^2}}$

$=\dfrac{1-\sqrt{2}-\sqrt{3}}{1+\sqrt{2}+\sqrt{3}}=\dfrac{\{(1-\sqrt{2})-\sqrt{3}\}\{(1+\sqrt{2})-\sqrt{3}\}}{\{(1+\sqrt{2})+\sqrt{3}\}\{(1+\sqrt{2})-\sqrt{3}\}}$

$=\dfrac{(1-\sqrt{2})(1+\sqrt{2})-\sqrt{3}(1-\sqrt{2})-\sqrt{3}(1+\sqrt{2})+(\sqrt{3})^2}{(1+\sqrt{2})^2-(\sqrt{3})^2}$

$=\dfrac{1-2+3-\sqrt{3}+\cancel{\sqrt{6}}-\sqrt{3}-\cancel{\sqrt{6}}}{(1+2)-3+2\sqrt{2}}=\dfrac{2-2\sqrt{3}}{2\sqrt{2}}$

$=\dfrac{\cancel{2}(1-\sqrt{3})}{\cancel{2}\sqrt{2}}=\dfrac{\sqrt{2}-\sqrt{6}}{2}$

【練習問題 16】の答

1. $3x-5=4\quad 3x=9\quad x=3$

2. $2x-8=2\quad x-4=1\qquad \therefore\ x=5$

3. $\dfrac{x}{3}-\dfrac{x-2}{4}=\dfrac{5}{6}\quad 4x-3x+6=10\qquad \therefore\ x=4$

4. $(5x-4)-(2x-6)=8$

$5x-4-2x+6=3x+2=8$

$3x=6\quad x=2$

5. $\dfrac{4(x-2)}{3}-\dfrac{3x-4}{2}-2=0$

$8(x-2)-3(3x-4)=12$

$8x-16-9x+12=12\qquad \therefore\ x=-16$

【練習問題 17】の答

1. $ax=b$

(1). $a\fallingdotseq 0\qquad x=\dfrac{b}{a}$

(2). $a=0$, $b\fallingdotseq 0$ 不能. $0\cdot x=b$ となる.

xは存在しない.

(3). $a=0$，$b=0$のとき不定　$0\cdot x=0$ となる．

xは無数に存在する．

2. $a^2x-1=a(x-1)$　aは定数

$a^2x-1=ax-a$

$a^2x-ax=-a+1$

$a(a-1)x=-(a-1)$

(1). $a\fallingdotseq 0$，$a-1\fallingdotseq 0$のとき　$x=\dfrac{-(a-1)}{a(a-1)}=-\dfrac{1}{a}$

(2). $a\fallingdotseq 0$，$a-1=0$のとき　不定

(3). $a=0$，$a-1\fallingdotseq 0$のとき　不能

【練習問題 18】の答

1. $\begin{cases} x+2y=0 \\ 5x+3y=-1 \end{cases}$　$\begin{array}{r} 5x+10y=0 \\ 5x+\ \ 3y=-1 \quad (- \\ \hline 7y=+1 \end{array}$　$\therefore\ \ y=+\dfrac{1}{7}$

$x=-2y=-2\times\dfrac{1}{7}=-\dfrac{2}{7}$　$\therefore\ \begin{cases} x=-\dfrac{2}{7} \\ y=\dfrac{1}{7} \end{cases}$

2. $\begin{cases} x+y=0 \\ \alpha x+\beta y=-1 \end{cases}$　$\begin{array}{r} \alpha x+\alpha y=0 \\ \alpha x+\beta y=-1 \quad (- \\ \hline (\alpha-\beta)y=1 \end{array}$　$(\alpha-\beta\fallingdotseq 0)$

$\therefore\ \ y=\dfrac{1}{\alpha-\beta}$　$\therefore\ \begin{cases} x=-\dfrac{1}{\alpha-\beta} \\ y=\dfrac{1}{\alpha-\beta} \end{cases}$

3. $\begin{cases} 3x+2y=13 & (1) \\ 4x-5y=2 & (2) \end{cases}$

(1)×5＋(2)×2 によりyを消去する．$15x+10y=65$　$8x-10y=4$

$\therefore\ \ 23x=69$　　$\therefore\ \ x=3$

$9+2y=13$　$2y=4$　　$\therefore\ \ y=2$

4. $\begin{cases} x-y+2z=10 \cdots\cdots (1) \\ 3x-y+3z=22 \cdots\cdot (2) \\ 2x-3y+2z=17 \cdots (3) \end{cases}$

(2)−(1)

$$\begin{array}{r} 3x-y+3z=22 \\ x-y+2z=10 \quad (- \\ \hline 2x+z=12 \end{array} \cdots\cdot (4)$$

3×(1)−(3)

$$\begin{array}{r} 3x-3y+6z=30 \\ 2x-3y+2z=17 \quad (- \\ \hline x+4z=13 \end{array} \cdots\cdot (5)$$

(4)と(5)から

$\begin{cases} 2x+z=12 \\ x+4z=13 \end{cases}$

2×(5)−(4)

$$\begin{array}{r} 2x+8z=26 \\ 2x+\quad z=12 \quad (- \\ \hline 7z=14 \end{array}$$

$\therefore \quad z=2$

$2x+2=12 \qquad x=5$

$y=3x+3z-22 \qquad y=-1$

$\begin{cases} x=5 \\ y=-1 \\ z=2 \end{cases}$

5. $\begin{cases} x+y+z=10 \cdots\cdots\cdot (1) \\ 3x+2y-2z=2 \cdots\cdot (2) \\ 5x-y-2z=-3 \cdots\cdot (3) \end{cases}$

(3)+(1)

$$\begin{array}{r} 5x-y-2z=-3 \\ x+y+\quad z=10 \quad (+ \\ \hline 6x-z=7 \end{array} \cdots\cdot (4)$$

2×(1)−(2)

$$\begin{array}{r} 2x+2y+2z=20 \\ 3x+2y-2z=2 \quad (- \\ \hline -x+4z=18 \end{array} \cdots\cdot (5)$$

4×(4)+(5)

$$\begin{array}{r} 24x-4z=28 \\ -x+4z=18 \ (+ \\ \hline 23x=46 \end{array}$$

$x=2 \quad -2+4z=18 \qquad \therefore \quad z=5$

$2+y+5=10 \qquad \therefore \quad y=3$

$\begin{cases} x=2 \\ y=3 \\ z=5 \end{cases}$

【練習問題 19】の答

1. $\begin{cases} x+y=11 \cdots\cdots (1) \\ y+z=13 \cdots\cdots (2) \\ z+x=12 \cdots\cdots (3) \end{cases}$

$(1)+(2)+(3) \quad 2(x+y+z)=36 \quad \therefore \quad x+y+z=18 \cdots\cdots (4)$

$\therefore \quad x=5 \quad y=6 \quad z=7$

2. $\begin{cases} xy=36 \cdots\cdots (1) \\ yz=54 \cdots\cdots (2) \\ zx=24 \cdots\cdots (3) \end{cases}$

$(1)\times(2)\times(3) \quad (xyz)^2=(216)^2 \quad \therefore \quad xyz=\pm 216$

$\therefore \quad \begin{cases} x=\pm 4 \\ y=\pm 9 \\ z=\pm 6 \end{cases}$ または $\begin{cases} x=4 \\ y=9 \\ z=6 \end{cases}$ $\begin{cases} x=-4 \\ y=-9 \\ z=-6 \end{cases}$

3. $\begin{cases} x(y+z)=20 \cdots\cdots (1) \\ y(z+x)=32 \cdots\cdots (2) \\ z(x+y)=36 \cdots\cdots (3) \end{cases}$

$(1)+(2)+(3) \quad 2(xy+yz+zx)=88$

$\therefore \quad xy+yz+zx=44 \cdots\cdots (4)$

$\therefore \quad \begin{cases} xy=\ \ 8 \cdots\cdots (5) \\ yz=24 \cdots\cdots (6) \\ zx=12 \cdots\cdots (7) \end{cases}$

$(5)\times(6)\times(7)$

$(xyz)^2=48^2 \quad \therefore \quad xyz=\pm 48$

$\therefore \quad \begin{cases} x=\pm 2 \\ y=\pm 4 \\ z=\pm 6 \end{cases}$

4. $$\begin{cases} xy+x+y=34 \cdots\cdots (1) \\ yz+y+z=62 \cdots\cdots (2) \\ zx+z+x=44 \cdots\cdots (3) \end{cases} \qquad \begin{cases} (x+1)(y+1)=35 \cdots\cdots (4) \\ (y+1)(z+1)=63 \cdots\cdots (5) \\ (z+1)(x+1)=45 \cdots\cdots (6) \end{cases}$$

$(4)\times(5)\times(6)$

$$(x+1)^2(y+1)^2(z+1)^2=(315)^2$$

$$(x+1)(y+1)(z+1)=\pm 315$$

$$\therefore \begin{cases} x+1=\pm 5 \\ y+1=\pm 7 \\ z+1=\pm 9 \end{cases} \quad \therefore \begin{cases} x=4 \\ y=6 \\ z=8 \end{cases} \quad \begin{cases} x=-6 \\ y=-8 \\ z=-10 \end{cases}$$

5. $$\begin{cases} x^2-c^2z^2=1 \quad \cdots\cdots (1) \\ v^2x^2-c^2y^2=-c^2 \cdots\cdots (2) \\ vx^2-c^2yz=0 \quad \cdots\cdots (3) \end{cases}$$

(3)から $c^2yz=vx^2 \qquad \therefore \quad z^2=\dfrac{v^2x^4}{c^4y^2} \cdots\cdots (4)$

(4)を(1)に代入する．

$$x^2-c^2\cdot\frac{v^2x^4}{c^4y^2}=1 \qquad \therefore \quad x^2-\frac{v^2x^4}{c^2y^2}=1$$

$$x^2\cdot c^2y^2-x^4\cdot v^2=c^2y^2$$

$$x^2\cdot c^2y^2-c^2y^2=v^2x^4 \qquad c^2y^2(x^2-1)=v^2x^4 \cdots\cdots (5)$$

(2)から $c^2y^2=v^2x^2+c^2 \cdots\cdots (6)$

(6)を(5)に代入

$$(v^2x^2+c^2)(x^2-1)=v^2x^4$$

$$v^2x^4-v^2x^2+c^2x^2-c^2=v^2x^4$$

$$\therefore \quad x^2(c^2-v^2)=c^2 \qquad (c^2-v^2\neq 0)$$

$$x^2=\frac{c^2}{c^2-v^2} \qquad \therefore \quad x=\pm\frac{1}{\sqrt{1-\left(\dfrac{v}{c}\right)^2}} \cdots\cdots (7)$$

(7)を(6)に代入

$$c^2y^2 = v^2 \cdot \frac{c^2}{c^2 - v^2} + c^2$$

$$\therefore \quad y^2 = \frac{v^2}{c^2 - v^2} + 1 = \frac{c^2}{c^2 - v^2} \qquad \therefore \quad y = \pm \frac{1}{\sqrt{1 - \left(\frac{v}{c}\right)^2}} \cdots\cdots (8)$$

(7)(8)を(4)に代入

$$z^2 = \frac{v^2}{c^4} \cdot \left(\frac{c^2}{c^2 - v^2}\right)^2 \left(\frac{c^2 - v^2}{c^2}\right) = \frac{v^2}{c^4} \cdot \frac{c^2}{c^2 - v^2} \qquad \therefore \quad z = \pm \frac{v}{c^2} \cdot \frac{1}{\sqrt{1 - \left(\frac{v}{c}\right)^2}}$$

$$\begin{cases} x = \dfrac{1}{\sqrt{1 - \left(\frac{v}{c}\right)^2}} & (x > 0) \\ y = \dfrac{1}{\sqrt{1 - \left(\frac{v}{c}\right)^2}} & (y > 0) \\ z = \dfrac{v}{c^2} \dfrac{1}{\sqrt{1 - \left(\frac{v}{c}\right)^2}} & (z > 0) \end{cases}$$

【練習問題 20】の答

1. $x^2 = 9 \qquad x^2 - 9 = (x^2 - 3^2) = (x - 3)(x + 3) = 0 \qquad \therefore \quad x = \pm 3$
2. $x^2 = 4x \quad x^2 - 4x = x(x - 4) = 0 \qquad \therefore \quad x = 0,\ 4$
3. $(x - 2)^2 = 3 \qquad x - 2 = \pm\sqrt{3} \qquad \therefore \quad x = 2 \pm \sqrt{3}$
4. $(2x - 1)(3x + 2) = 0 \qquad \therefore \quad 2x - 1 = 0,\ 3x + 2 = 0 \qquad \therefore \quad x = \frac{1}{2},\ -\frac{2}{3}$
5. $3x^2 - 2x - 5 = 0 \quad (3x - 5)(x + 1) = 0 \quad \therefore \quad x = \frac{5}{3},\ -1$

【練習問題 21】の答

1. $\alpha + \beta = -\frac{5}{2} = -5 \quad \alpha\beta = \frac{6}{1} = 6$
2. $\alpha + \beta = -\frac{6}{1} = -6 \quad \alpha\beta = \frac{-7}{1} = -7$
3. $\alpha + \beta = -\frac{1}{1} = -1 \quad \alpha\beta = \frac{1}{1} = 1$
4. $\alpha + \beta = -\frac{(-1)}{1} = 1 \quad \alpha\beta = \frac{1}{1} = 1$

5. $\alpha+\beta=-\dfrac{(-2)}{1}=2 \quad \alpha\beta=\dfrac{-3}{1}=-3$

【練習問題 22】の答

$\alpha+\beta=-\dfrac{(-5)}{2}=\dfrac{5}{2} \quad \alpha\beta=\dfrac{3}{2}$ である．次の各々について，和と積に変形し，これを代入する．

1. $\alpha^3+\beta^3=(\alpha+\beta)^3-3\alpha\beta\cdot(\alpha+\beta)$

$=\left(\dfrac{5}{2}\right)^3-3\cdot\dfrac{3}{2}\cdot\dfrac{5}{2}=\dfrac{35}{8}$

2. $\dfrac{\beta}{\alpha}+\dfrac{\alpha}{\beta}=\dfrac{(\alpha+\beta)^2-2\alpha\beta}{\alpha\beta}=\dfrac{\left(\dfrac{5}{2}\right)^2-2\cdot\left(\dfrac{3}{2}\right)}{\dfrac{3}{2}}=\dfrac{13}{6}$

3. $(\alpha-1)(\beta-1)=\alpha\beta-(\alpha+\beta)+1$

$=\dfrac{3}{2}-\dfrac{5}{2}+1=\dfrac{3-5+2}{2}=\dfrac{0}{2}=0$

4. $\alpha-\beta=\sqrt{(\alpha+\beta)^2-4\alpha\beta}=\sqrt{\left(\dfrac{5}{2}\right)^2-4\cdot\left(\dfrac{3}{2}\right)}$

$=\sqrt{\dfrac{25-24}{4}}=\sqrt{\dfrac{1}{4}}=\dfrac{1}{2} \quad (\alpha-\beta\geqq 0)$

5. $\alpha^2+\beta^2=(\alpha+\beta)^2-2\alpha\beta=\left(\dfrac{5}{2}\right)^2-2\cdot\left(\dfrac{3}{2}\right)$

$=\dfrac{25}{4}-3=\dfrac{25-12}{4}=\dfrac{13}{4}$

【練習問題 23】の答

1. $x^4-5x^2+6=(x^2-2)(x^2-3)=0 \qquad \therefore \quad x=\pm\sqrt{2},\ \pm\sqrt{3}$

2. $x^3-6x^2+11x-6=(x-1)(x-2)(x-3)=0 \qquad \therefore \quad x=1,\ 2,\ 3$

3. $x^3-2^3=0 \quad (x-2)(x^2+2x+4)=0 \qquad \therefore \quad x=2,\ -1\pm\sqrt{3}i$

4. $x^4+2x^3-x^2+2x+1=0 \quad x^2+2x-1+2\cdot\dfrac{1}{x}+\dfrac{1}{x^2}=0$

$\left(x+\dfrac{1}{x}\right)^2+2\left(x+\dfrac{1}{x}\right)-3=0 \qquad x+\dfrac{1}{x}=X$ とおく

$X^2+2X-3=(X+3)(X-1)=0$

$x+\dfrac{1}{x}+3=0 \qquad \therefore \quad x^2+3x+1=0$

$$x=\frac{-3\pm\sqrt{9-4\cdot1\cdot1}}{2}=\frac{-3\pm\sqrt{5}}{2}$$

$$x+\frac{1}{x}=1\quad x^2-x+1=0\qquad\therefore\quad x=\frac{1\pm\sqrt{3}i}{2}$$

5.　$x^8-1=0\quad (x^4)^2-1^2=(x^4+1)(x^4-1)=0$

$$\therefore\quad x^4+1=0\qquad\therefore\quad x=\pm\frac{\sqrt{2}\pm\sqrt{2}i}{2}$$

$$x^4-1=0\qquad\therefore\quad x=\pm1,\ \pm i$$

【練習問題 24】の答

1.　$x^3=Ax^3+(3A+B)x^2+(3A+2B+C)x+(A+B+C+D)$

$$\begin{cases}A=1\\3A+B=0\\3A+2B+C=0\\A+B+C+D=0\end{cases}$$

$$3+B=0\qquad\therefore\quad B=-3\quad 3-6+C=0\qquad\therefore\quad C=3$$

$$1-3+3+D=0\quad D=-1\qquad\therefore\quad A=1,\ B=-3,\ C=3,\ D=-1$$

2.　$2x^2-4x-1=Ax^2+(2A+B)x+(A+B+C)$

$$\begin{cases}A=2\\2A+B=-4\\A+B+C=-1\end{cases}$$

$$A=2,\ B=-8,\ C=5$$

3.　$A(x+3)+B(x+1)=1\quad (A+B)x+(3A+B)=1$

$$\therefore\quad\begin{cases}3A+B=1\\A+B=0\end{cases}\qquad\therefore\quad A=\frac{1}{2}\quad B=-\frac{1}{2}$$

4.　$A(x+2)+B(x+3)=(A+B)x+(2A+3B)=1$

$$\begin{cases}A+B=0\\2A+3B=1\end{cases}$$

$$\therefore\quad A=-1,\ B=1$$

5. $\dfrac{A(x^2+3)+(Bx+C)x}{x(x^2+3)}=\dfrac{x-3}{x(x^2+3)}$

$\therefore \quad (A+B)x^2+Cx+3A=x-3$

$\begin{cases} A+B=0 \\ C=1 \\ 3A=-3 \end{cases}$

$\therefore \quad A=-1,\ B=1,\ C=1$

【練習問題 25】の答

1. $\dfrac{2}{x-2}-\dfrac{1}{x+1}=0 \quad \dfrac{2(x+1)-(x-2)}{(x-2)(x+1)}=\dfrac{2x+2-x+2}{(x-2)(x+1)}=0$

$\therefore \quad x+4=0 \qquad \therefore \quad x=-4$

2. $\dfrac{2x}{x-3}-\dfrac{1}{x-2}=\dfrac{2x(x-2)-(x-3)}{(x-3)(x-2)}=0$

$\therefore \quad 2x^2-5x+3=(2x-3)(x-1)=0$

$\therefore \quad x=1,\ \dfrac{3}{2}$

3. $\dfrac{x+3}{x-4}=\dfrac{x-1}{x+2} \quad \dfrac{(x+3)(x+2)-(x-1)(x-4)}{(x-4)(x+2)}=0$

$\therefore \quad 10x+2=0 \qquad \therefore \quad x=-\dfrac{1}{5}$

4. $\dfrac{4}{x-2}-\dfrac{1}{x+3}=\dfrac{x+6}{x^2+x-6} \quad 4(x+3)-(x-2)-(x+6)=0$

$\therefore \quad 2x+8=0 \quad x=-4$

5. $\dfrac{x-1}{x-3}-\dfrac{x+1}{x+2}=\dfrac{x^2-3}{x^2-x-6}$

$\therefore \quad (x-1)(x+2)-(x+1)(x-3)-(x^2-3)=0$

$x^2-3x-4=(x+1)(x-4)=0 \qquad \therefore \quad x=-1,\ 4$

【練習問題 26】の答

1. $x-2=\sqrt{x} \qquad \therefore \quad x=x^2-4x+4$

$x^2-5x+4=(x-1)(x-4)=0$

$\therefore \quad x=1,\ 4 \qquad \therefore \quad x=4 \quad x=1\cdots$ 不適

2.　$x-3=(x-5)^2 \quad x-3=x^2-10x+25$

$x^2-11x+28=(x-7)(x-4)=0$

$\therefore \quad x=7, \ 4$(不適)

3.　$2x-1=x^2-4x+4 \quad x^2-6x+5=(x-1)(x-5)=0$

$\therefore \quad x=1 \quad x=5$(不適)

4.　$x+2=4(x-1)^2=4x^2-8x+4$

$4x^2-9x+2=(4x-1)(x-2)=0 \qquad \therefore \quad x=2, \ \frac{1}{4}$(不適)

5.　$5-x=9 \qquad \therefore \quad x=5-9=-4$

【練習問題 27】の答

1.　$\sqrt{x+5}=2x-5 \quad x+5=4x^2-20x+25$

$\therefore \quad 4x^2-21x+20=(4x-5)(x-4)=0 \qquad \therefore \quad x=4, \ \frac{5}{4}$(不適)

2.　$x-2+4+4\sqrt{x-2}=3x-2 \qquad \therefore \quad 4\sqrt{x-2}=2x-4$

$x^2-8x+12=(x-6)(x-2)=0 \qquad \therefore \quad x=6, \ 2$

3.　$3x+10+x-1-2\sqrt{3x+10}\cdot\sqrt{x-1}=2x-1$

$x+5=\sqrt{3x+10}\cdot\sqrt{x-1} \qquad \therefore \quad x^2+10x+25=3x^2+7x-10$

$\therefore \quad 2x^2-3x-35=(2x+7)(x-5)=0 \qquad \therefore \quad x=5, \ x=-\frac{7}{2}$(不適)

4.　$(x+5)=x^2-14x+49 \quad x^2-15x+44=0$

$(x-4)(x-11)=0 \qquad \therefore \quad x=4, \ x=11$(不適)

5.　$25-x^2=x^2-2x+1 \quad 2x^2-2x-24=0$

$(x+3)(x-4)=0 \quad \therefore \quad x=4. \ x=-3$(不適)

【練習問題 28】の答

1.　${}_5P_5+{}_4P_3\times 2!+{}_3P_2 \quad =5!+4\cdot 3\cdot 2\times 2!+3\cdot 2$

$=120+24\times 2+6=174$

2.　${}_3C_2+{}_{10}C_2 \quad =\frac{3!}{2!(3-2)!}+\frac{10!}{2!(10-2)!}=\frac{3!}{2!\cdot 1!}+\frac{10!}{2!\cdot 8!}$

$=\frac{6}{2\cdot 1}+\frac{10\times 9\times 8!}{2!\cdot 8!}=3+45=48$

3. $$\frac{{}_3C_1 \times {}_5C_3}{{}_8C_4} = \frac{\dfrac{3!}{1!\cdot(3-1)!}\cdot\dfrac{5!}{3!\cdot(5-3)!}}{\dfrac{8!}{4!(8-4)!}} = \frac{30}{70} = \frac{3}{7}$$

4. $${}_8C_2 \times {}_6C_2 \times {}_4C_2 \times {}_2C_2 = \frac{8!}{2!(8-2)!} \times \frac{6!}{2!(6-2)!} \times \frac{4!}{2!(4-2)!} \times \frac{2!}{2!(2-2)!} = 2520$$

5. $$\frac{{}_6\Pi_4}{{}_6\Pi_2} = \frac{6^4}{6^2} = 6^2 = 36$$

6. $$\frac{{}_6H_4}{{}_5H_3} = \frac{{}_9C_4}{{}_7C_3} = \frac{\dfrac{9!}{4!(9-4)!}}{\dfrac{7!}{3!(7-3)!}} = \frac{18\times 7}{7\times 5} = \frac{18}{5}$$

【練習問題 29】の答

1. $$\sum_{k=1}^{n}(2k-1) = 2\sum_{k=1}^{n}k - \sum_{k=1}^{n}1 = 2\cdot\frac{1}{2}n(n+1) - n$$
$$= n\{n+1-1\} = n^2$$

2. $$\sum_{k=1}^{n}(k^2+k) = \sum_{k=1}^{n}k^2 + \sum_{k=1}^{n}k$$
$$= \frac{1}{6}n(n+1)(2n+1) + \frac{1}{2}n(n+1)$$
$$= \frac{1}{6}n(n+1)\{(2n+1)+3\}$$
$$= \frac{1}{6}n(n+1)(2n+4) = \frac{1}{3}n(n+1)(n+2)$$

3. $$\sum_{k=1}^{n}(k^3-3k^2+2k) = \sum_{k=1}^{n}k^3 - 3\sum_{k=1}^{n}k^2 + 2\sum_{k=1}^{n}k$$
$$= \frac{1}{4}n^2(n+1)^2 - 3\cdot\frac{1}{6}n(n+1)(2n+1) + 2\cdot\frac{1}{2}n(n+1)$$
$$= \frac{1}{4}n(n+1)\{n(n+1) - 2(2n+1) + 4\} = \frac{1}{4}n(n+1)(n-1)(n-2)$$

4. $$\sum_{k=1}^{n}k^2(k-1) = \sum_{k=1}^{n}k^3 - \sum_{k=1}^{n}k^2$$
$$= \frac{n^2}{4}(n+1)^2 - \frac{1}{6}n(n+1)(2n+1)$$
$$= \frac{1}{12}n(n+1)\{3n(n+1) - 2(2n+1)\}$$
$$= \frac{1}{12}n(n+1)(3n^2+3n-4n-2)$$

$$=\frac{1}{12}n(n+1)(3n^2-n-2)$$

$$=\frac{1}{12}n(n+1)(n-1)(3n+2)$$

5. $\sum_{k=1}^{n}(k-1)^2=\sum_{k=1}^{n}(k^2-2k+1)$

$$=\sum_{k=1}^{n}k^2-2\sum_{k=1}^{n}k+\sum_{k=1}^{n}1$$

$$=\frac{1}{6}n(n+1)(2n+1)-2\cdot\frac{1}{2}n(n+1)+n$$

$$=\frac{1}{6}n\{(n+1)(2n+1)-6(n+1)+6\}=\frac{1}{6}n(n-1)(2n-1)$$

【練習問題 30】の答

1. $\sum_{k=1}^{n}\frac{1}{\sqrt{k+1}+\sqrt{k}}=\sum_{k=1}^{n}\left(\sqrt{k+1}-\sqrt{k}\right)=\sqrt{n+1}-1$

2. $\sum_{k=1}^{l}4k=4\sum_{k=1}^{l}k=4\cdot\frac{1}{2}l(l+1)=2l(l+1)$

$$\sum_{l=1}^{n}2l(l+1)=2\sum_{l=1}^{n}(l^2+l)=2(\sum_{l=1}^{n}l^2+\sum_{l=1}^{n}l)$$

$$=2\left\{\frac{1}{6}n(n+1)(2n+1)+\frac{1}{2}n(n+1)\right\}$$

$$=\frac{2}{6}n(n+1)\{(2n+1)+3\}=\frac{2}{3}n(n+1)(n+2)$$

3. $\sum_{k=1}^{l}k=\frac{1}{2}l\,(l+1)\quad \sum_{l=1}^{m}\frac{1}{2}l\,(l+1)=\frac{1}{2}\{\sum_{l=1}^{m}(l^2+l)\}=\frac{1}{6}m(m+1)(m+2)$

$$\sum_{m=1}^{n}\frac{1}{6}(m^3+3m^2+2m)=\frac{1}{6}\left[\frac{1}{4}n^2(n+1)^2+3\cdot\frac{1}{6}n(n+1)(2n+1)+2\cdot\frac{1}{2}n(n+1)\right]$$

$$=\frac{1}{24}\{n(n+1)n(n+1)+2n(n+1)(2n+1)+4n(n+1)\}$$

$$=\frac{1}{24}n(n+1)(n+2)(n+3)$$

4. $\sum_{k=1}^{n}2^{k-1}=1+2+2^2+2^3+\cdots\quad=\frac{1\cdot(2^n-1)}{2-1}=2^n-1$

5. $\sum_{k=1}^{n}4^{k-1}=1+4+4^2+4^3+\cdots\quad=\frac{1\cdot(4^n-1)}{4-1}=\frac{1}{3}(4^n-1)$

6. $\sum_{n=1}^{\infty}\frac{1}{2^n}=\frac{\frac{1}{2}}{1-\frac{1}{2}}=\frac{\frac{1}{2}}{\frac{1}{2}}=1\quad \sum_{n=1}^{\infty}\frac{1}{3^n}=\frac{\frac{1}{3}}{1-\frac{1}{3}}=\frac{\frac{1}{3}}{\frac{2}{3}}=\frac{1}{2}$

$$\therefore \quad \sum_{n=1}^{\infty}\left(\frac{1}{2^n}+\frac{1}{3^n}\right)=1+\frac{1}{2}=\frac{3}{2}$$

7. $$\sum_{n=1}^{\infty}\left(\frac{2}{4}\right)^n=\frac{\frac{2}{4}}{1-\frac{2}{4}}=1 \quad \sum_{n=1}^{\infty}\left(\frac{3}{4}\right)^n=\frac{\frac{3}{4}}{1-\frac{3}{4}}=\frac{\frac{3}{4}}{\frac{1}{4}}=3$$

$$\therefore \quad \sum_{n=1}^{\infty}\frac{2^n+3^n}{4^n}=\sum_{n=1}^{\infty}\left(\left(\frac{2}{4}\right)^n+\left(\frac{3}{4}\right)^n\right)=1+3=4$$

【練習問題 31】の答

1. $$\frac{1}{1-\left(-\frac{1}{3}\right)}=\frac{3}{4}$$

2. $$\frac{1}{1-\left(\frac{1}{\sqrt{2}}\right)}=\frac{1}{1-\frac{1}{\sqrt{2}}}=2+\sqrt{2}$$

3. $$\frac{1}{2}\cdot\frac{1}{1-\left(-\frac{1}{4}\right)}=\frac{1}{2}\cdot\frac{1}{1+\frac{1}{4}}=\frac{1}{2}\cdot\frac{1}{\frac{5}{4}}=\frac{1}{2}\times\frac{4}{5}=\frac{2}{5}$$

4. $$\frac{1}{1-\left(-\frac{1}{2}\right)}=\frac{1}{1+\frac{1}{2}}=\frac{1}{\frac{3}{2}}=\frac{2}{3}$$

5. $$\frac{1}{1-\frac{1}{5}}=\frac{1}{\frac{4}{5}}=\frac{5}{4}$$

6. $$\frac{0.6}{1-0.1}=\frac{0.6}{0.9}=\frac{2}{3}$$

7. $$\frac{0.12}{1-0.01}=\frac{0.12}{0.99}=\frac{4}{33}$$

8. $$\frac{1}{2}+\frac{1}{6}+\frac{1}{12}+\cdots\cdots+\frac{1}{n(n+1)}$$

$$=\left(1-\frac{1}{2}\right)+\left(\frac{1}{2}-\frac{1}{3}\right)+\left(\frac{1}{3}-\frac{1}{4}\right)+\cdots\cdots+\left(\frac{1}{n-1}-\frac{1}{n}\right)+\left(\frac{1}{n}-\frac{1}{n+1}\right)=1-\frac{1}{n+1}$$

$$\therefore \quad \sum_{n=1}^{\infty}\frac{1}{n(n+1)}=\lim_{n\to\infty}\left(1-\frac{1}{n+1}\right)=1$$

【練習問題 32】の答

1. $(56)_{10}=1\times 2^5+1\times 2^4+1\times 2^3+0\times 10^2+0\times 2^1+0\times 2^0=(111000)_2$

2. $(10101)_2=1\times 2^4+0\times 2^3+1\times 2^2+0\times 2^1+1\times 2^0=(21)_{10}$

3. $(111)_{10}=6\times 16^1+15\times 16^0=(6\boldsymbol{F})_{16}$

$$\begin{array}{r|l} 16\ \big) \ 111 & 余り \\ \hline 6 & 15 \end{array}$$

4. $(151)_{10}=2\times 8^2+2\times 8^1+7\times 8^0=(227)_8$

5.　$(1101011)_2$　$(01101011)_2$　→　0 1 1 0　1 0 1 1

右から4桁ずつに分ける　6　11

10進数に表わし，16進数に表わす．　6　B

$\therefore\ (1101011)_2 = 6\times16^1 + 11\times16^0 = (6B)_{16}$

【練習問題 33】の答

1.　$1\div(10)_2 = 0.1$

$$\frac{1}{(2)_{10}} = (0.5)_{10} = 5\times10^{-1} \qquad \frac{1}{(10)_2} = (0.1)_2 = 1\times2^{-1} = (0.5)_{10}$$

2.　$1\div(11)_2 = 0.010101\cdots$

$$\frac{1}{(3)_{10}} = (0.333\cdots)_{10} = 3\times10^{-1} + 3\times10^{-2} + 3\times10^{-3} + \cdots$$

$$\frac{1}{(11)_2} = (0.010101\cdots)_2 = 0\times2^{-1} + 1\times2^{-2} + 0\times2^{-3} + \cdots = (0.333\cdots)_{10}$$

3.　$1\div(100)_2 = 0.01$

$$\frac{1}{(4)_{10}} = (0.25)_{10} = 2\times10^{-1} + 5\times10^{-2}$$

$$\frac{1}{(100)_2} = (0.01)_2 = 0\times2^{-1} + 1\times2^{-2} = (0.25)_{10}$$

4.　$1\div(101)_2 = 0.00110011\cdots$

$$\frac{1}{(5)_{10}} = (0.2)_{10} = 2\times10^{-1}$$

$$\frac{1}{(101)_2} = (0.00110011\cdots)_2 = 0\times2^{-1} + 0\times2^{-2} + 1\times2^{-3} + 1\times2^{-4} + \cdots$$

$$= (0.1999\cdots)_{10} = (0.2)_{10}$$

5.　$1\div(110)_2 = 0.001010\cdots$

$$\frac{1}{(6)_{10}} = (0.1666\cdots)_{10} = 1\times10^{-1} + 6\times10^{-2} + 6\times10^{-3} + \cdots$$

$$\frac{1}{(110)_2} = (0.001010\cdots)_2 = 0\times2^{-1} + 0\times2^{-2} + 1\times2^{-3} + 1\times2^{-4} + \cdots$$

$$= (0.1666\cdots)_{10}$$

第2章

指数と対数

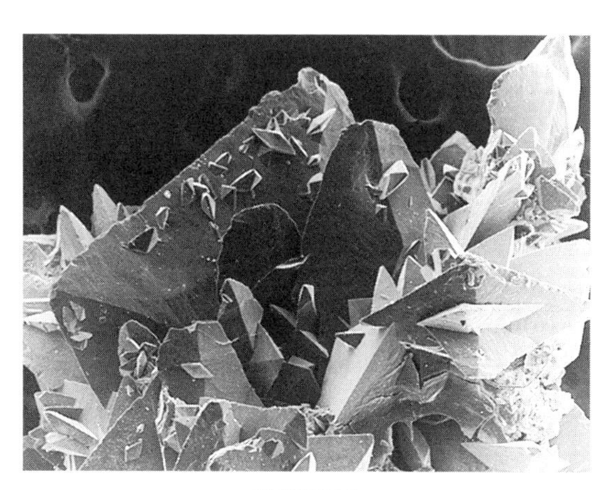

腎臓結石
(電子顕微鏡写真)

●学習のポイント●

指数の性質，対数の性質や計算法について学習する．大きな数や小さい数はどう表すか考えてみる．対数の引き方，対数計算の方法について練習する．両対数方眼紙や片対数方眼紙の使用法を取得する．

2・1　指数法則

■要　　項■

1. $a^x \times a^y = a^{x+y}$
2. $(a^x)^y = a^{xy}$
3. $a^x \div a^y = a^{x-y}$
4. $(a \cdot b)^x = a^x \cdot b^x$
5. $(a^m \cdot a^n)^x = a^{mx} \cdot a^{nx} = a^{(m+n)x}$
6. $\dfrac{1}{a^x} = a^{-x}$

$$a^x = \underbrace{a \times a \times a \times \cdots \times a}_{a\text{が}x\text{個}}$$

$$10^3 = \underbrace{10 \times 10 \times 10}_{10\text{が}3\text{個}} = 1000$$

$$a^x \cdot a^y = \underbrace{a \times a \times \cdots \times a}_{a\text{が}x\text{個}} \cdot \underbrace{a \times a \times \cdots \times a}_{a\text{が}y\text{個}}$$

$$= \underbrace{a \times a \times a \times \cdots \times a \times a}_{a\text{が}(x+y)\text{個}}$$

$$10^3 \times 10^2 = \underbrace{10 \times 10 \times 10 \cdot 10 \times 10}_{10\text{が}(3+2)\text{個}}$$

$$= 100000$$

$$= 10^5$$

$$(a^x)^y = \underbrace{a^x \times a^x \times \cdots \times a^x}_{a^x \text{が} y \text{個}}$$

$$= a^{\overbrace{x+x+\cdots+x}^{x \text{が} y \text{個}}}$$

$$= a^{xy}$$

$$(10^3)^2 = 10^3 \times 10^3 = 10^{3+3}$$

$$= 10^{3\times2}$$

$$= 10^6$$

$$a^{-x} = \frac{1}{a^x}$$

$$10^{-3} = \frac{1}{10^3} = \frac{1}{10\times10\times10}$$

$$= \frac{1}{1000}$$

【例題 2-1】 次の計算をしなさい．

1. $(-1)^5$
2. $(100)^4$
3. $a^3 \times a^5$
4. $a^5 \times a^{-2}$
5. $\dfrac{a^8}{a^4}$

【解】

1. $(-1)^5 = (-1)\times(-1)\times(-1)\times(-1)\times(-1)$

$$= 1\times1\times(-1)$$

$$= -1$$

$$(-1)^{\text{偶数}} = (-1)^{2n} = 1$$

$$(-1)^{\text{奇数}} = (-1)^{2n+1} = -1$$

2. $(100)^4 = (10^2)^4 = 10^8$
3. $a^3 \times a^5 = a^{3+5} = a^8$

4. $a^5\times 10^{-2}=a^{5-2}=a^3$
5. $\dfrac{a^8}{a^4}=a^8\div a^4=a^{8-4}=a^4$

【練習問題 1】　次の計算をしなさい．

1. $a^3\times a^4$
2. $a^{-6}\times a^7$
3. $2^6\div 2^4$
4. $16^4\times 2^3$
5. $10^6\div 10^3\times 10^2$

【練習問題 2】　次の計算をしなさい．

1. $(4.5\times 10^8)\div(3\times 10^5)$
2. $(6\times 10^{-34})\times(5\times 10^{14})$
3. $(9\times 10^{-31})\times(3\times 10^8)^2$
4. $(6\times 10^{23})\times(5\times 10^{-14})$
5. $(3.7\times 10^{10})\div(1.6\times 10^5)$

2・2　指数法則の拡張

■要　　項■

$$a^0=1$$

$$a^{\frac{1}{n}}=\sqrt[n]{a}$$

$$a^{\frac{m}{n}}=\sqrt[n]{a^m}$$

$$\sqrt[n]{a}\cdot\sqrt[n]{b}=\sqrt[n]{a\cdot b}$$

$$\frac{\sqrt[n]{a}}{\sqrt[n]{b}}=\sqrt[n]{\frac{a}{b}}$$

$a^{\frac{1}{2}}$は$\sqrt{a}$のことである．2の場合に限り$\sqrt{a}$と書き2は省略する．

【例題 2-2】　次の式をa^nの形で表わせ.

1. $\sqrt{a} \times \sqrt[4]{a}$
2. $\sqrt{\sqrt{a}}$
3. $\dfrac{\sqrt[5]{a}}{\sqrt{a^3}}$
4. $a^{\frac{4}{3}} \times a^{\frac{2}{3}}$

【解】

1. $\sqrt{a} \times \sqrt[4]{a} = a^{\frac{1}{2}} \times a^{\frac{1}{4}} = a^{\frac{1}{2}+\frac{1}{4}}$
   $= a^{\frac{2+1}{4}} = a^{\frac{3}{4}}$
2. $\sqrt{\sqrt{a}} = \sqrt{(a^{\frac{1}{2}})} = (a^{\frac{1}{2}})^{\frac{1}{2}} = a^{\frac{1}{4}}$
3. $\dfrac{\sqrt[5]{a^4}}{\sqrt{a^3}} = \dfrac{a^{\frac{4}{5}}}{a^{\frac{3}{2}}} = a^{\frac{4}{5}} \times a^{-\frac{3}{2}} = a^{\frac{4}{5}-\frac{3}{2}} = a^{-\frac{7}{10}}$
4. $a^{\frac{4}{3}} \times a^{\frac{2}{3}} = a^{\frac{4}{3}+\frac{2}{3}} = a^{\frac{6}{3}} = a^2$

【練習問題 3】　次の式をa^nの形で表しなさい.

1. $\sqrt[5]{a^3}$　　2. $\dfrac{1}{\sqrt[4]{a^5}}$
3. $\sqrt[3]{a^2} \cdot \sqrt[4]{a^3}$　　4. $\sqrt{a^3} \cdot \sqrt[4]{a^5}$
5. $\sqrt{\sqrt{\sqrt{a^4}}}$

【練習問題 4】　次の式を計算しなさい.

1. $4^{\frac{1}{2}} \times 16^{\frac{1}{4}} \times 32^{\frac{1}{5}}$　　2. $\sqrt[3]{8} \times \sqrt[4]{16}$
3. $64^{-0.2} \times 32^{0.25}$　　4. $(2^{-4})^{1.5}$
5. $(32^{-\frac{1}{4}}) \cdot 2^{\frac{3}{2}}$

【練習問題 5】　次の式を計算しなさい.

1. $(a^{\frac{1}{3}} + b^{\frac{1}{3}})(a^{\frac{2}{3}} - a^{\frac{1}{3}} \cdot b^{\frac{1}{3}} + b^{\frac{2}{3}})$
2. $x^{b-c} \cdot x^{c-a} \cdot x^{a-b}$
3. $x^4 = 16$ (16の4乗根)　　4. $x^3 = -8$ (−8の3乗根)

【練習問題 6】　$\sqrt{x} + \dfrac{1}{\sqrt{x}} = 3$のとき次の式の値を求めなさい.

1. $x + x^{-1}$　　2. $x^{\frac{3}{2}} + x^{-\frac{3}{2}}$

3.　x^2+x^{-2}

（注意）　$x^2+y^2=(x+y)^2-2xy$　　$x^3+y^3=(x+y)^3-3xy(x+y)$

$(x-y)^2=(x+y)^2-4xy$ を利用する．

2・3　指数方程式

■要　　項■

$a^x=a^y$ の形の解き方

$x=y$　について解く．

$A^{2x}+A^x+B=0$ の形の解き方

$(A^x)^2+A^x+B=0$

$A^x=X$ とおく．

$X^2+X+B=0$

Xの二次方程式を解く．因数分解などを使う．

【例題 2-3】　次の式を解きなさい．

1.　$8^x=16$　　2.　$\left(\frac{1}{2}\right)^{x+2}=\left(\frac{1}{8}\right)^x$

3.　$4^x-3\cdot 2^{x+1}+8=0$

【解】　1.　$8^x=16$

$2^{3x}=2^4$　　$\therefore$　$3x=4$　　$\therefore$　$x=\frac{4}{3}$

2.　$\left(\frac{1}{2}\right)^{x+2}=\left(\frac{1}{8}\right)^x$

$\left(\frac{1}{2}\right)^{x+2}=\left(\left(\frac{1}{2}\right)^3\right)^x$

$x+2=3x$

$2x=2$　　$\therefore$　$x=1$

3. $4^x-3\cdot2^{x+1}+8=0$

$(2^x)^2-6\cdot2^x+8=0$　　$2^x=X$　とおく.

$X^2-6X+8=0$　　$(X-4)(X-2)=0$

$X-4=0$から　$2^x-4=0$

$2^x=2^2$　　$\therefore\ x=2$

$X-2=0$　$2^x-2=0$

$2^x=2$　　$\therefore\ x=1$

【練習問題7】　次の方程式を解きなさい.

1. $4^x-3\cdot2^x-4=0$
2. $9^x+3^{x+1}-18=0$
3. $4^x-12\cdot2^x+32=0$
4. $4^x+2^{x+2}-32=0$
5. $9^x-4\cdot3^{x+1}+27=0$

【練習問題8】　次の方程式を解きなさい.

1. $\left(\frac{1}{2}\right)^x=\frac{1}{8}$
2. $2^{x+1}=4^x$
3. $2^{x-2}=\frac{1}{64}$
4. $2^{x^2}=4^x$
5. $4^{2x-1}=8$
6. $8^{2x}=128$
7. $\left(\frac{1}{3}\right)^{x-3}=81$
8. $2^x\times3^x=216$
9. $4^x-2^x-2=0$
10. $4^x-3\cdot2^{x+1}-16=0$

2・4　指数関数のグラフ

■要　　項■

指数関数のグラフを書くには　$y=a^x$ の表を作り方眼紙に目盛ってゆく． 指数関数は半対数方眼紙を使う．

【例題 2-4】　次の式をグラフに示しなさい．

1.　$y=2^x$　　2.　$y=\left(\frac{1}{4}\right)^x$

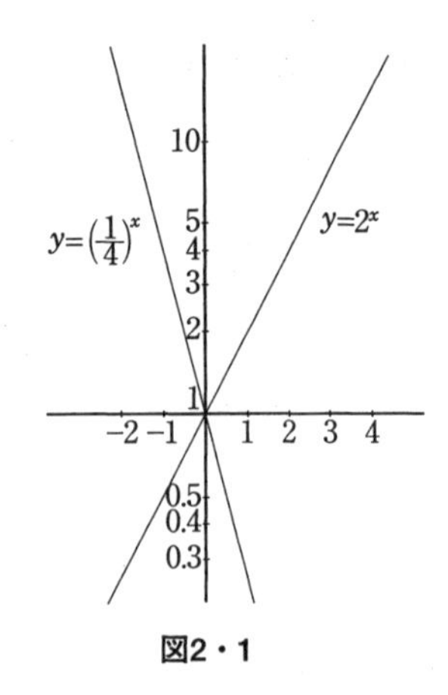

図2・1

【解】　1.　$y=2^x$

x	−2	−1	0	1	2
y	$\frac{1}{4}$	$\frac{1}{2}$	1	2	4

2.　$y=\left(\frac{1}{4}\right)^x=\left(\frac{1}{2}\right)^{2x}=2^{-2x}$

x	−2	−1	0	1	2
y	16	4	1	$\frac{1}{4}$	$\frac{1}{16}$

【練習問題 9】　次の式を方眼紙と半対数方眼紙に表わしなさい．

1.　$y=8e^{-0.5x}$

x	0	1	2	3	4	5
y	8	4.85	2.94	1.79	1.08	0.66

【練習問題 10】　次の指数関数をグラフに表わしなさい．

1.　$y=2^{x-3}+1$

2.　$y=2^{\frac{x}{2}}-3$

2・5 対 数

■要　　項■

$y=\log_a x$

aは底という．　$a>0$　$a \fallingdotseq 1$

xは真数という．$x>0$

yはaを底とするxの対数という．

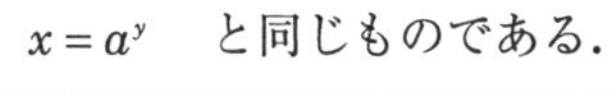

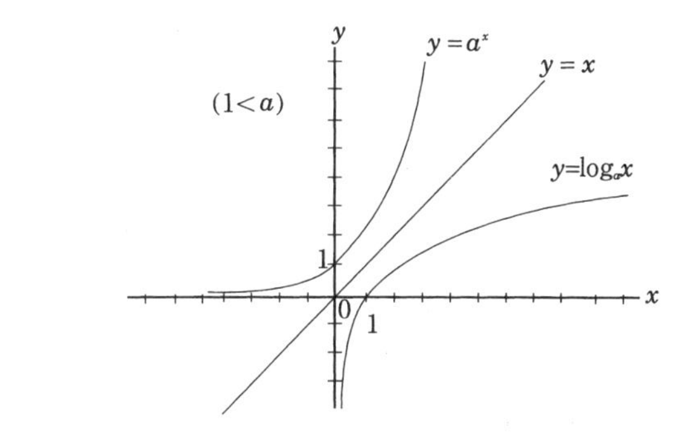

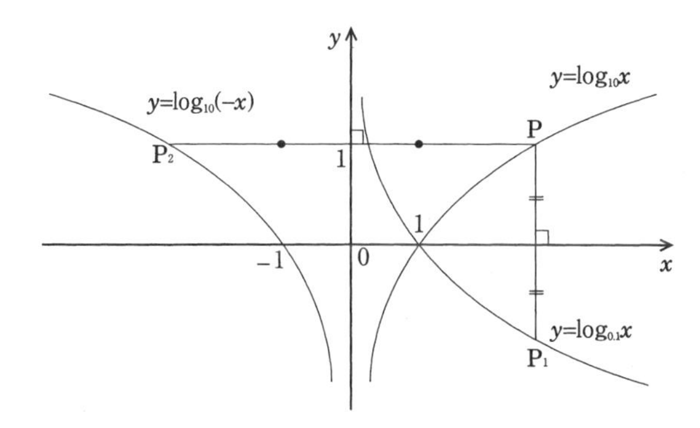

図2・2　対数関数のグラフ

2・6　対数の性質

■要　　項■

$\log_a 1 = 0 \qquad a>0 \quad a \fallingdotseq 1$

$\log_a a = 1$

$\log_a XY = \log_a X + \log_a Y$

$\log_a \dfrac{X}{Y} = \log_a X - \log_a Y$

$\log_a X^n = n\log_a X$

$\log_a X = \dfrac{\log_c X}{\log_c a} \qquad c>0 \quad c \fallingdotseq 1$　（底の変更公式）

$\log_a X = \dfrac{1}{\log_X a}$

$\log_a \dfrac{1}{X} = -\log_a X$

$\log_a \sqrt[n]{X} = \dfrac{1}{n}\log_a X$

$a^{\log_a X} = X$

$\log_{10} x$は10を底とする対数で常用対数といい，また，$\log_e x$はeを底とする対数で自然対数という．微分や積分では自然対数を使う．

自然対数と常用対数の変換

$\log_{10} x = 0.43429 \cdots\cdot \log_e x$

$\log_e x = 2.30258 \cdots\cdot \log_{10} x$

常用対数では$\log_{10} x$の底の10を省略して$\log x$と表わす．対数計算に使う．

【例題 2-5】　次の式を$y = \log_a x$の形に表しなさい．

1.　$8 = 2^3$　　2.　$5^1 = 5$

3.　$3^{-2} = \dfrac{1}{9}$

【解】　1.　$2^3 = 8 \qquad \log_2 2^3 = \log_2 8$

$3\log_2 2 = \log_2 8 \qquad \therefore \quad 3 = \log_2 8$

2.　$\log_5 5^1 = \log_5 5 \qquad \therefore \quad 1 = \log_5 5$

3.　$3^{-2} = \dfrac{1}{9} \qquad \log_3 3^{-2} = \log_3 \dfrac{1}{9}$

$-2 = \log_3 1 - \log_3 9 = -\log_3 9 \qquad \therefore \quad -2 = \log_3 \dfrac{1}{9}$

【練習問題 11】　次の式を $y = \log_a x$ の形で表しなさい．

1.　$3^4 = 81$　　2.　$10^{-3} = 0.001$

3.　$10^2 = 100$　　4.　$2^{\frac{4}{5}} = \sqrt[5]{16}$

5.　$5^{-2} = \dfrac{1}{25}$

【例題 2-6】　次の式を $y = a^x$ の形に表しなさい．

1.　$\log_2 16 = 4$　　2.　$\log_3 \dfrac{1}{27} = -3$

3.　$\log_5 25 = 2$

【解】　1.　$\log_2 16 = 4 \qquad \log_2 16 = 4 \cdot \log_2 2$

$\log_2 16 = \log_2 2^4 \qquad \therefore \quad 2^4 = 16$

2.　$\log_3 \dfrac{1}{27} = -3$

$\log_3 \dfrac{1}{27} = -3 \log_3 3 = \log_3 3^{-3}$

$\therefore \quad 3^{-3} = \dfrac{1}{3^3} = \dfrac{1}{27}$

3.　$\log_5 25 = 2 \log_5 5 = \log_5 5^2 \qquad \therefore \quad 5^2 = 25$

【練習問題 12】　次の式を $y = a^x$ の形に表しなさい．

1.　$\log_{10} 10000 = 4$　　2.　$\log_4 8 = \dfrac{3}{2}$

3.　$\log_5 5 = 1$　　4.　$\log_2 0.25 = -2$

5.　$\log_{10} 0.01 = -2$

【例題 2-7】　次の式のxの値を求めなさい．

1.　$\log_4 64 = x$　　2.　$\log_x 4 = 2$

3.　$\log_3 x = 3$

【解】　1. $\log_4 64 = x$

$= x\log_4 4 = \log_4 4^x$

$\therefore \quad 64 = 4^x \qquad \therefore \quad 2^6 = 2^{2x} \qquad 2x = 6 \qquad x = 3$

2. $\log_x 4 = 2 = 2\log_x x = \log_x x^2$

$\therefore \quad x^2 = 4 \qquad x = 2 \quad (x > 0)$

3. $\log_3 x = 3\log_3 3 = \log_3 3^3$

$x = 3^3 = 27$

【例題 2-8】　$\log_{10} 2 = 0.3010$，$\log_{10} 3 = 0.4771$ として次の値を求めなさい．

1. $\log_{10} 0.8$　　2. $\log_{10}\sqrt{18}$

3. $\log_{10} 24$

【解】　1. $\log_{10} 0.8 = \log_{10}\dfrac{8}{10} = \log_{10} 8 - \log_{10} 10$

$= \log_{10} 2^3 - \log_{10} 10 = 3\log_{10} 2 - 1$

$= 3 \times 0.3010 - 1 = -0.097$

2. $\log_{10}\sqrt{18} = \log_{10} 18^{\frac{1}{2}} = \dfrac{1}{2}\log_{10} 18$

$= \dfrac{1}{2}\log_{10} 9 \times 2 = \dfrac{1}{2}(\log_{10} 2 + \log_{10} 9)$

$= \dfrac{1}{2}(\log_{10} 2 + \log_{10} 3^2)$

$= \dfrac{1}{2}(\log_{10} 2 + 2\log_{10} 3)$

$= \dfrac{1}{2}(0.3010 + 2 \times 0.4771) = 0.6276$

3. $\log_{10} 24 = \log_{10} 3 \times 8$

$= \log_{10} 3 + \log_{10} 2^3$

$= \log 3 + 3\log 2$

$= 0.4771 + 3 \times 0.3010$

$= 1.3801$

【練習問題 13】　$\log_{10}2=0.3010$，$\log_{10}3=0.4771$ のとき次の値を求めなさい．

1. $\log_5 30$　　2. $\log_{10}72$
3. $\log_4\sqrt{30}$　　4. $\log_3 48$
5. $\log_5 54$

【例題 2-9】　次の式を $\log_a x$, $\log_a y$, $\log_a z$ で表しなさい．

1. $\log_a\dfrac{\sqrt[3]{x^2}\cdot y^5}{z^3}$　　2. $\log_a\cdot\dfrac{x^3z^2}{y^2}$

【解】　1. $\log_a\dfrac{\sqrt[3]{x^2}\cdot y^5}{z^3}=\log_a\sqrt[3]{x^2}+\log_a y^5-\log_a z^3$

$=\log_a x^{\frac{2}{3}}+\log_a y^5-\log_a z^3$

$=\dfrac{2}{3}\log_a x+5\log_a y-3\log_a z$

2. $\log_a\dfrac{x^3z^2}{y^2}=\log x^3-\log_a y^2+\log_a z^2$

$=3\log_a x-2\log_a y+2\log_a z$

【例題 2-10】　次の式を簡単にしなさい．

1. $\log_2 8+\log_2\sqrt[4]{2}-\log_2 4$
2. $2\log\dfrac{3}{4}-\log\dfrac{3}{2}+\log 80-\dfrac{1}{2}\log 9$

【解】　1. $\log_2 8+\log_2\sqrt[4]{2}-\log_2 4$

$=\log_2 2^3+\log_2 2^{\frac{1}{4}}-\log_2 2^2$

$=3\log_2 2+\dfrac{1}{4}\log_2 2-2\log_2 2$

$=3+\dfrac{1}{4}-2=\dfrac{5}{4}$

2. $2\log 3-2\log 4-(\log 3-\log 2)+\log(8\times 10)-\dfrac{1}{2}\log 3^2$

$=2\log 3-4\log 2-\log 3+\log 2+3\log 2+\log 10-\log 3$

$=1$

【練習問題 14】　次の計算をしなさい．

1. $2\log_2 4-2\log_4 8$　　2. $4\log 60-2\log 36$
3. $\log\dfrac{25}{64}-\log\dfrac{15}{8}+\log 48$　　4. $\log 9+\log 40-\log 36$

5.　$\log_2 8+\log_2 \sqrt[4]{2}-\frac{1}{4}\log_2 32$

【練習問題 15】　次の計算をしなさい.

1.　$\log_4 5\cdot\log_5 8$　　　2.　$\log_3 5\cdot\log_5 7\cdot\log_7 9$

3.　$\log_a b\cdot\log_b c\cdot\log_c a$　　　4.　$\log_2 4\cdot\log_4 3\cdot\log_3 8$

（注意）次のようなまちがいをしないようにしよう.（いずれも誤りである.）

$$\log_a(A+B)=\log_a A+\log_a B$$

$$\frac{\log_a A}{\log_a B}=\log_a A-\log_a B$$

$$(\log_a A)^n=n\log_a A$$

2・7　対数方程式

■要　　項■

> 対数方程式の解き方
>
> 異なる底はそろえること.
>
> 真数>0に注意する.
>
> $\log x=X$とおき換えて整式にする.

【例題 2-11】　次の式を解きなさい.

1.　$\log_2(x-1)+\log_2(x+2)=2$

2.　$(\log x)^2-2\log x-3=0$

【解】　1.　$\log_2(x-1)+\log_2(x+2)=2\log_2 2$

$\log_2(x-1)(x+2)=\log_2 4$

$\therefore\quad (x-1)(x+2)=4$

$x^2+x-2-4=0\qquad x^2+x-6=0$

$(x+3)(x-2)=0\qquad x=-3,\ x=2$

$x-1>0,\ x+2>0\qquad x>1\qquad\therefore\quad x=2$

2.　$X^2-2X-3=0$　　　$\log x=X$ とする.

$$(X+1)(X-3)=0$$

$$\therefore \quad \log x+1=0 \qquad \log x-3=0$$

$$\log x=-1$$

$$=\log 10^{-1}=\log\frac{1}{10} \qquad \therefore \quad x=\frac{1}{10}$$

$$\log x=3=\log 10^{3} \qquad \therefore \quad x=10^{3}$$

【練習問題 16】　次の対数方程式を解きなさい．

1. $\log(x+2)+\log(x+1)=\log 6$
2. $\log x+\log(x-1)=\log(x+3)$
3. $\log x+\log(x+3)=1$
4. $\log(x-5)+\log(x+4)=1$
5. $\log 4+\log(x+21)=2$
6. $(\log x)^2+4\log x-12=0$
7. $(\log x)^2-2\log x=0$
8. $1000x^2=x^{\log x}$
9. $(\log_4 x)^2-\log_4 x^2=0$
10. $3^x=4$

【練習問題 17】　次の問に答えなさい．

1. 一定エネルギーのX線に対するある物質の半価層を2mmとする．透過するX線量が$\frac{1}{8}$になる物質の厚さはいくらか．
2. 単色X線の細い線束が厚さ6mmの物質を通過したら線量率が1%に減少した．このX線の半価層はいくらか．
3. 一定エネルギーの単色X線の細い線束が厚さ1mmのAl板に入射した．透過してくるX線の割合はいくらか．Alの密度は2.7g/cm^3，質量吸収係数を0.061cm^2/gとする．

2・8　対数の計算

■要　　項■

指標と仮数

$\log_{10}6626 = \log_{10}6.626\times10^3 = \boxed{3}.\boxed{8214}$

↑　　　　　指標　　仮数

真数　　　(整数部分) (小数部分)

$X=(1\leqq x<10)\times10$の累乗

1. 整数部分は指標であり，小数点の位置の移動を表す.
2. 小数部分は仮数で，真数の数字の並び方が同じとき，つまり，小数点の位置だけが異なる数の常用対数の仮数は同じになる．常に正数値になる.

【例題 2-12】　次の式の対数を求めなさい.

【解】　$\log_{10}0.04183 = \log_{10}4.183\times10^{-2}$

$= \log_{10}4.183 + \log_{10}10^{-2}$

$= 0.6215 - 2 = -2 + 0.6215 = \bar{2}.6215$

【例題 2-13】　-3.517 のとき，指標と仮数に分けなさい.

【解】　$-3.517 = -3 - 1 + 1 - 0.517$

$= -4 + 0.483$ (=負の整数+正の小数)

$= \bar{4}.483$

【例題 2-14】　次の問に答えなさい.

1. 2^{50}は何桁の数か.
2. $\dfrac{1}{2^{40}}$は小数第何位に0でない数が表れるか.

【解】　1. $\log_{10}2^{50} = 50\log_{10}2$

$= 50\times0.301 = 15.05$

指標 $\geqq 0$であるから $15+1=16$ 桁の数

2.　$\log_{10}\frac{1}{2^{40}}=\log_{10}2^{-40}=-40\times0.301$

$=-12.04=-12-1+1-0.04$

$=-13+0.96=\overline{13}.96$

指標<0であるから小数第13位に0でない数が表われる．

真数から対数を求める方法．

【例題 2-15】　次の値を対数表より求めなさい．

1.　$\log2.426$　　2.　$\log931.5$

3.　$\log0.4183$　　4.　$\log6626$

【解】　1.　$2.42\rightarrow0.3838$　　$\therefore\ \log_{10}2.426=0.3849$

$\underline{\quad 6\rightarrow\quad 11}$

$\log_{10}2.426=0.3849$

2.　$931.5=9.315\times10^2$　　$\therefore\ \log_{10}931.5$

$9.31\rightarrow0.9689$　　$=\log_{10}10^2+\log_{10}9.315$

$\underline{\quad 5\rightarrow\quad 2}$　　$=2+0.9691$

$\log_{10}9.315=0.9691$　　$=2.9691$

3.　$0.4183=4.183\times10^{-1}$　　$\therefore\ \log_{10}0.4183$

$4.18\rightarrow0.6212$　　$=\log_{10}10^{-1}+\log4.183$

$\underline{\quad 3\rightarrow\quad 3}$　　$=-1+0.6215$

$\log_{10}4.183=0.6215$　　$=\bar{1}.6215$

4.　$6626=6.626\times10^3$　　$\therefore\ \log_{10}6626$

$6.62\rightarrow0.8209$　　$=\log10^3+\log6.626$

$\underline{\quad 6\rightarrow\quad 5}$　　$=3+0.8214$

$\log_{10}6.626=0.8214$　　$=3.8214$

対数から真数を求める方法．

【例題 2-16】　次の式の真数を対数表より求めなさい．

1.　$\log N=3.6281$　　2.　$\log N=-4.2639$

【解】　1.　$\log N=3.6281$

$\log_{10}N=3+0.6281$

$$\begin{array}{rr} 0.6274 & 4.24 \\ 7 & 7 \\ \hline & N=4.247 \end{array}$$

指標が3であるから $N = 4.247 \times 10^3 = 4247$

2. $\log N = -4.2639 = -4-1+1-0.2639 = -5+0.7361 = \bar{5}.7361$

$\log N = 0.7361$

$$\begin{array}{rr} 0.7356 & 5.44 \\ 5 & 6 \\ \hline & N=5.446 \end{array}$$

指標が−5であるから $N = 5.446 \times 10^{-5} = 0.00005446$

【例題 2-17】　対数表を利用して，次の式を対数計算しなさい．

1. 94.36×0.4728　　2. $\dfrac{726 \times 0.173}{26.3 \times 43}$

【解】　1. $x = 94.36 \times 0.4728$

$\log x = \log(94.36 \times 0.4728)$

$\quad = \log 94.36 + \log 0.4728$

(補助計算)

$$\begin{array}{ll} \log 94.36 \ = 1.9748 & \log 9.43 \ = 0.9745 \\ \log 0.4728 = \bar{1}.6746 & \qquad 6 \qquad\quad 3 \\ \hline \log x \qquad = 1.6494 & \log 9.436 = 0.9748 \\ 0.6493 = \log 4.46 & \log 4.72 \ = 0.6739 \\ \qquad 1 \qquad\quad 1 & \qquad 8 \qquad\quad 7 \\ \hline 0.6494 = \log 4.461 & \log 4.728 = 0.6746 \end{array}$$

$\therefore \quad x = 4.461 \times 10^1 = 44.61$

2. $x = \dfrac{726 \times 0.173}{26.3 \times 43}$

$\log x = \log 726 + \log 0.173 - (\log 26.3 + \log 43)$

（注）対数計算では，かけ算はたし算に，わり算はひき算になる．

$$
\begin{array}{ll}
\log 726 \quad = 2.8609 & \log 26.3 = 1.4200 \\
\log 0.173 = \bar{1}.2380 & \log 43 \quad = 1.6335 \\
\hline
\qquad\quad 2.0989 & \qquad\quad 3.0535
\end{array}
$$

$2.0989 - 3.0535 = -0.9546$

$-1 + 1 - 0.9546 = -1 + 0.0454 = \bar{1}.0454$

$0.0453 = \log 1.11$

$$
\begin{array}{ll}
\quad 1 & \quad 0 \\
\hline
0.0454 = \log 1.110 &
\end{array}
\qquad \therefore \quad x = 1.110 \times 10^{-1} = 0.1110
$$

【練習問題 18】　次の式を対数計算しなさい．

1. $\dfrac{23 \times 8.5}{32.6}$
2. $\dfrac{7.485}{3.146}$
3. $\sqrt[3]{0.01458}$

2・9　対数関数のグラフ

■要　　項■

> $y = \log_2 x$ のグラフを書くには，$x = 2^y$ として，表を作る．

x	$\frac{1}{4}$	$\frac{1}{2}$	1	2	4	8
y	−2	−1	0	1	2	3

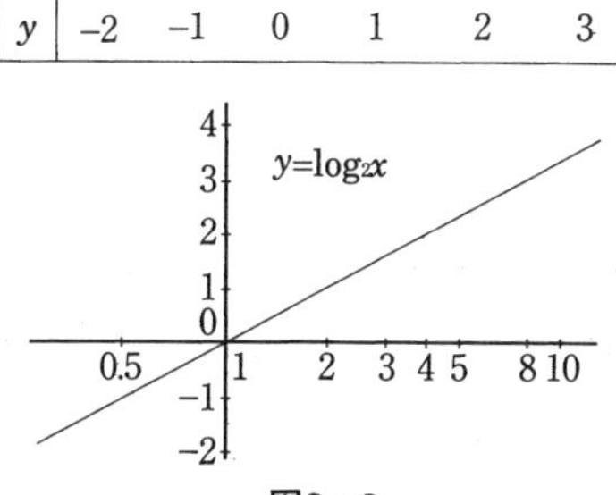

図2・3

【練習問題19】　次の式を方眼紙と両対数方眼紙に表しなさい.

1.　$y=2\sqrt{x}$

x	0	1	2	3	4	5
y	0	2	2.83	3.46	4	4.47

2.　$y=\dfrac{2}{x^2}$

x	0	1	2	3	4	5
y	∞	2	0.5	2.22	0.125	0.08

2・10　デシベル(dB)

■要　　項■

$$\alpha(\mathrm{dB})=20\log_{10}\frac{E_2}{E_1}$$

（20：電力のとき10を使う）（α：デシベル）（$\dfrac{E_2}{E_1}$：倍率である）

上のように基準の何倍になっているかを表わす. 倍率を常用対数で表わし20をかけた値で示す.

表2・1　利得と計算式

	基準値	計算式
電　　圧	1μV	$20\log_{10}\dfrac{V_2}{V_1}$
電圧利得	入力電圧	$20\log_{10}\dfrac{出力電圧}{入力電圧}$
電　　流	1μA	$20\log_{10}\dfrac{I_2}{I_1}$
電流利得	入力電流	$20\log_{10}\dfrac{出力電流}{入力電流}$
電　　力	1mV	$10\log_{10}\dfrac{W_2}{W_1}$
電力利得	入力電力	$10\log_{10}\dfrac{出力電力}{入力電力}$

表2・2　倍率とデシベル

倍　率	dB	倍　率	dB
1	0	$\frac{1}{\sqrt{2}}$	−3
2	6.02	$\frac{1}{2}$	−6.02
3	9.54	$\frac{1}{3}$	−9.54
4	12.04	$\frac{1}{10}$	−20
5	13.98	$\frac{1}{100}$	−40
10	20	$\frac{1}{1000}$	−60
100	40		
10000	80		

【例題 2-18】　入力が1mVで出力が1000mVであった．増幅度は何dBか．

【解】　$20\log_{10}\dfrac{1000\text{mV}}{1\text{mV}}=20\log_{10}1000=20\log_{10}10^3$

$=20\times3\log_{10}10=60\,\text{dB}$

【練習問題 20】　次の倍率をdBで表しなさい．

1. 5倍　　2. 100倍

3. 200倍　　4. 2000倍

5. 100000倍

【例題 2-19】　電圧利得が40 dBであれば何倍になるか．

【解】　$40=20\times2$　であるから

$20\times2=20\log\dfrac{E_1}{E_2}$　　$\therefore\ 2=\log\dfrac{E_1}{E_2}$

$\therefore\ \dfrac{E_1}{E_2}=10^2=100$　　∴　100倍

【練習問題 21】　次のdBを倍率で表しなさい．

1. 20 dB　　2. 46 dB

3. 70 dB　　4. 80 dB

5. 100 dB

■練習問題の解答

【練習問題 1】の答

1. $a^3 \times a^4 = a^{3+4} = a^7$

2. $a^{-6} \times a^7 = a^{-6+7} = a^1$

3. $2^6 \div 2^4 = 2^{6-4} = 2^2$

4. $16^4 \times 2^3 = (2^4)^4 \times 2^3 = 2^{16} \times 2^3 = 2^{19}$

5. $10^6 \div 10^3 \times 10^2 = 10^{6-3+2} = 10^5$

【練習問題 2】の答

1. $4.5 \times 10^8 \div (3 \times 10^5) = \dfrac{4.5}{3} \times 10^{8-5} = 1.5 \times 10^3$

2. $6 \times 10^{-34} \times (5 \times 10^{14}) = 6 \times 5 \times 10^{-34+14} = 30 \times 10^{-20} = 3 \times 10^{-19}$

3。 $9 \times 10^{-31} \times (9 \times 10^{16}) = 9 \times 9 \times 10^{-31+16} = 81 \times 10^{-15} = 8.1 \times 10^{-14}$

4. $6 \times 10^{23} \times (5 \times 10^{-14}) = 30 \times 10^9 = 3 \times 10^{10}$

5. $3.7 \times 10^{10} \div (1.6 \times 10^5) = \dfrac{3.7}{1.6} \times 10^{10-5} = 2.3 \times 10^5$

【練習問題 3】の答

1. $\sqrt[5]{a^3} = a^{\frac{3}{5}}$

2. $\dfrac{1}{\sqrt[4]{a^5}} = (\sqrt[4]{a^5})^{-1} = (a^{\frac{5}{4}})^{-1} = a^{-\frac{5}{4}}$

3. $\sqrt[3]{a^2} \cdot \sqrt[4]{a^3} = a^{\frac{2}{3}} \cdot a^{\frac{3}{4}} = a^{\frac{2}{3}+\frac{3}{4}} = a^{\frac{17}{12}}$

4. $\sqrt{a^3} \cdot \sqrt[4]{a^5} = a^{\frac{3}{2}} \cdot a^{\frac{5}{4}} = a^{\frac{3}{2}+\frac{5}{4}} = a^{\frac{11}{4}}$

5. $\sqrt{\sqrt{\sqrt{a^4}}} = (\sqrt{\sqrt{a^4}})^{\frac{1}{2}} = \left((\sqrt{a^4})^{\frac{1}{2}}\right)^{\frac{1}{2}} = \left((a^{\frac{4}{2}})^{\frac{1}{2}}\right)^{\frac{1}{2}} = a^{\frac{1}{2}}$

【練習問題 4】の答

1. $4^{\frac{1}{2}} \times 16^{\frac{1}{4}} \times 32^{\frac{1}{5}} = (2^2)^{\frac{1}{2}} \times (2^4)^{\frac{1}{4}} \times (2^5)^{\frac{1}{5}} = 2 \times 2 \times 2 = 2^3$

2. $\sqrt[3]{8} \cdot \sqrt[4]{16} = \sqrt[3]{2^3} \times \sqrt[4]{2^4} = 2^{\frac{3}{3}} \times 2^{\frac{4}{4}} = 2 \times 2 = 2^2$

3. $64^{-0.2} \times 32^{0.25} = (2^6)^{-\frac{1}{5}} \times (2^5)^{\frac{1}{4}} = 2^{-\frac{6}{5}+\frac{5}{4}} = 2^{\frac{1}{20}}$

4. $(2^{-4})^{1.5} = 2^{-4\times\frac{15}{10}} = 2^{-2\times3} = 2^{-6}$

5. $(32^{-\frac{1}{4}})\cdot 2^{\frac{3}{2}} = (2^5)^{-\frac{1}{4}}\cdot 2^{\frac{3}{2}} = 2^{-\frac{5}{4}}\cdot 2^{\frac{3}{2}} = 2^{\frac{6-5}{4}} = 2^{\frac{1}{4}}$

【練習問題 5】の答

1. $(a^{\frac{1}{3}} + b^{\frac{1}{3}})(a^{\frac{2}{3}} - a^{\frac{1}{3}}\, b^{\frac{1}{3}} + b^{\frac{2}{3}})$

$= a^{\frac{1}{3}}\cdot a^{\frac{2}{3}} - a^{\frac{2}{3}}\cdot b^{\frac{1}{3}} + a^{\frac{1}{3}}\cdot b^{\frac{2}{3}} + a^{\frac{2}{3}}\cdot b^{\frac{1}{3}} - a^{\frac{1}{3}}\, b^{\frac{2}{3}} + b^{\frac{1}{3}} b^{\frac{2}{3}} = a + b$

2. $x^{b-c}\cdot x^{c-a}\cdot x^{a-b} = x^{(b-c)+(c-a)+(a-b)} = x^0 = 1$

3. $x^4 - 16 = (x^2+4)(x^2-4) = 0$

$\therefore\quad x = \pm 2,\ \pm 2i$

4. $x^3 + 8 = (x+2)(x^2-2x+4) = 0$

$\therefore\quad x = -2,\ 1\pm 3i$

【練習問題 6】の答

1. $\sqrt{x} + \dfrac{1}{\sqrt{x}} = x^{\frac{1}{2}} + x^{-\frac{1}{2}} = 3 \quad (x^{\frac{1}{2}} + x^{-\frac{1}{2}})^2 = x + x^{-1} + 2 = 9$

$\therefore\quad x + x^{-1} = 9 - 2 = 7$

2. $(x^{\frac{1}{2}} + x^{-\frac{1}{2}})^3 = x^{\frac{3}{2}} + 3x^{\frac{2}{2}}\cdot x^{-\frac{1}{2}} + 3x^{\frac{1}{2}}\cdot x^{-\frac{2}{2}} + x^{-\frac{3}{2}} = 27$

$x^{\frac{3}{2}} + x^{-\frac{3}{2}} + 3x^{\frac{1}{2}}\cdot x^{-\frac{1}{2}}(x^{\frac{1}{2}} + x^{-\frac{1}{2}}) = 27$

$x^{\frac{3}{2}} + x^{-\frac{3}{2}} + 3\cdot 3 = 27 \qquad \therefore\quad x^{\frac{3}{2}} + x^{-\frac{3}{2}} = 27 - 9 = 18$

3. $(x + x^{-1})^2 = 49 \quad x^2 + x^{-2} + 2x\cdot x^{-1} = 49 \quad x^2 + x^{-2} = 49 - 2 = 47$

【練習問題 7】の答

1. $4^x - 3\cdot 2^x - 4 = 0 \quad 2^{2x} - 3\cdot 2^x - 4 = 0$

$X^2 - 3X - 4 = (X+1)(X-4) = 0 \qquad 2^x = X$とおく．

$2^x + 1 \fallingdotseq 0 \quad 2^x - 4 = 0 \qquad \therefore\quad 2^x = 2^2 \qquad \therefore\quad x = 2$

2. $9^x + 3^{x+1} - 18 = 0 \quad (3^x)^2 + 3\cdot 3^x - 18 = 0 \quad X^2 + 3X - 18 = 0 \qquad 3^x = X$

$(X+6)(X-3) = 0 \quad X + 6 \fallingdotseq 0 \qquad \therefore\quad 3^x = 3 \qquad \therefore\quad x = 1$

3. $4^x - 12\cdot 2^x + 32 = 0 \quad (2^x)^2 - 12\cdot 2^x + 32 = 0 \quad X^2 - 12X + 32 = 0$

$(X-8)(X-4) = 0 \quad 2^x = 8 = 2^3 \qquad \therefore\quad x = 3 \quad 2^x = 4 = 2^2 \qquad \therefore\quad x = 2$

4. $4^x + 2^{x+2} - 32 = 0 \quad (2^x)^2 + 4\cdot 2^x - 32 = 0 \quad X^2 + 4X - 32 = 0 \qquad 2^x = X$

$(X+8)(X-4) = 0 \quad X + 8 \fallingdotseq 0 \quad 2^x - 4 = 0 \qquad \therefore\quad 2^x = 2^2 \qquad \therefore\quad x = 2$

5.　$9^x-4\cdot3^{x+1}+27=0$　$(3^x)^2-12\cdot3^x+27=0$　$X^2-12X+27=0$　$3^x=X$

$(X-9)(X-3)=0$　$3^x-9=0$　$\therefore\ 3^x=9=3^2$　$\therefore\ x=2$

$3^x-3=0$　$3^x=3$　$\therefore\ x=1$

【練習問題 8】の答

1.　$\left(\frac{1}{2}\right)^x=\left(\frac{1}{8}\right)=\left(\frac{1}{2}\right)^3$　$\therefore\ x=3$

2.　$2^{x+1}=4^x=2^{2x}$　$\therefore\ x+1=2x$　$\therefore\ 2x-x-1=0$　$x-1=0$　$\therefore\ x=1$

3.　$2^{x-2}=\frac{1}{64}=2^{-6}$　$\therefore\ x-2=-6$　$\therefore\ x=-4$

4.　$2^{x^2}=4^x=2^{2x}$　$\therefore\ x^2=2x$

$x^2-2x=x(x-2)=0$　$\therefore\ x=0,\ x=2$

5.　$4^{2x-1}=8$　$2^{2(2x-1)}=2^3$　$\therefore\ 2(2x-1)=3$　$4x-2=3$　$\therefore\ 4x=5$

$\therefore\ x=\frac{5}{4}$

6.　$8^{2x}=128$　$2^{3\cdot2x}=2^7$　$\therefore\ 6x=7$　$x=\frac{7}{6}$

7.　$\left(\frac{1}{3}\right)^{x-3}=81$　$3^{-(x-3)}=3^4$

$-(x-3)=4$　$\therefore\ x-3=-4$　$x=-1$

8.　$2^x\times3^x=216$　$(2\times3)^x=216=6^3$　$\therefore\ x=3$

9.　$4^x-2^x-2=0$　$(2^x)^2-2^x-2=0$　$X^2-X-2=0$　$2^x=X$とおく.

$(X+1)(X-2)=0$　$X+1\neq0$　$X-2=0$　$2^x=2$　$\therefore\ x=1$

10.　$4^x-3\cdot2^{x+1}-16=(2^x)^2-6\cdot2^x-16=0$

$X^2-6X-16=(X-8)(X+2)=0$　$2^x=X$

$X+2>0$

$X-8=0$　$2^x=8=2^3$　$\therefore\ x=3$

【練習問題 9】の答

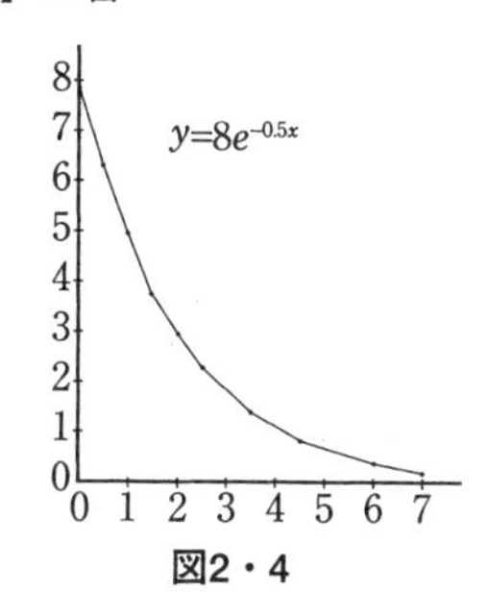

図2・4

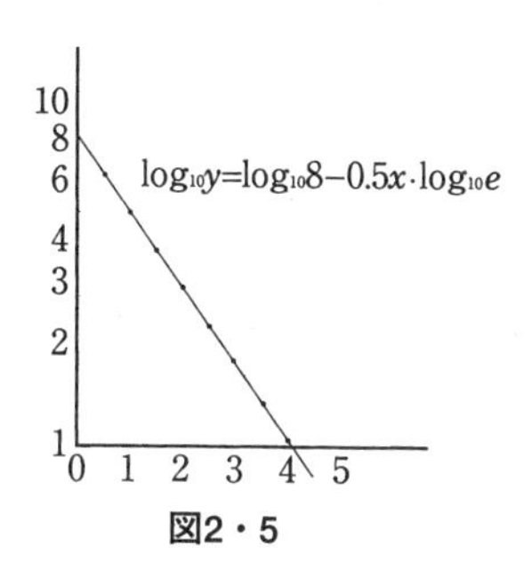

図2・5

【練習問題 10】の答

1.　$y=2^{x-3}+1$　$y-1=2^{x-3}$　は $y=2^x$ のグラフをx軸方向に3，y軸方向に+1平行移動すればよい．

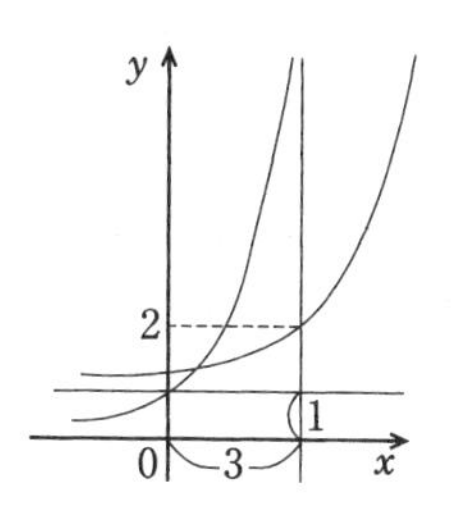
図2・6

2.　$y=2^{\frac{x}{2}}-3$　$y+3=2^{\frac{1}{2}x}$　は $y=2^x$ のグラフをx軸方向を2倍に伸し，y軸方向に−3平行移動する．

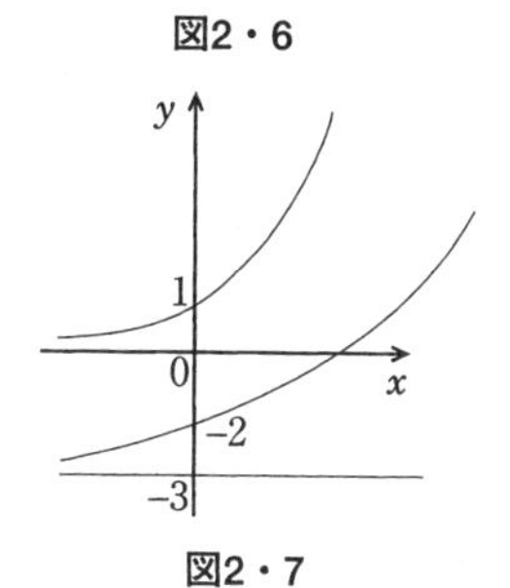
図2・7

【練習問題 11】の答

1.　$3^4=81$　$\log_3 3^4=\log_3 81$　　$\therefore\ 4=\log_3 81$

2.　$10^{-3}=0.001$　$\log_{10}10^{-3}=\log_{10}0.001$　　$\therefore\ -3=\log_{10}0.001$

3.　$10^2=100$　$\log_{10}10^2=\log_{10}100$　　$\therefore\ 2=\log_{10}100$

4.　$2^{\frac{4}{5}}=\sqrt[5]{16}$　$\log_2 2^{\frac{4}{5}}=\log_2\sqrt[5]{16}$　　$\therefore\ \frac{4}{5}=\log_2\sqrt[5]{16}$

5.　$5^{-2}=\frac{1}{25}$　$\log_5 5^{-2}=\log_5\left(\frac{1}{25}\right)$　　$\therefore\ -2=\log_5\left(\frac{1}{25}\right)$

【練習問題 12】の答

1. $\log_{10}10000=4 \quad \log_{10}10000=4\log_{10}10 \quad \therefore \quad 10000=10^4$

2. $\log_4 8=\frac{3}{2} \quad \log_4 8=\frac{3}{2}\log_4 4 \quad \therefore \quad 8=4^{\frac{3}{2}}$

3. $\log_5 5=1 \quad \log_5 5=1\cdot\log_5 5 \quad \therefore \quad 5=5^1$

4. $\log_2 0.25=-2 \quad \therefore \quad \log_2 0.25=-2\log_2 2 \quad \therefore \quad 0.25=2^{-2}$

5. $\log_{10}0.01=-2 \quad \log_{10}0.01=-2\log_{10}10 \quad \therefore \quad 0.01=10^{-2}$

【練習問題 13】の答

1. $\log_5 30=\frac{\log_{10}30}{\log_{10}5}=\frac{\log_{10}3\times 10}{\log_{10}\frac{10}{2}}$

$=\frac{\log_{10}3+\log_{10}10}{\log_{10}10-\log_{10}2}=\frac{0.4771+1}{1-0.3010}=\frac{1.4771}{0.6990}=2.1132$

2. $\log_{10}72=\log_{10}8\times 9=\log_{10}8+\log_{10}9$

$=\log_{10}2^3+\log_{10}3^2=3\log 2+2\log 3$

$=3\times 0.3010+2\times 0.4771=1.8572$

3. $\log_4\sqrt{30}=\frac{\log_{10}\sqrt{30}}{\log_{10}4}=\frac{\frac{1}{2}\log_{10}30}{\log_{10}2^2}$

$=\frac{\frac{1}{2}(\log_{10}3+\log_{10}10)}{2\log_{10}2}=\frac{\frac{1}{2}(0.4771+1)}{2\times 0.3010}=\frac{0.7385}{0.6020}$

$=1.2267$

4. $\log_3 48=\frac{\log_{10}48}{\log_{10}3}=\frac{\log_{10}2^4\times 3}{\log_{10}3}=\frac{\log_{10}2^4+\log_{10}3}{\log_{10}3}$

$=\frac{4\times 0.3010+0.4771}{0.4771}=3.5236$

5. $\log_5 54=\frac{\log 3^3\times 2}{\log_{10}\frac{10}{2}}=\frac{3\log_{10}3+\log_{10}2}{1-\log_{10}2}$

$=\frac{3\times 0.4771+0.3010}{1-0.3010}=2.4783$

【練習問題 14】の答

1. $2\log_2 4 - 2\log_4 8 = 2\log_2 2^2 - 2\cdot\left(\dfrac{\log_2 8}{\log_2 4}\right)$

$= 2\cdot 2\log_2 2 - 2\cdot\dfrac{3\log_2 2}{2\log_2 2} = 4 - 2\cdot\dfrac{3}{2} = 1$

2. $4\log 60 - 2\log 36 = 4(\log 2\times 3\times 10) - 2\log(2^2\times 3^2)$

$= 4(\log 2 + \log 3 + \log 10) - 2(2\log 2 + 2\log 3)$

$= 4\log 2 + 4\log 3 + 4\log 10 - 4\log 2 - 4\log 3 = 4\log 10 = 4$

3. $\log 25 - \log 64 - (\log 15 - \log 8) + \log 6 + \log 8$

$= 2\log 5 - 2\log 8 - \log 15 + \log 8 + \log 6 + \log 8$

$= 2(\log 10 - \log 2) - (\log 3 + \log 10 - \log 2) + \log 2 + \log 3$

$= 2 - 2\log 2 - \log 3 - 1 + \log 2 + \log 2 + \log 3$

$= 1$

4. $\log 9 + \log 40 - \log 36 = 2\log 3 + 2\log 2 + \log 10 - 2\log 2 - 2\log 3$

$= 1$

5. $\log_2 8 + \log_2 \sqrt[4]{2} - \dfrac{1}{4}\log_2 32$

$= 3\log_2 2 + \dfrac{1}{4}\log_2 2 - \dfrac{5}{4}\log_2 2 = 3 - 1 = 2$

【練習問題 15】の答

1. $\log_4 5\cdot\log_5 8 = \dfrac{\log_2 5}{\log_2 4}\times\dfrac{\log_2 8}{\log_2 5} = \dfrac{3}{2}$

2. $\log_3 5\cdot\log_5 7\cdot\log_7 9 = \dfrac{\log 5}{\log 3}\cdot\dfrac{\log 7}{\log 5}\cdot\dfrac{\log 9}{\log 7}$

$= \dfrac{2\log 3}{\log 3} = 2$

3. $\log_a b\cdot\log_b c\cdot\log_c a = \log_a b\cdot\dfrac{\log_a c}{\log_a b}\cdot\dfrac{\log_a a}{\log_a c} = 1$

4. $\log_2 4\cdot\log_4 3\cdot\log_3 8 = \dfrac{\log_2 4}{\log_2 2}\cdot\dfrac{\log_2 3}{\log_2 4}\cdot\dfrac{\log_2 8}{\log_2 3} = 3$

【練習問題 16】の答

1. $\log(x+2) + \log(x+1) = \log 6 \quad \log(x+2)(x+1) = \log 6$

$(x+2)(x+1)=6 \quad x^2+3x+2-6=0 \quad x^2+3x-4=0$

$(x-1)(x+4)=0 \quad \therefore \quad x=1$

2. $\log x+\log(x-1)=\log(x+3) \quad \log x(x-1)=\log(x+3)$

$x(x-1)=(x+3) \quad x^2-x=x+3 \quad x^2-2x-3=0 \quad (x-3)(x+1)=0 \quad \therefore \quad x=3$

3. $\log x+\log(x+3)=\log 10 \quad \log x(x+3)=\log 10$

$x(x+3)=10 \quad x^2+3x-10=0 \quad (x+5)(x-2)=0 \quad \therefore \quad x=2$

4. $\log(x-5)+\log(x+4)=1 \quad \log(x-5)(x+4)=\log 10$

$(x-5)(x+4)=10 \quad x^2-x-20=10 \quad x^2-x-30=0 \quad (x+5)(x-6)=0$

$\therefore \quad x=6$

5. $\log 4+\log(x+21)=2 \quad \log 4(x+21)=\log 100$

$4(x+21)=100 \quad x+21=25 \quad \therefore \quad x=4$

6. $(\log x)^2+4\log x-12=0$

$X^2+4X-12=0$ 　$\log x=X$ とおく.

$(X-2)(X+6)=0 \quad \therefore \quad X=2 \quad \therefore \quad \log_{10}x=2=\log 100 \quad \therefore \quad x=100$

$X+6=0 \quad \therefore \quad \log_{10}x=-6=\log 10^{-6} \quad \therefore \quad x=10^{-6}$

7. $(\log x)^2-2\log x=0 \quad \therefore \quad X^2-2X=0 \quad \log x=X$

$X(X-2)=0 \quad X=0,\ X=2 \quad \log x=\log 1 \quad \therefore \quad x=1$

$X=2 \quad \therefore \quad \log x=2=\log 100 \quad \therefore \quad x=100$

8. $1000x^2=x^{\log x} \quad \log 1000x^2=\log x^{\log x}=\log x\cdot\log x$

$\log 1000+\log x^2=(\log x)^2 \quad (\log x)^2-2\log x-\log 10^3=0$ 　$\log x=X$とおく.

$X^2-2X-3=0 \quad (X-3)(X+1)=0$

$\log x=3=3\log 10 \quad \therefore \quad x=10^3 \quad \log x=-1=-1\cdot\log 10 \quad \therefore \quad x=10^{-1}$

9. $(\log_4 x)^2-2\log_4 x=0$

$X^2-2X=0 \quad X(X-2)=0 \quad \therefore \quad X=0,\ X=2 \quad \log_4 x=X$

$\log_4 x=0 \quad \therefore \quad \log_4 x=\log_4 1 \quad \therefore \quad x=1$

$\log_4 x=2 \quad \therefore \quad \log_4 x=2\log_4 4 \quad \therefore \quad x=4^2$

10. $3^x=4 \quad \log_3 3^x=\log_3 4 \quad \therefore \quad x\ \log_3 3=\log_3 4 \quad \therefore \quad x=\log_3 4$

【練習問題 17】の答

1. $\left(\frac{1}{8}\right)=\left(\frac{1}{2}\right)^{\frac{x}{2}}$ $\therefore$ $\left(\frac{1}{2}\right)^{\frac{x}{2}}=\left(\frac{1}{2}\right)^{3}$

$\therefore$ $\frac{x}{2}=3$ $\therefore$ $x=6\,(\mathrm{mm})$

2. $\frac{1}{100}=\left(\frac{1}{2}\right)^{\frac{6}{x}}$ $\log\frac{1}{100}=\log\left(\frac{1}{2}\right)^{\frac{6}{x}}$

$\log\left(\frac{1}{100}\right)=\frac{6}{x}\log\left(\frac{1}{2}\right)$

$\therefore$ $2=\frac{6}{x}\times 0.3$ $\therefore$ $x=\frac{6}{2}\times 0.3=0.9\,\mathrm{mm}$

3. $\mu_l=\rho\mu_m=2.7\times 0.061=0.1647\,\mathrm{cm}^{-1}$

$\therefore$ $\left(\frac{I}{I_0}\right)=e^{-\mu x}=e^{-0.1647}\fallingdotseq 1-0.1647=0.8353$

【練習問題 18】の答

1. $x=\frac{23\times 8.5}{32.6}$

$\log 23 = 1.3617$

$\log 8.5 = 0.9294$

$-\log 32.6=-1.5132$

0.7779

$0.7774=\log 5.99$

5　　7

$0.7779=\log 5.997$

$\therefore$ $x=5.997$

2. $x=\frac{7.485}{3.146}$

$\log 7.485 = 0.8742$

$-\log 3.146=\bar{1}.5023$

0.3765

$0.3747=\log 2.37$

18　　9

$0.3765=\log 2.379$

$\therefore$ $x=2.379$

3. $x={}^{3}\sqrt{0.01458}$

$\log x=\frac{1}{3}\log(1.458\times 10^{-2})=\frac{1}{3}(0.1638-2)$

$=\frac{1}{3}(-3+1.1638)=\bar{1}.3879$

$\log 1.45 = 0.1614$

8　　24

$\log 1.458=0.1638$

$0.3874=\log 2.44$

5　　3

$0.3879=\log 2.443$

$\therefore$ $x=0.2443$

【練習問題 19】の答

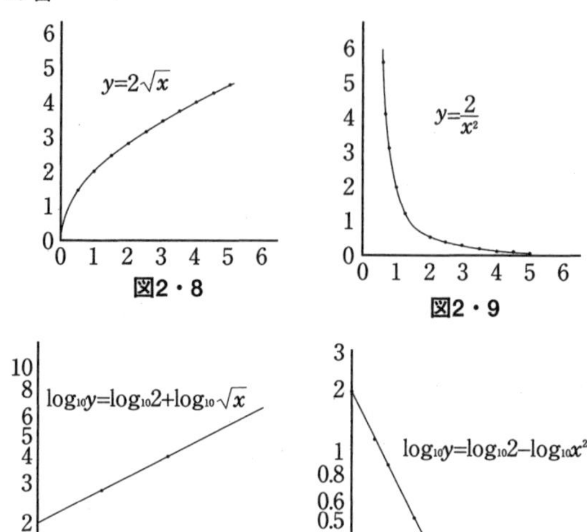

図2・8

図2・9

図2・10

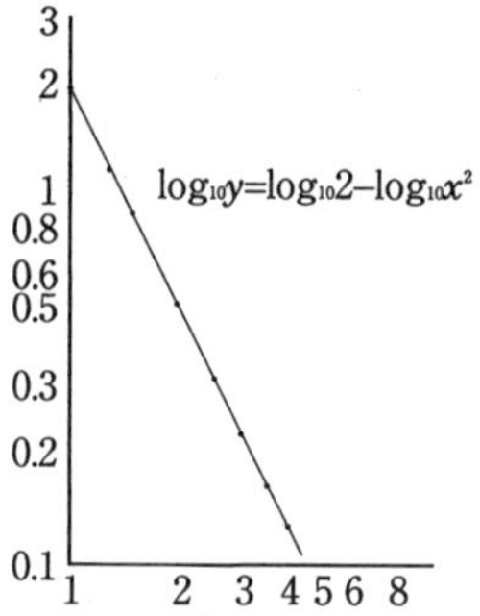

図2・11

【練習問題 20】の答

1. 5倍　$20\log 5=20\log\frac{10}{2}=20(1-0.3)=(20-6)\text{dB}$

   $5=\frac{10}{2}$　　$\therefore\ \ 20-6=14(\text{dB})$

2. 100倍　$x(\text{dB})=20\log 100=20\times\log_{10}10^2\quad=40\log_{10}10=40(\text{dB})$

3. 200倍　$x=20\log 200=20\log(2\times 100)=20(\log 2+\log 100)$

   $=20(2+0.3)=40+6=46\text{dB}$

4. 2000倍　$x=20\log 2000=20(3+\log 2)=60+6=66\text{dB}$

5. 100000倍　$x=20\log 100000=20\times 5=100\text{dB}$

【練習問題 21】の答

1. $20\,\text{dB}=20\times 1=20\log\frac{E}{E_2}$　　$\therefore\ \ 1=\log\frac{E_1}{E_2}$　　$\therefore$　10倍

2.　$46\,\mathrm{dB} = (40+6)\,\mathrm{dB}$　40 dBは100倍　6 dBは2倍

　$\therefore\ 2 \times 100 = 200$ 倍

3.　$70\,\mathrm{dB} = (60+10)\,\mathrm{dB}$　60 dBは1000倍　10 dBは3倍

　$\therefore\ 3 \times 1000 = 3000$ 倍

4.　$80\,\mathrm{dB} = 20 \times 4 = 20 \log \dfrac{E_1}{E_2}$　　$\therefore\ 4 = \log 10^4 = \log \dfrac{E_1}{E_2}$　　$\therefore 10^4$倍

5.　$100\,\mathrm{dB} = 20 \times 5 = 20 \log \dfrac{E_1}{E_2}$　　$\therefore\ 5 = \log 10^5 = \log \dfrac{E_1}{E_2}$　　$\therefore\ 10^5$ 倍

第３章
三角関数と複素数

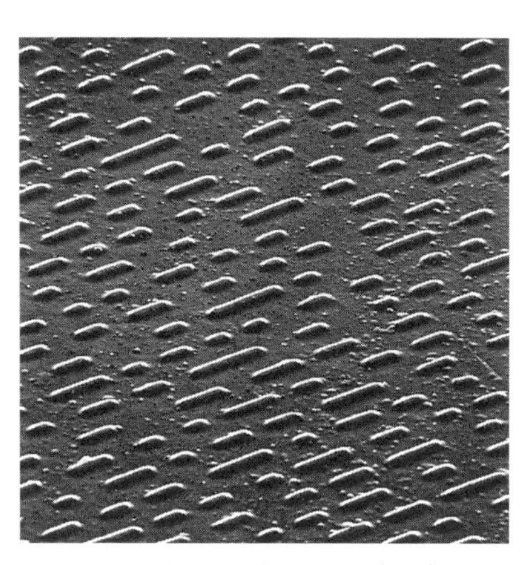

コンパクトディスク（CD）
（電子顕微鏡写真）

●学習のポイント●

三角関数の基礎について学習し，重要公式である加法定理と定理の変形法を練習する．また，複素数の性質について学習し，三角関数と複素数との関係について練習する．

3・1　三角関数の基本

■要　　項■

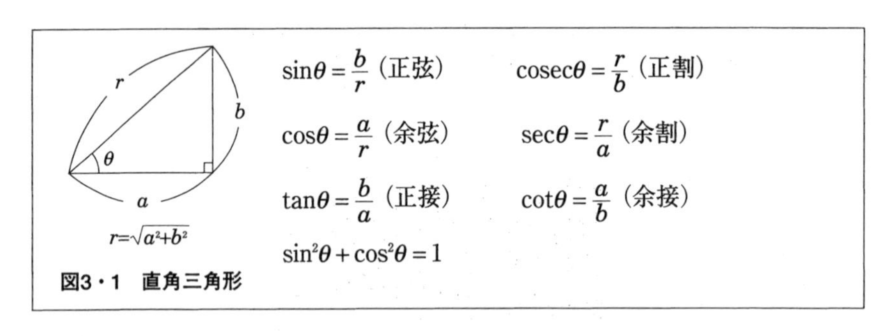

図3・1　直角三角形

$\sin\theta = \dfrac{b}{r}$（正弦）　　$\mathrm{cosec}\,\theta = \dfrac{r}{b}$（正割）

$\cos\theta = \dfrac{a}{r}$（余弦）　　$\sec\theta = \dfrac{r}{a}$（余割）

$\tan\theta = \dfrac{b}{a}$（正接）　　$\cot\theta = \dfrac{a}{b}$（余接）

$\sin^2\theta + \cos^2\theta = 1$

【例題 3-1】　次の三角形の正弦，余弦，正接の値を求めなさい．

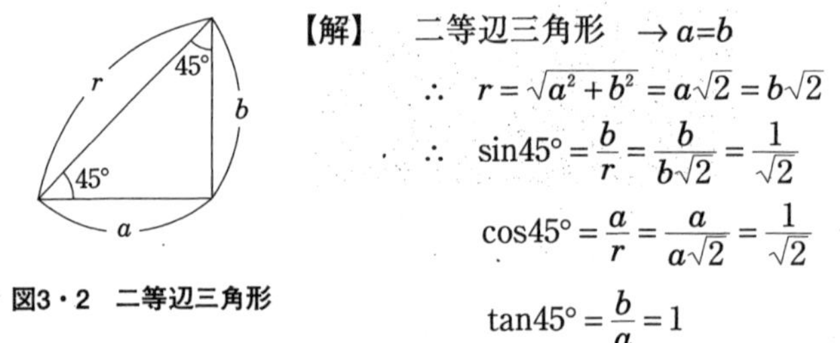

図3・2　二等辺三角形

【解】　二等辺三角形　$\to a=b$

$$\therefore\quad r = \sqrt{a^2+b^2} = a\sqrt{2} = b\sqrt{2}$$

$$\therefore\quad \sin 45^\circ = \frac{b}{r} = \frac{b}{b\sqrt{2}} = \frac{1}{\sqrt{2}}$$

$$\cos 45^\circ = \frac{a}{r} = \frac{a}{a\sqrt{2}} = \frac{1}{\sqrt{2}}$$

$$\tan 45^\circ = \frac{b}{a} = 1$$

【例題 1-2】　$\sin^2\theta + \cos^2\theta = 1$　となることを確かめなさい．（図3・2）

【解】　$\sin^2\theta = \left(\dfrac{b}{r}\right)^2 = \left(\dfrac{1}{\sqrt{2}}\right)^2 = \dfrac{1}{2}$

$$\cos^2\theta = \left(\frac{a}{r}\right)^2 = \left(\frac{1}{\sqrt{2}}\right)^2 = \frac{1}{2}$$

$$\therefore \quad \sin^2\theta + \cos^2\theta = \frac{1}{2} + \frac{1}{2} = 1$$

【練習問題 1】　次の三角関数の値を求めなさい．

1. sin30°　　2. cos30°

3. tan30°　　4. sin60°

5. cos60°　　6. tan60°

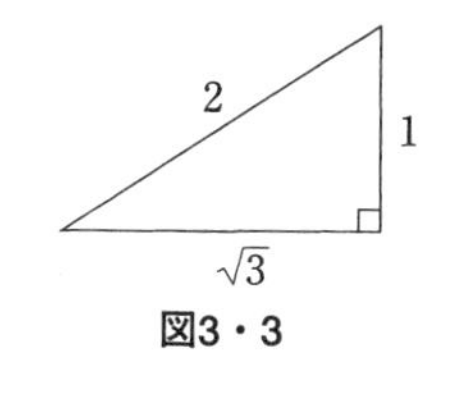

図3・3

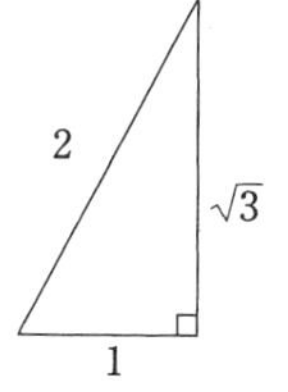

図3・4

3・2　弧度法（平面角）

■要　　項■

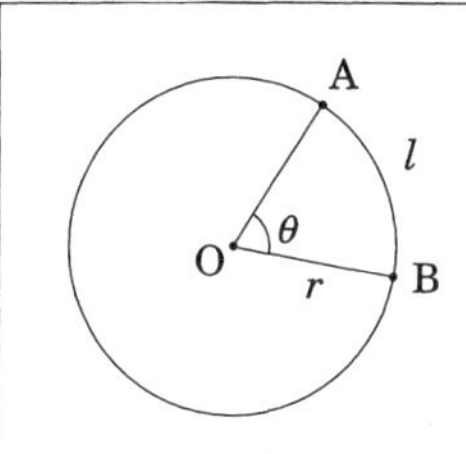

図3・5　半径rの円

θ：円の中心Oと円周上の点A，Bのなす角

l：弧ABの長さ　　$l = \overset{\frown}{AB}$

$$\theta(\text{rad}) = \frac{弧の長さ\overset{\frown}{AB}}{半径\ r} = \frac{l}{r} \qquad l = r\theta$$

radian（ラジアン）rad

【例題 3-3】　1．360°は何radか．

【解】　360°は円1周に相当するから

$$l = 2\pi r$$

$$\therefore \quad \theta = \frac{l}{r} = \frac{2\pi r}{r} = 2\pi(\text{rad})$$

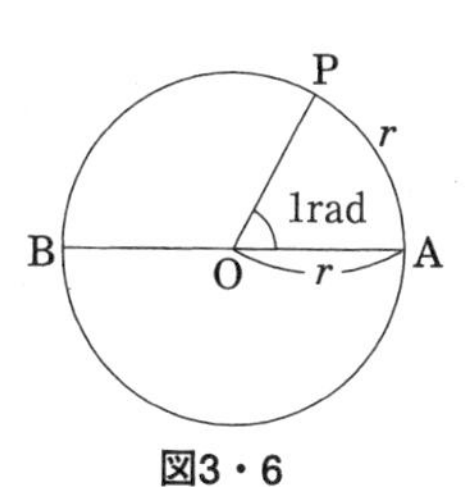

図3・6

2．1radは何度か．

【解】　$\theta=1$(rad) のとき，$l=r$ となる．

円周 $2\pi r$ が360°に相当するから $l=r$ のときは，

$$2\pi r : 360° = r : x$$

$$\therefore \quad x=\frac{r}{2\pi r}\cdot 360° = \frac{1}{2\pi}360° \fallingdotseq 57.3°$$

表3・1　特殊角の三角関数

x (度)	0°	15°	18°	22.5°	30°	36°	45°	60°	67.5°	72°	90°
x (rad)	0	$\frac{\pi}{12}$	$\frac{\pi}{10}$	$\frac{\pi}{8}$	$\frac{\pi}{6}$	$\frac{\pi}{5}$	$\frac{\pi}{4}$	$\frac{\pi}{3}$	$\frac{3\pi}{8}$	$\frac{2\pi}{5}$	$\frac{\pi}{2}$
$\sin x$	0	$\frac{\sqrt{6}-\sqrt{2}}{4}$	$\frac{\sqrt{5}-1}{4}$	$\frac{\sqrt{2-\sqrt{2}}}{2}$	$\frac{1}{2}$	$\frac{\sqrt{10-2\sqrt{5}}}{4}$	$\frac{1}{\sqrt{2}}$	$\frac{\sqrt{3}}{2}$	$\frac{\sqrt{2+\sqrt{2}}}{2}$	$\frac{\sqrt{10+2\sqrt{5}}}{4}$	1
$\cos x$	1	$\frac{\sqrt{6}+\sqrt{2}}{4}$	$\frac{\sqrt{10+2\sqrt{5}}}{4}$	$\frac{\sqrt{2+\sqrt{2}}}{2}$	$\frac{\sqrt{3}}{2}$	$\frac{\sqrt{5}+1}{4}$	$\frac{1}{\sqrt{2}}$	$\frac{1}{2}$	$\frac{\sqrt{2-\sqrt{2}}}{2}$	$\frac{\sqrt{5}-1}{4}$	0
$\tan x$	0	$2-\sqrt{3}$	$\sqrt{\frac{5-2\sqrt{5}}{5}}$	$\sqrt{2}-1$	$\frac{1}{\sqrt{3}}$	$\sqrt{5-2\sqrt{5}}$	1	$\sqrt{3}$	$\sqrt{2}+1$	$\sqrt{5+2\sqrt{5}}$	$\pm\infty$

【練習問題 2】　次の角度をrad単位で表しなさい．

1. 30°　　2. 45°

3. 60°　　4. 90°

5. 120°　　6. 180°

7. 270°

【練習問題 3】　次の角度を度単位で表しなさい．

1. $\frac{\pi}{18}$　　2. $\frac{2\pi}{5}$　　3. $\frac{5}{12}\pi$

4. $\frac{3}{5}\pi$　　5. $\frac{7}{6}\pi$

【練習問題 4】　度単位で表された角度 (x°)をrad単位 (y rad) に変換する式を求めなさい．

【練習問題 5】　半径2mの円周上に2点A，Bがある．A，Bが円の中心となす角度が3 (rad) のとき，円周上のA，B間の長さは何mか．

【練習問題 6】　半径rの円軌道上を運動する物体がある．この物体が1秒間に円周上をl (m) 進んだとき，この物体の円の中心に対する面積速度v_s (m²/s) はいくらか求めなさい．

3・3　一般角と三角関数

■要　　項■

一般角

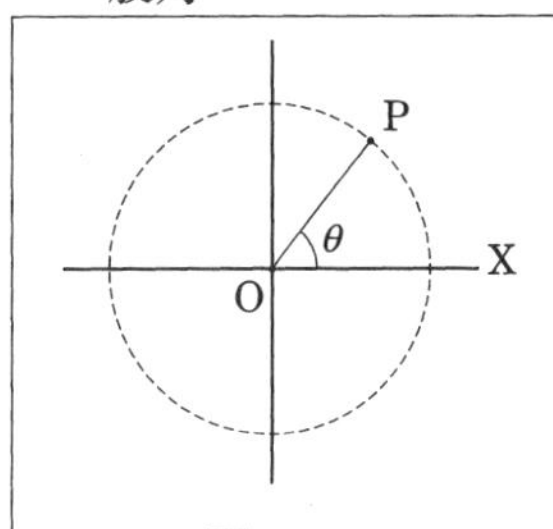

図3・7

動径OPとOXのなす角をθとしたとき

$\theta + 2\pi n$ ($n = 0,\ \pm 1,\ \pm 2, \cdots$)

をθの一般角という.

〔例〕 $n = +1$　動径OPが左回りに1回転した場合.

$n = -1$　動径OPが右回りに1回転した場合.

一般角と三角関数

$\sin\theta = \sin(\theta + 2\pi n)$　　$\cos\theta = \cos(\theta + 2\pi n)$　　$\tan\theta = \tan(\theta + \pi n)$

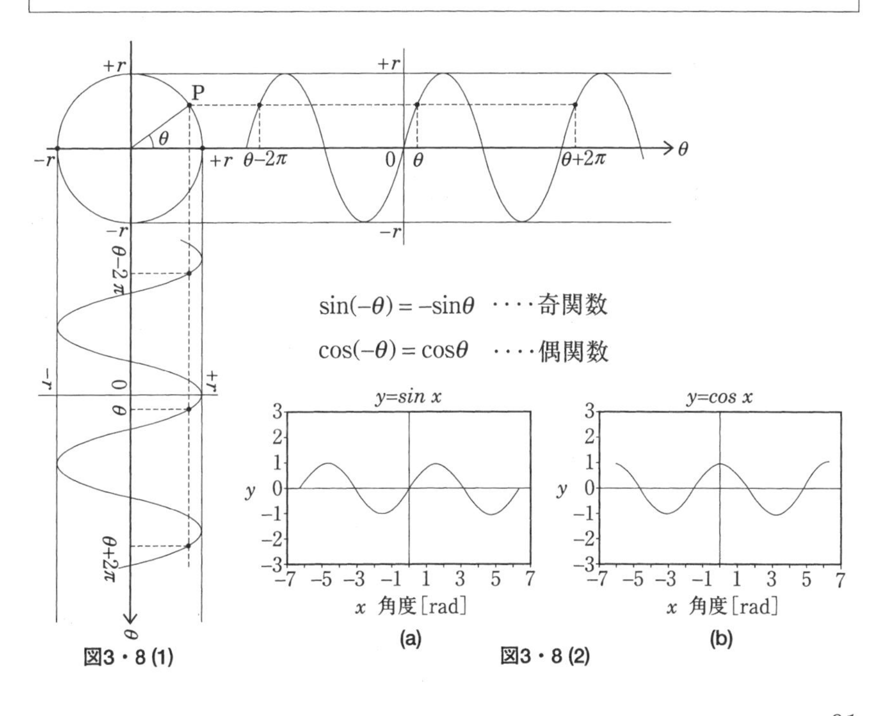

$\sin(-\theta) = -\sin\theta$　‥‥奇関数

$\cos(-\theta) = \cos\theta$　‥‥偶関数

図3・8 (1)　　図3・8 (2)

【例題 3-4】　次の値を求めなさい．

1. $\sin 5\pi$
2. $\cos(-3\pi)$
3. $\sin 1830°$
4. $\cos 2580°$
5. $\tan 3645°$
6. $\sin 9420°$

【解】　1. $\theta = 5\pi = \pi + 4\pi = \pi + 2\cdot 2\pi$

$\therefore\ \sin 5\pi = \sin(\pi + 4\pi) = \sin\pi = 0$

2. $\theta = -3\pi = -\pi - 2\pi$

$\therefore\ \cos(-3\pi) = \cos(-\pi - 2\pi) = \cos(-\pi) = \cos\pi = -1$

3. $1830° = 360° \times 5 + 30°$

$\therefore\ \sin 1830° = \sin(360° \times 5 + 30°) = \sin 30° = \dfrac{1}{2}$

4. $2580° = 360° \times 7 + 60°$

$\therefore\ \cos 2580° = \cos(360° \times 7 + 60°) = \cos 60° = \dfrac{1}{2}$

5. $3645° = 180° \times 20 + 45°$

$\therefore\ \tan 3645° = \tan(180° \times 20 + 45°) = \tan 45° = 1$

6. $9420° = 360° \times 26 + 60°$

$\therefore\ \sin 9420° = \sin(360° \times 26 + 60°) = \sin 60° = \dfrac{\sqrt{3}}{2}$

3・4　加法定理

■要　　項■

加法定理

$$\sin(\theta_1 \pm \theta_2) = \sin\theta_1 \cos\theta_2 \pm \cos\theta_1 \sin\theta_2$$

$$\cos(\theta_1 \pm \theta_2) = \cos\theta_1 \cos\theta_2 \mp \sin\theta_1 \sin\theta_2$$

$$\tan(\theta_1 \pm \theta_2) = \frac{\tan\theta_1 \pm \tan\theta_2}{1 \mp \tan\theta_1 \tan\theta_2}$$

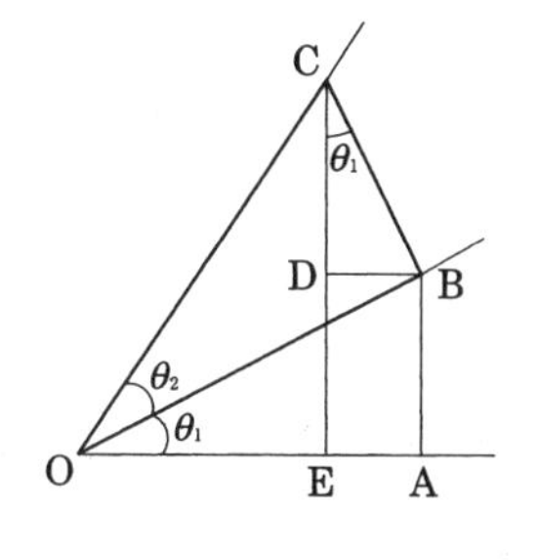

図3・9　加法定理

倍角公式

$$\sin 2\theta = 2\sin\theta\cos\theta = \frac{2\tan\theta}{1+\tan^2\theta}$$

$$\cos 2\theta = \cos^2\theta - \sin^2\theta = 2\cos^2\theta - 1$$

$$= 1 - 2\sin^2\theta$$

$$\tan 2\theta = \frac{2\tan\theta}{1-\tan^2\theta}$$

積を和に変える公式

$$\sin\theta_1 \cos\theta_2 = \frac{1}{2}\{\sin(\theta_1+\theta_2) + \sin(\theta_1-\theta_2)\}$$

$$\cos\theta_1 \sin\theta_2 = \frac{1}{2}\{\sin(\theta_1+\theta_2) - \sin(\theta_1-\theta_2)\}$$

$$\sin\theta_1 \sin\theta_2 = \frac{1}{2}\{\cos(\theta_1-\theta_2) - \cos(\theta_1+\theta_2)\}$$

$$\cos\theta_1 \cos\theta_2 = \frac{1}{2}\{\cos(\theta_1+\theta_2) + \cos(\theta_1-\theta_2)\}$$

和を積に変える公式

$$\sin\theta_1 + \sin\theta_2 = 2\sin\frac{\theta_1+\theta_2}{2}\cdot\cos\frac{\theta_1-\theta_2}{2}$$

$$\sin\theta_1 - \sin\theta_2 = 2\cos\frac{\theta_1+\theta_2}{2}\cdot\sin\frac{\theta_1-\theta_2}{2}$$

$$\cos\theta_1 + \cos\theta_2 = 2\cos\frac{\theta_1+\theta_2}{2}\cdot\cos\frac{\theta_1-\theta_2}{2}$$

$$\cos\theta_1 - \cos\theta_2 = -2\sin\frac{\theta_1+\theta_2}{2}\cdot\sin\frac{\theta_1-\theta_2}{2}$$

三角関数の合成

$$a\sin\theta + b\cos\theta = \sqrt{a^2+b^2}\,\sin(\theta+\phi)$$

ただし，$\tan\phi = \dfrac{b}{a}$

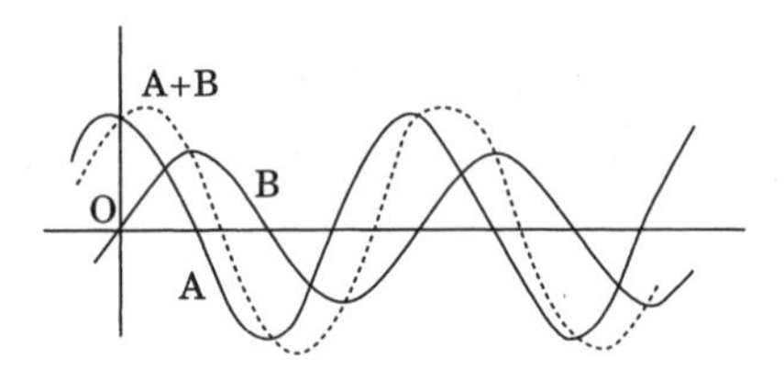

図3・10　三角関数の合成

【例題 3-5】　次の値を求めなさい．

1.　$\sin\dfrac{5}{12}\pi$　　2.　$\cos\dfrac{7}{12}\pi$

【解】　1.　$\dfrac{5}{12}\pi = \dfrac{2+3}{12}\pi = \dfrac{2}{12}\pi + \dfrac{3}{12}\pi = \dfrac{\pi}{6} + \dfrac{\pi}{4}$

$$\sin\frac{5}{12}\pi = \sin\left(\frac{\pi}{6}+\frac{\pi}{4}\right)$$

$$= \sin\frac{\pi}{6}\cos\frac{\pi}{4} + \cos\frac{\pi}{6}\sin\frac{\pi}{4}$$

$$= \frac{1}{2}\cdot\frac{1}{\sqrt{2}} + \frac{\sqrt{3}}{2}\cdot\frac{1}{\sqrt{2}}$$

$$= \frac{1+\sqrt{3}}{2\sqrt{2}} = \frac{\sqrt{2}+\sqrt{6}}{4}$$

2.　$\dfrac{7}{12}\pi = \dfrac{9-2}{12}\pi = \dfrac{9}{12}\pi - \dfrac{2}{12}\pi = \dfrac{3}{4}\pi - \dfrac{1}{6}\pi$　$\left(= \dfrac{\pi}{4} + \dfrac{\pi}{3}\right.$としてもよい．)

$$\cos\frac{7}{12}\pi = \cos\left(\frac{3}{4}\pi - \frac{\pi}{6}\right)$$

$$= \cos\left(\frac{3}{4}\pi\right)\cos\left(\frac{\pi}{6}\right) + \sin\left(\frac{3}{4}\pi\right)\sin\left(\frac{\pi}{6}\right)$$

$$= \left(-\frac{1}{\sqrt{2}}\right)\left(\frac{\sqrt{3}}{2}\right) + \left(\frac{1}{\sqrt{2}}\right)\cdot\frac{1}{2}$$

$$= \frac{1-\sqrt{3}}{2\sqrt{2}} = \frac{\sqrt{2}-\sqrt{6}}{4}$$

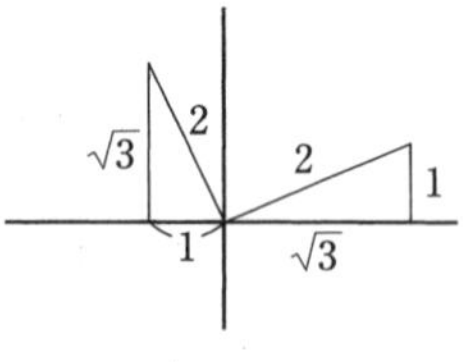

図3・11

【例題 3-6】　加法定理を用いて次の式を導きなさい．（半角公式）

1. $\sin^2\dfrac{\theta}{2}=\dfrac{1-\cos\theta}{2}$

2. $\cos^2\dfrac{\theta}{2}=\dfrac{1+\cos\theta}{2}$

【解】　加法定理

$\cos(\theta_1+\theta_2)=\cos\theta_1\cos\theta_2-\sin\theta_1\sin\theta_2$　において，

$\theta_1=\theta_2=\dfrac{\theta}{2}$ とおくと，

$$\cos\left(\frac{\theta}{2}+\frac{\theta}{2}\right)=\cos\theta$$

$$=\cos^2\frac{\theta}{2}-\sin^2\frac{\theta}{2}$$

$$=1-2\sin^2\frac{\theta}{2}\quad\cdots\cdots\ (1)$$

$$=2\cos^2\frac{\theta}{2}-1\quad\cdots\cdots\ (2)$$

(1)より

$$\cos\theta=1-2\sin^2\frac{\theta}{2}\qquad\therefore\quad \sin^2\frac{\theta}{2}=\frac{1-\cos\theta}{2}$$

(2)より

$$\cos\theta=2\cos^2\frac{\theta}{2}-1\qquad\therefore\quad \cos^2\frac{\theta}{2}=\frac{1+\cos\theta}{2}$$

【練習問題 7】　次の三角関数を計算しなさい．

1. $\sin\left(-\dfrac{\pi}{2}\right)$
2. $\cos\left(-\dfrac{\pi}{4}\right)$
3. $\cos(-\pi)$
4. $\sin\left(\dfrac{3}{2}\pi\right)$
5. $\cos\left(-\dfrac{5}{2}\pi\right)$
6. $\sin\left(\dfrac{3}{4}\pi\right)$
7. $\cos\left(\dfrac{7}{4}\pi\right)$
8. $\sin\left(\dfrac{5}{4}\pi\right)$

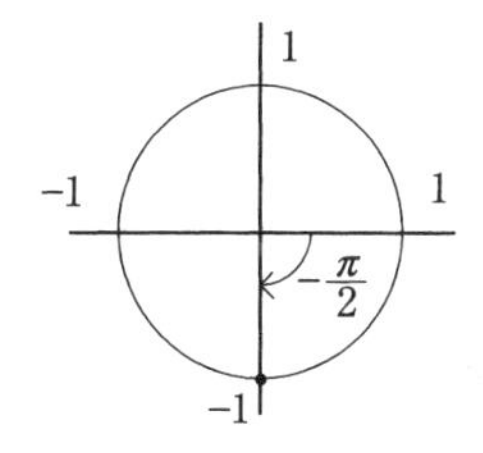

図3・12

【練習問題8】　以下の三角関数を簡単にしなさい．

1. $\sin(\theta+\pi)$
2. $\cos(\theta+\pi)$
3. $\tan(\theta+\pi)$

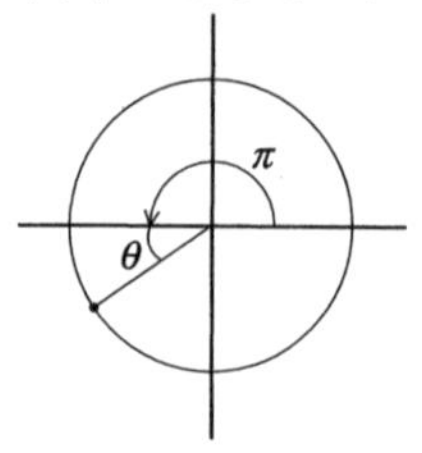

図3・13

4. $\sin\left(\theta+\dfrac{\pi}{2}\right)$
5. $\cos\left(\theta+\dfrac{\pi}{2}\right)$
6. $\tan\left(\theta+\dfrac{\pi}{2}\right)$

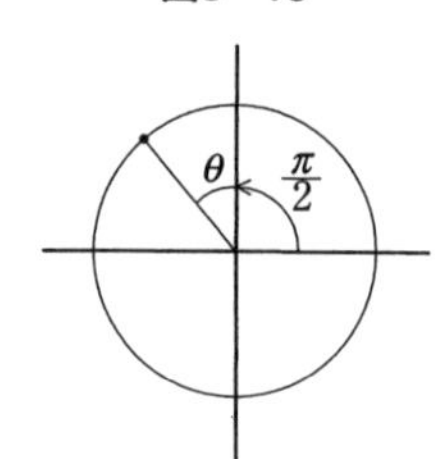

図3・14

7. $\sin(\pi-\theta)$
8. $\cos(\pi-\theta)$
9. $\tan(\pi-\theta)$

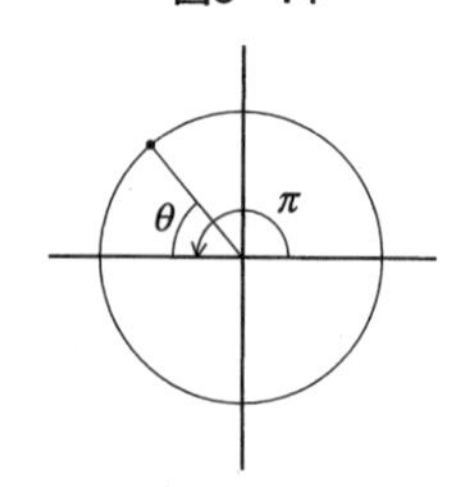

図3・15

【練習問題9】　次の式を証明しなさい．

1. $\sin\theta_1\cdot\cos\theta_2=\dfrac{1}{2}\{\sin(\theta_1+\theta_2)+\sin(\theta_1-\theta_2)\}$
2. $\cos\theta_1\cdot\cos\theta_2=\dfrac{1}{2}\{\cos(\theta_1+\theta_2)+\cos(\theta_1-\theta_2)\}$

【練習問題10】　次の値を求めなさい．

1. $\sin^2\dfrac{\pi}{8}$　　2. $\cos^2\dfrac{\pi}{12}$
3. $\sin\dfrac{\pi}{12}\cdot\cos\dfrac{\pi}{12}$　　4. $\cos\dfrac{\pi}{4}\cos\dfrac{3}{4}\pi$
5. $\sin\dfrac{\pi}{3}\cdot\sin\dfrac{2}{3}\pi$

【練習問題 11】　次の式を$r\sin(\theta+\phi)$の形（ただし$r>0$）に表しなさい．

1. $\sin\theta+\cos\theta$　　2. $\sqrt{3}\sin\theta-\cos\theta$

3. $\sqrt{3}\sin\theta+3\cos\theta$　　4. $3\sin\theta+4\cos\theta$

【練習問題 12】　次の式を簡単にしなさい．

1. $y=\cos\left(\theta-\frac{\pi}{4}\right)+\cos\left(\theta+\frac{\pi}{4}\right)$

2. $y=\sin\left(\theta+\frac{\pi}{6}\right)-\sin\left(\theta-\frac{\pi}{6}\right)$

【練習問題 13】　図3・16の三角形ABCに関して，$c^2=a^2+b^2-2ab\cos\theta$ が成り立つことを示しなさい．

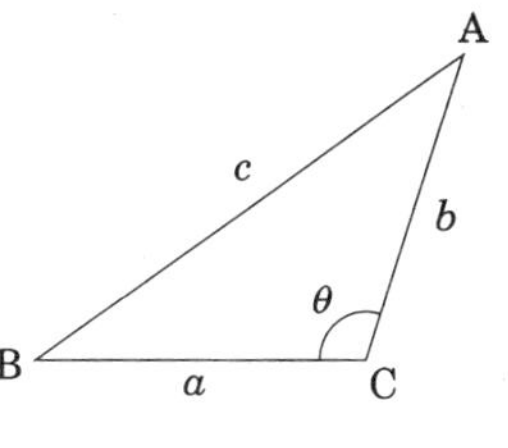

図3・16

【練習問題 14】　$E\sin\omega t+E\sin\left(\omega t+\frac{2\pi}{3}\right)+E\sin\left(\omega t-\frac{2\pi}{3}\right)=0$ となることを証明しなさい．

【練習問題 15】　$p=(\sqrt{2}V\cdot\sin\omega t)\cdot(\sqrt{2}I\cdot\sin(\omega t-\phi))$

$=VI\cos\phi-VI\cos(2\omega t-\phi)$

となることを証明しなさい．

$A+B+C=\pi$ のとき$\tan A+\tan B+\tan C=\tan A\cdot\tan B\cdot\tan C$

となることを加法定理を用いて示してみよう．

$\tan(A+B)=\tan(\pi-C)=-\tan C$

$\tan(A+B)=\dfrac{\tan A+\tan B}{1-\tan A\cdot\tan B}=-\tan C$

$\therefore\quad \tan A+\tan B+\tan C=\tan A\cdot\tan B\cdot\tan C$

【練習問題 16】　$A+B+C=\pi$ のとき，次の式を証明しなさい．

1. $\sin A+\sin B+\sin C=4\cos\frac{A}{2}\cdot\cos\frac{B}{2}\cdot\cos\frac{C}{2}$

2. $\cos A+\cos B+\cos C=1+4\sin\frac{A}{2}\cdot\sin\frac{B}{2}\cdot\sin\frac{C}{2}$

3・5　三角方程式

■要　　項■

三角方程式の一般解

$\sin x = a \quad |a| \leqq 1 \qquad x = 2n\pi + \alpha,\ 2n\pi + (\pi - \alpha)$

$\cos x = a \quad |a| \leqq 1 \qquad x = 2n\pi \pm \alpha$

$\tan x = a \qquad\qquad x = n\pi \pm \alpha$

ただし，αは方程式を満す1つの解である．

nは整数で $n = 0,\ \pm 1,\ \pm 2,\ \cdots\cdots$ である．

$\sin x = a \quad |a| \leqq 1$ の解は

$$x = n\pi + (-1)^n \alpha$$

としてもよい．

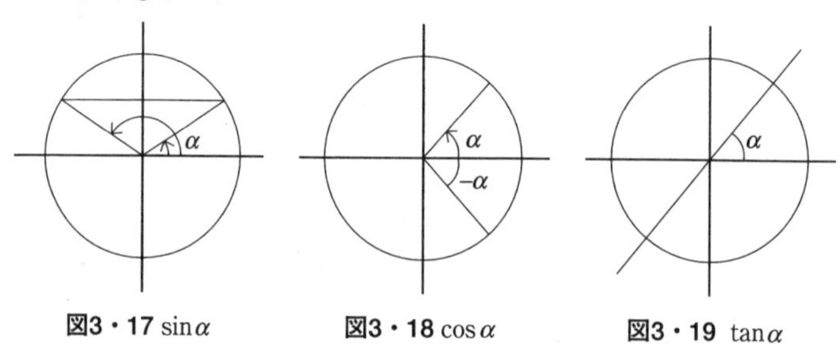

図3・17 $\sin\alpha$　　図3・18 $\cos\alpha$　　図3・19 $\tan\alpha$

【例題 3-7】　次の三角方程式を解きなさい．

$$\sin x = \frac{1}{2}$$

【解】　$\dfrac{1}{2} = \sin\dfrac{\pi}{6}$ であるから

$$\sin x = \sin\frac{\pi}{6}$$

故に，$x = \dfrac{\pi}{6} + 2n\pi,\ 2n\pi + \dfrac{5}{6}\pi$

または $x = n\pi + (-1)^n \cdot \dfrac{\pi}{6} \quad (n = 0,\ \pm 1,\ \pm 2, \cdots\cdots)$

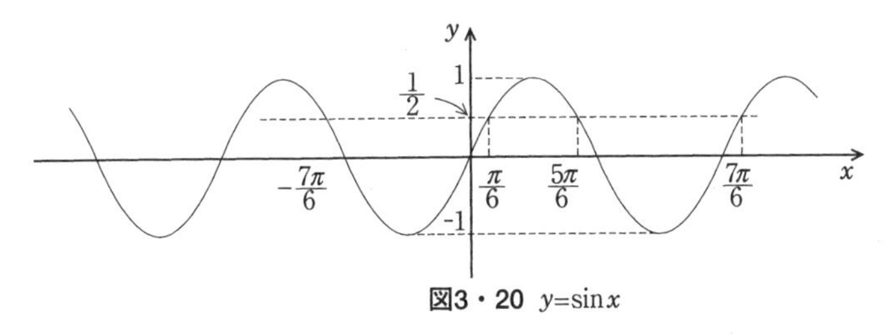

図3・20　$y=\sin x$

$\sin x=\dfrac{1}{2}$ を満す角は無数にある.

$0\leqq x\leqq 2\pi$ に制限すると $x=\dfrac{\pi}{6}$, $\dfrac{5\pi}{6}$ である．又は，$x=30°$, $150°$である.

【練習問題 17】　次の三角方程式を解きなさい.

1.　$\sin x=\dfrac{\sqrt{3}}{2}$　　2.　$\cos x=\dfrac{1}{2}$

3.　$\tan x=\sqrt{3}$　　4.　$\sin 2x=\dfrac{1}{2}$　$(0\leqq x\leqq \pi)$

5.　$2\cos 2x=\sqrt{2}$　$(0\leqq x\leqq \pi)$

【練習問題 18】　次の三角方程式を解きなさい.

1.　$\sin\left(2x-\dfrac{\pi}{3}\right)=\dfrac{1}{2}$　$(0\leqq x\leqq 2\pi)$　　2.　$\cos^2 x-\cos x=0$

3.　$2\sin^2 x+\sin x-1=0$　$(0\leqq x\leqq 2\pi)$

4.　$\sin x-\sqrt{3}\cos x-1=0$　$(0\leqq x\leqq 2\pi)$

【練習問題 19】

$$\begin{cases}\sin x+\sin y=\sqrt{3}\\ \cos x+\cos y=1\quad (0\leqq x\leqq \pi,\ 0\leqq y\leqq \pi)\end{cases}$$

を解きなさい.

3・6　逆三角関数

■要　　項■

$y=\sin^{-1}x \rightleftarrows x=\sin y$　（逆三角関数の定義）

$y=\cos^{-1}x$

$y=\tan^{-1}x,\ y=\cot^{-1}x$

$y=\sec^{-1}x$

$y=\mathrm{cosec}^{-1}x$

逆三角関数の主値

$-\frac{\pi}{2} \leqq \sin^{-1}x \leqq \frac{\pi}{2}$

$0 \leqq \cos^{-1}x \leqq \pi$

$-\frac{\pi}{2} < \tan^{-1}x < \frac{\pi}{2}$

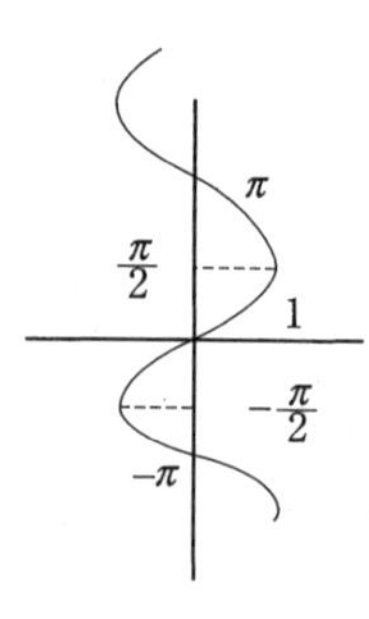

図3・21 $y=\sin^{-1}x$

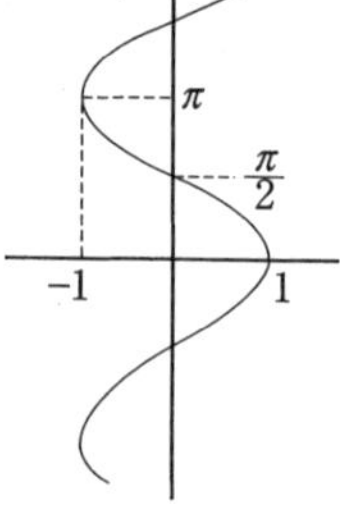

図3・22 $y=\cos^{-1}x$

【例題 3-8】　次の値を求めなさい．また，主値を求めなさい．

1.　$\sin^{-1}\frac{1}{\sqrt{2}}$　　2.　$\cos^{-1}\frac{\sqrt{3}}{2}$　　3.　$\tan^{-1}1$

【解】　1.　$\sin^{-1}\frac{1}{\sqrt{2}}=x$ とすれば $\sin x=\frac{1}{\sqrt{2}}=\sin\frac{\pi}{4}$

$x=\frac{\pi}{4}$　　$\therefore$　$\sin^{-1}\frac{1}{\sqrt{2}}=(-1)^n\cdot\frac{\pi}{4}+n\pi$

$\therefore$　主値は $\frac{\pi}{4}$

2.　$\cos^{-1}\frac{\sqrt{3}}{2}=2n\pi\pm\frac{\pi}{6}$

$\therefore$　主値は $\frac{\pi}{6}$

3.　$\tan^{-1}1=n\pi+\frac{\pi}{4}$　$\therefore$　主値は $\frac{\pi}{4}$

【練習問題 20】　次の主値を求めなさい.

1.　$\cos^{-1}\dfrac{1}{\sqrt{2}}$　　2.　$\sin^{-1}1$

3.　$\tan^{-1}\sqrt{3}$　　4.　$\sin^{-1}\dfrac{1}{2}$

5.　$\cos^{-1}\dfrac{1}{2}$

【練習問題 21】　次の式の値を求めなさい.

1.　$\sin\left(\sin^{-1}\dfrac{\sqrt{3}}{2}\right)$　　2.　$\tan\left(\sin^{-1}\dfrac{1}{2}\right)$

3.　$\cos^{-1}\left(\cos\dfrac{\pi}{3}\right)$　　4.　$\cos^{-1}1+\tan^{-1}\dfrac{1}{\sqrt{3}}+\sin^{-1}\dfrac{\sqrt{3}}{2}$

5.　$\cos\left(\sin^{-1}\dfrac{4}{5}+\sin^{-1}\dfrac{5}{13}\right)$

3・7　複素数の基本

■要　　項■

虚数単位：j　　$j^2=-1$

複素数：$z=a+jb$　　(a, bは実数)

$a=R_e\{z\}\cdots\cdots z$の実数部

$b=I_m\{z\}\cdots\cdots z$の虚数部

共役複素数　$\bar{z}=a-jb$

四則演算

$$z_1+z_2=(a_1+jb_1)+(a_2+jb_2)$$
$$=(a_1+a_2)+j(b_1+b_2)$$

$$z_1-z_2=(a_1+jb_1)-(a_2+jb_2)$$
$$=(a_1-a_2)+j(b_1-b_2)$$

$$z_1\cdot z_2=(a_1+jb_1)\cdot(a_2+jb_2)$$
$$=(a_1a_2-b_1b_2)+j(a_1b_2+a_2b_1)$$

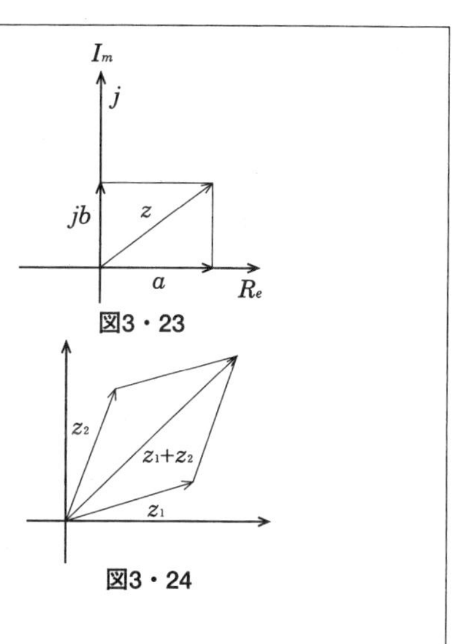

図3・23

図3・24

$$\frac{z_2}{z_1}=\frac{a_2+jb_2}{a_1+jb_1}$$
$$=\frac{a_2+jb_2}{a_1+jb_1}\cdot\frac{a_1-jb_1}{a_1-jb_1}$$
$$=\frac{(a_1a_2+b_1b_2)+j(a_1b_2-a_2b_1)}{a_1^2+b_1^2}$$

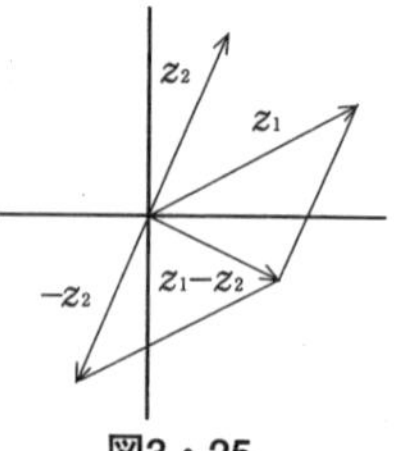

図3・25

【例題 3-9】　次の計算をしなさい．

1. $(1+j2)+(2+j3)$　　2. $(2+j3)-(3-j4)$

3. $(2+j)-(-1+j)$　　4. $\dfrac{2+3j}{2+j}$

【解】

1. $(1+j2)+(2+j3)=(1+2)+(2+3)j=3+5j$
2. $(2+j3)-(3-j4)=(2-3)+(3+4)j=-1+j7$
3. $(2+j)\cdot(-1+j)=2\times(-1)+2j-j+j^2$
   $=(-2-1)+(2-1)j=-3+j$
4. $\dfrac{2+j3}{2+j}=\dfrac{(2+j3)(2-j)}{(2+j)(2-j)}=\dfrac{4-2j+6j-3j^2}{2^2-j^2}$
   $=\dfrac{(4+3)+(6-2)j}{4+1}=\dfrac{7+4j}{5}$

【練習問題 22】　次の計算をしなさい．

1. j^3　　2. $\dfrac{1}{j}$　　3. $(-j)^2$

4. $\left(-\dfrac{1}{j}\right)^2$　　5. $(2+j)^2$　　6. $(2j)\cdot(3j)$

7. $\dfrac{4j}{2j}$　　8. $\dfrac{1}{1+j}$

【練習問題 23】　次の計算をしなさい．

1. $(1+j)^4$　　2. $\dfrac{1+j}{1-j}$

3. $(2-j)^3$　　4. $\dfrac{1}{(1+j)^2\cdot(1-j)^2}$

3・8　複素数の表現法

■要　　項■

複素数　$z=a+jb$は平面上の点P$(a,\ b)$に対応付けられる.

表現法

・直角座標表示：P$(a,\ b)$

$z=a+jb$

・極座標表示：P$(r,\ \theta)$

$z=r(\cos\theta+j\sin\theta)$

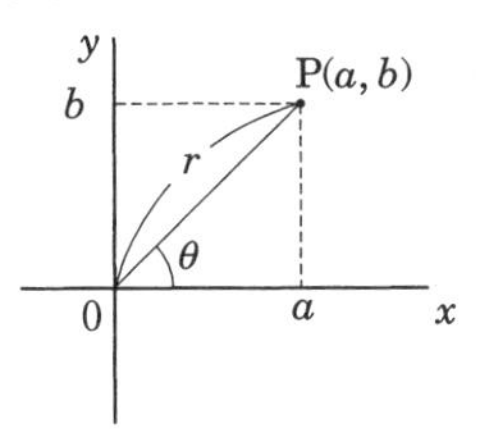

図3・26　直角座標

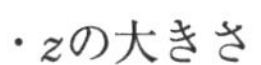

・zの大きさ

$|z|=\sqrt{a^2+b^2}$ ・・・・原点から点P$(a,\ b)$までの距離

$=r$

・zの偏角

$\theta=\tan^{-1}\dfrac{b}{a}$ ・・・・OPがOXとなす角

P$(a,\ b)$とP$(r,\ \theta)$の関係

$\dfrac{a}{r}=\cos\theta,\ \dfrac{b}{r}=\sin\theta$

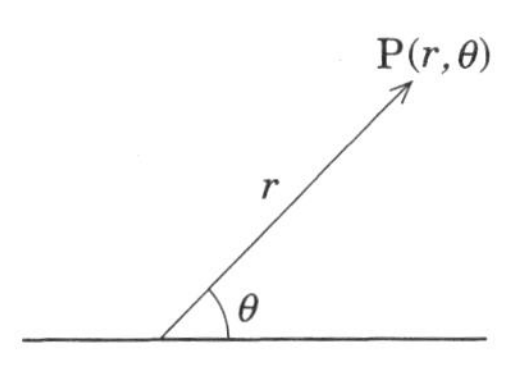

図3・27　極座標

・オイラーの式

$e^{j\theta}=\cos\theta+j\sin\theta$　(e：自然対数の底)

$|e^{j\theta}|=1$

・オイラーの式を用いた複素数の表現

$z=re^{j\theta}$

【例題 3-10】　次の問に答えなさい.

1. $z=1+j$ を極座標表示で表しなさい.
2. $z=e^{j\frac{\pi}{4}}$　のとき　$|z|$を求めなさい.
3. オイラーの式を利用して次のド・モアブルの定理

$$(\cos\theta+j\sin\theta)^n=\cos n\theta+j\sin n\theta$$

を確かめなさい.

【解】 1.

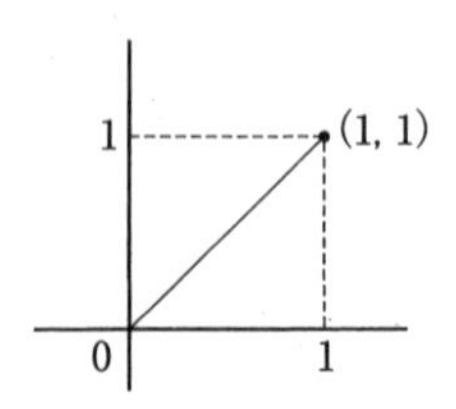

図3・28

$z=1+j$ は点(1, 1)に対応する．

$$r=\sqrt{1^2+1^2}=\sqrt{2}$$

$$\theta=\tan^{-1}\frac{1}{1}=\frac{\pi}{4}$$

$$\therefore\quad z=1+j$$
$$=\sqrt{2}\left(\cos\frac{\pi}{4}+j\sin\frac{\pi}{4}\right)$$
$$=\sqrt{2}e^{j\frac{\pi}{4}}$$

2.　$z=e^{j\frac{\pi}{4}}$　のとき　$z=e^{j\frac{\pi}{4}}=\cos\frac{\pi}{4}+j\sin\frac{\pi}{4}=\frac{1+j}{\sqrt{2}}$

$$|z|=\sqrt{\left(\frac{1}{\sqrt{2}}\right)^2+\left(\frac{1}{\sqrt{2}}\right)^2}=1$$

偏角は45°

3.　$(\cos\theta+j\sin\theta)^n=\cos n\theta+j\sin n\theta$

指数関数の性質

$$(e^x)^n=e^{nx}$$

において，$x=j\theta$　とおけば

$$(e^{j\theta})^n=e^{jn\theta}$$

これに，オイラーの式を適用する．

$z=r(\cos\theta+j\sin\theta)$　であるから，

$$z^n=[r(\cos\theta+j\sin\theta)]^n$$
$$=r^n(\cos\theta+j\sin\theta)^n$$
$$=r^n(\cos n\theta+j\sin n\theta)$$

$$\therefore\quad(\cos\theta+j\sin\theta)^n=\cos n\theta+j\sin n\theta$$

3・9　極座標表示を用いた複素数の計算

■要　　項■

極座標表示を用いた複素数の計算

$$z_1 = a_1 + jb_1 = r_1 e^{j\theta_1}$$

$$z_2 = a_2 + jb_2 = r_2 e^{j\theta_2}$$

- $z_1 \cdot z_2 = (r_1 e^{j\theta_1}) \cdot (r_2 e^{j\theta_2}) = r_1 r_2 e^{j(\theta_1+\theta_2)}$
- $\dfrac{z_2}{z_1} = \dfrac{r_2 e^{j\theta_2}}{r_1 e^{j\theta_1}} = \dfrac{r_2}{r_1} e^{j\theta_2} e^{-j\theta_1} = \dfrac{r_2}{r_1} e^{j(\theta_2-\theta_1)}$
- $|z_1 \cdot z_2| = |z_1| \cdot |z_2| = |r_1 e^{j\theta_1}| \cdot |r_2 e^{j\theta_2}| = r_1 r_2$
- $\left|\dfrac{z_2}{z_1}\right| = \dfrac{|z_2|}{|z_1|} = \dfrac{|r_2 e^{j\theta_2}|}{|r_1 e^{j\theta_1}|} = \dfrac{r_2}{r_1}$
- $z_1^{\ n} = (r_1 e^{j\theta_1})^n = \underbrace{(r_1 e^{j\theta_1})(r_1 e^{j\theta_1}) \cdots\cdots (r_1 e^{j\theta_1})}_{n\text{個}}$

$$= r_1^{\ n} \cdot e^{jn\theta_1}$$

【例題 3-11】　$z_1 = 2e^{j\frac{\pi}{3}}$，　$z_2 = \sqrt{2}e^{j\cdot\frac{2\pi}{3}}$ のとき次の計算をしなさい.

1. $z_1 \cdot z_2$　2. $\dfrac{z_2}{z_1}$　3. $z_1^{\ 3}$　4. $\left|\dfrac{1}{z_2}\right|$

【解】

1. $z_1 \cdot z_2 = (2e^{j\frac{\pi}{3}})(\sqrt{2}e^{j\frac{2\pi}{3}}) = 2\sqrt{2}e^{j\left(\frac{\pi}{3}+\frac{2}{3}\pi\right)} = 2\sqrt{2}e^{j\pi} = -2\sqrt{2}$
2. $\dfrac{z_2}{z_1} = \dfrac{\sqrt{2}e^{j\frac{2}{3}\pi}}{2e^{j\frac{\pi}{3}}} = \dfrac{\sqrt{2}}{2}e^{j\left(\frac{2}{3}-\frac{1}{3}\right)\pi} = \dfrac{\sqrt{2}}{2}e^{j\frac{\pi}{3}} = \dfrac{\sqrt{2}}{2}\left(\dfrac{1}{2}+j\dfrac{\sqrt{3}}{2}\right) = \dfrac{\sqrt{2}}{4}+j\dfrac{\sqrt{6}}{4}$
3. $z_1^{\ 3} = (2e^{j\frac{\pi}{3}})^3 = 2^3 e^{j\frac{\pi}{3}\cdot 3} = 8e^{j\pi} = -8$
4. $\left|\dfrac{1}{z_2}\right| = \dfrac{1}{|z_2|} = \dfrac{1}{\left|\sqrt{2}e^{j\frac{2}{3}\pi}\right|} = \dfrac{1}{\sqrt{2}}$

【練習問題 24】　1. 次の複素数を極座標に表示しなさい.

(1) $z = j$　　(2) $z = -j$

(3) $z = 1 + j\sqrt{3}$　　(4) $z = -\dfrac{\sqrt{3}}{2} + j\dfrac{1}{2}$

2. 次の複素数を直角座標表示で示しなさい.

(1) $z = \sqrt{2}e^{-j\frac{\pi}{4}}$　　(2) $z = 2e^{j\frac{\pi}{3}}$

(3) $z = 3e^{-j\frac{\pi}{2}}$　　(4) $z = 5e^{j\frac{3\pi}{2}}$

(5) $z=\sqrt{3}e^{j\cdot 2\pi}$

【練習問題 25】　1. 次の複素数を直角座標表示で表しなさい.

(1) $z=2e^{j\frac{5\pi}{2}}$　　(2) $z=\sqrt{2}e^{j5\pi}$

(3) $z=-2e^{-j\frac{7\pi}{2}}$　　(4) $z=\sqrt{2}e^{j45\pi}$

2. 次の複素数を極座標表示で表しなさい.

(1) $z=\dfrac{1}{j}$　　(2) $z=\dfrac{1}{1+j}$

(3) $z=\dfrac{1}{-1+j\sqrt{3}}$　　(4) $z=-\dfrac{3}{j2}$

【練習問題 26】　次の複素数を極座標表示しなさい.

1. $\dot{z}=j\omega L$　　2. $\dot{z}=\dfrac{1}{j\omega C}$

3. $\dot{z}=R+j\omega L$　　4. $\dot{z}=R+\dfrac{1}{j\omega C}$

5. $\dot{z}=R+j\omega L+\dfrac{1}{j\omega C}$

【練習問題 27】　次の式を証明しなさい.

1. $\cos\theta=\dfrac{e^{j\theta}+e^{-j\theta}}{2}$

2. $\sin\theta=\dfrac{e^{j\theta}-e^{-j\theta}}{2j}$

【練習問題 28】　以下の問に答えなさい.

1. $(1+j)^n$ が実数になるのは n がどんなときか.

2. $(1+j)^n$ が実数になるときの値を求めなさい.

【練習問題 29】　次の式を簡単にしなさい.

1. j^{13}　　2. $\left(\dfrac{1}{\sqrt{3}+j}\right)^6$

3. $\left(\dfrac{1+j}{1-j}\right)^{10}$　　4. $\left(\dfrac{j}{1+j}\right)^6+\left(\dfrac{j}{1-j}\right)^6$

【練習問題 30】　オイラーの式を利用して次の三角関数の加法定理を導きなさい.

1. $\cos(\theta_1+\theta_2)=\cos\theta_1\cdot\cos\theta_2-\sin\theta_1\cdot\sin\theta_2$

2. $\sin(\theta_1+\theta_2)=\sin\theta_1\cdot\cos\theta_2+\cos\theta_1\cdot\sin\theta_2$

【練習問題 31】 ド・モアブルの定理を利用して次の三角関数の3倍角の公式を導きなさい.

1. $\cos 3\theta = \cos^3\theta - 3\cos\theta \cdot \sin^2\theta$
2. $\sin 3\theta = 3\cos^2\theta \cdot \sin\theta - \sin^3\theta$

【練習問題 32】 $\sqrt{j}$ を $a+jb$ の形に表しなさい.

【練習問題 33】 1の3乗根を求めなさい.

■練習問題の解答

【練習問題 1】の答

1. $\sin 30° = \dfrac{1}{2}$
2. $\cos 30° = \dfrac{\sqrt{3}}{2}$
3. $\tan 30° = \dfrac{1}{\sqrt{3}}$

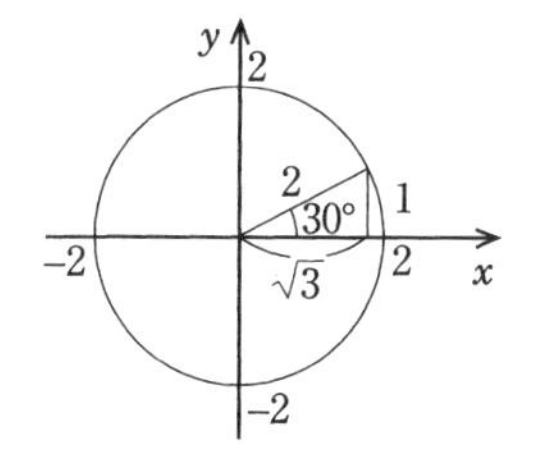

図3・29

4. $\sin 60° = \dfrac{\sqrt{3}}{2}$
5. $\cos 60° = \dfrac{1}{2}$
6. $\tan 60° = \sqrt{3}$

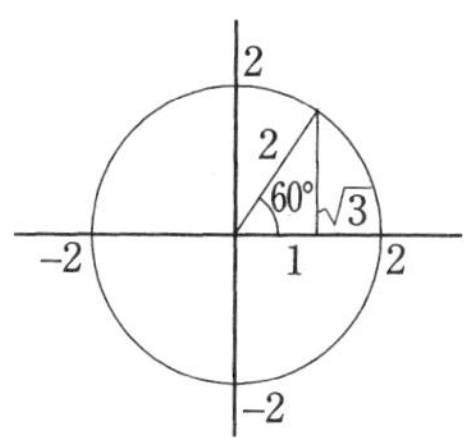

図3・30

【練習問題 2】の答

1. 30° $\theta(\text{rad}) = \dfrac{\pi}{180} \times 30 = \dfrac{\pi}{6}(\text{rad})$
2. 45° $\theta = \dfrac{\pi}{180} \times 45 = \dfrac{\pi}{4}$
3. 60° $\theta = \dfrac{\pi}{180} \times 60 = \dfrac{\pi}{3}$
4. 90° $\theta = \dfrac{\pi}{180} \times 90 = \dfrac{\pi}{2}$

5.　120°　　$\theta = \frac{\pi}{180} \times 120 = \frac{2\pi}{3}$

6.　180°　　$\theta = \frac{\pi}{180} \times 180 = \pi$

7.　270°　　$\theta = \frac{\pi}{180} \times 270 = \frac{3\pi}{2}$

【練習問題3】の答

1.　$\frac{\pi}{18}$　　$x(\text{度}) = \frac{180}{\pi} \times \frac{\pi}{18} = 10°$

2.　$\frac{2\pi}{5}$　　$x = \frac{180}{\pi} \times \frac{2\pi}{5} = 72°$

3.　$\frac{5\pi}{12}$　　$x = \frac{180}{\pi} \times \frac{5\pi}{12} = 75°$

4.　$\frac{3\pi}{5}$　　$x = \frac{180}{\pi} \times \frac{3\pi}{5} = 108°$

5.　$\frac{7\pi}{6}$　　$x = \frac{180}{\pi} \times \frac{7\pi}{6} = 210°$

【練習問題4】の答

$$360° : 2\pi = x° : y(\text{rad})$$

$$2\pi x° = 360° y$$

$$\therefore \quad y = \frac{x°}{360°} \cdot 2\pi(\text{rad})$$

【練習問題5】の答

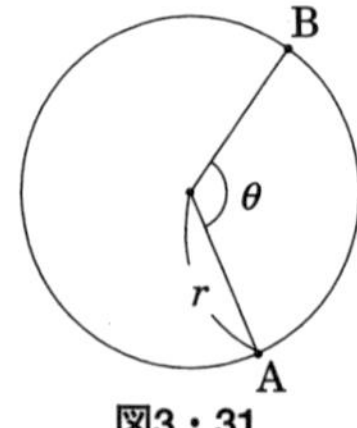

図3・31

$$\theta = \frac{l}{r} = \frac{\overset{\frown}{AB}}{r}$$

$$\therefore \quad \overset{\frown}{AB} = r\theta = 2 \cdot 3 = 6(\text{m})$$

【練習問題 6】の答

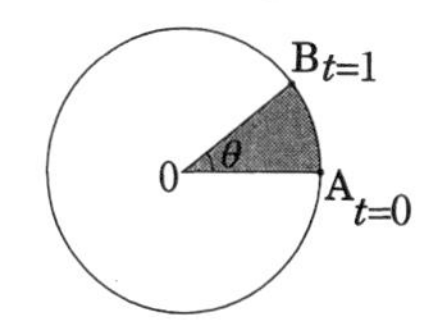

図3・32　半径rの円

$\overset{\frown}{AB} = l\,(\mathrm{m})$

扇形AOBの面積 $S\,(\mathrm{m}^2)$

$$\theta = \frac{l}{r}\,(\mathrm{rad})$$

$\theta = 2\pi\,(\mathrm{rad})$ が円の面積 $\pi r^2\,(\mathrm{m}^2)$ に対応するから

$$2\pi : \pi r^2 = \theta : S$$

$$S = \frac{\pi r^2 \theta}{2\pi} = \frac{1}{2} r^2 \theta\ (\mathrm{m}^2)$$

$$= \frac{1}{2} r^2 \cdot \frac{l}{r}$$

$$= \frac{1}{2} rl\ (\mathrm{m}^2)$$

面積速度＝ 1秒当たりに物体が中心に対して作る面積 $= \dfrac{1}{2} rl\ (\mathrm{m^2/s})$

【練習問題 7】の答

1. $\sin\left(-\frac{\pi}{2}\right) = -\sin\left(\frac{\pi}{2}\right) = -1$
2. $\cos\left(-\frac{\pi}{4}\right) = \cos\frac{\pi}{4} = \frac{1}{\sqrt{2}}$
3. $\cos(-\pi) = \cos\pi = -1$
4. $\sin\left(\frac{3\pi}{2}\right) = \sin\left(\pi + \frac{\pi}{2}\right) = -\sin\frac{\pi}{2} = -1$
5. $\cos\left(-\frac{5}{2}\pi\right) = \cos\frac{5\pi}{2} = \cos\left(2\pi + \frac{\pi}{2}\right) = \cos\frac{\pi}{2} = 0$
6. $\sin\left(\frac{3\pi}{4}\right) = \sin\left(\pi - \frac{\pi}{4}\right) = \sin\frac{\pi}{4} = \frac{1}{\sqrt{2}}$
7. $\cos\left(\frac{7\pi}{4}\right) = \cos\left(2\pi - \frac{\pi}{4}\right) = \cos\frac{\pi}{4} = \frac{1}{\sqrt{2}}$
8. $\sin\left(\frac{5\pi}{4}\right) = \sin\left(\pi + \frac{\pi}{4}\right) = -\sin\frac{\pi}{4} = -\frac{1}{\sqrt{2}}$

【練習問題 8】の答

加法定理を活用し，$\sin\pi = 0$，$\cos\pi = -1$，$\tan\pi = 0$ とする．

1. $\sin(\theta + \pi) = \sin\theta \cdot \cos\pi + \cos\theta \cdot \sin\pi$

$= (\sin\theta) \times (-1) + (\cos\theta) \times 0 = -\sin\theta$

2.　$\cos(\theta+\pi)=\cos\theta\cdot\cos\pi-\sin\theta\cdot\sin\pi=-\cos\theta$

3.　$\tan(\theta+\pi)=\dfrac{\tan\theta+\tan\pi}{1-\tan\theta\times\tan\pi}=\dfrac{\tan\theta+0}{1-(\tan\theta)\times 0}=\tan\theta$

4.　$\sin\left(\theta+\dfrac{\pi}{2}\right)=\sin\theta\cdot\cos\dfrac{\pi}{2}+\cos\theta\cdot\sin\dfrac{\pi}{2}$

$=(\sin\theta)\times 0+(\cos\theta)\times 1=\cos\theta$

5.　$\cos\left(\theta+\dfrac{\pi}{2}\right)=\cos\theta\cdot\cos\dfrac{\pi}{2}-\sin\theta\cdot\sin\dfrac{\pi}{2}=-\sin\theta$

6.　$\tan\left(\theta+\dfrac{\pi}{2}\right)=\dfrac{\tan\theta+\tan\dfrac{\pi}{2}}{1-\tan\theta\times\tan\dfrac{\pi}{2}}$

$$=\frac{\dfrac{\tan\theta}{\tan\dfrac{\pi}{2}}+1}{\dfrac{1}{\tan\dfrac{\pi}{2}}-\tan\theta}=-\frac{1}{\tan\theta}=-\cot\theta$$

7.　$\sin(\pi-\theta)=\sin\pi\cdot\cos\theta-\cos\pi\cdot\sin\theta=\sin\theta$

8.　$\cos(\pi-\theta)=\cos\pi\cdot\cos\theta+\sin\pi\cdot\sin\theta=-\cos\theta$

9.　$\tan(\pi-\theta)=\dfrac{\tan\pi-\tan\theta}{1+\tan\pi\cdot\tan\theta}=-\tan\theta$

【練習問題9】の答

加法定理

1.　$\sin(\theta_1\pm\theta_2)=\sin\theta_1\cos\theta_2\pm\cos\theta_1\sin\theta_2$

より

$\sin(\theta_1+\theta_2)+\sin(\theta_1-\theta_2)$

$=(\sin\theta_1\cos\theta_2+\cos\theta_1\sin\theta_2)+(\sin\theta_1\cos\theta_2-\cos\theta_1\sin\theta_2)$

$=2\sin\theta_1\cos\theta_2$

$$\therefore\quad \sin\theta_1\cos\theta_2=\frac{1}{2}\{\sin(\theta_1+\theta_2)+\sin(\theta_1-\theta_2)\}$$

同様に

2.　$\cos(\theta_1\pm\theta_2)=\cos\theta_1\cos\theta_2\mp\sin\theta_1\sin\theta_2$

より

$$\cos(\theta_1+\theta_2)+\cos(\theta_1-\theta_2)$$
$$=(\cos\theta_1\cos\theta_2-\sin\theta_1\sin\theta_2)+(\cos\theta_1\cos\theta_2+\sin\theta_1\sin\theta_2)$$
$$=2\cos\theta_1\cos\theta_2$$
$$\therefore\quad \cos\theta_1\cos\theta_2=\frac{1}{2}\{\cos(\theta_1+\theta_2)+\cos(\theta_1-\theta_2)\}$$

【練習問題 10】の答

次の式を利用する．

$$\sin 2\theta=2\sin\theta\cdot\cos\theta$$
$$\cos 2\theta=\cos^2\theta-\sin^2\theta=2\cos^2\theta-1=1-2\sin^2\theta$$
$$\tan 2\theta=\frac{2\tan\theta}{1-\tan^2\theta}$$

1. $\sin^2\dfrac{\pi}{8}=\dfrac{1-\cos\frac{\pi}{8}\cdot 2}{2}=\dfrac{1-\cos\frac{\pi}{4}}{2}=\dfrac{1-\frac{1}{\sqrt{2}}}{2}=\dfrac{2-\sqrt{2}}{4}$

2. $\cos^2\dfrac{\pi}{12}=\dfrac{1+\cos 2\cdot\frac{\pi}{12}}{2}=\dfrac{1+\cos\frac{\pi}{6}}{2}=\dfrac{1+\frac{\sqrt{3}}{2}}{2}=\dfrac{2+\sqrt{3}}{4}$

3. $\sin\dfrac{\pi}{12}\cdot\cos\dfrac{\pi}{12}=\sqrt{\left(\dfrac{2-\sqrt{3}}{4}\right)\left(\dfrac{2+\sqrt{3}}{4}\right)}=\dfrac{1}{4}\sqrt{(2^2-\sqrt{3}^2)}=\dfrac{1}{4}$

4. $\cos\dfrac{\pi}{4}\cdot\cos\dfrac{3}{4}\pi=\dfrac{1}{\sqrt{2}}\cdot\left(-\dfrac{1}{\sqrt{2}}\right)=-\dfrac{1}{2}$

5. $\sin\dfrac{\pi}{3}\cdot\sin\dfrac{2\pi}{3}=\dfrac{\sqrt{3}}{2}\cdot\dfrac{\sqrt{3}}{2}=\dfrac{3}{4}$

【練習問題 11】の答

1. $\sin\theta+\cos\theta=\sqrt{2}\left(\sin\theta\cdot\dfrac{1}{\sqrt{2}}+\cos\theta\cdot\dfrac{1}{\sqrt{2}}\right)$

$$=\sqrt{2}\left(\sin\theta\cdot\cos\frac{\pi}{4}+\cos\theta\cdot\sin\frac{\pi}{4}\right)$$
$$=\sqrt{2}\sin\left(\theta+\frac{\pi}{4}\right)$$

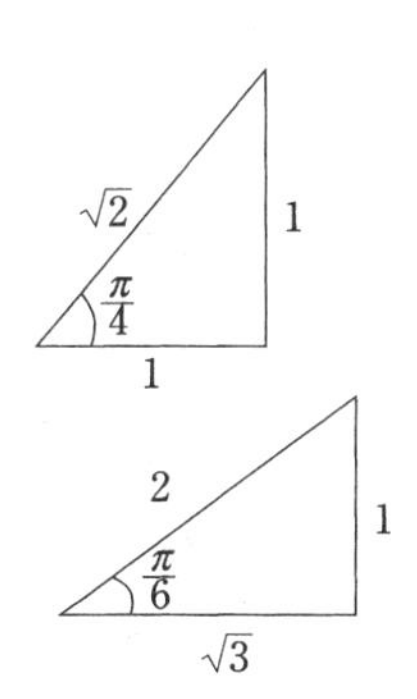

2. $\sqrt{3}\sin\theta-\cos\theta=\sqrt{\sqrt{3}^2+1^2}\left(\sin\theta\cdot\dfrac{\sqrt{3}}{2}-\cos\theta\cdot\dfrac{1}{2}\right)$

$$=2\left(\sin\theta\cdot\cos\frac{\pi}{6}-\cos\theta\cdot\sin\frac{\pi}{6}\right)$$

$$= 2\sin\left(\theta - \frac{\pi}{6}\right)$$

3. $\sqrt{3}\sin\theta + 3\cos\theta = \sqrt{\sqrt{3}^2 + 3^2}\left(\sin\theta \cdot \frac{\sqrt{3}}{2\sqrt{3}} + \cos\theta \cdot \frac{3}{2\sqrt{3}}\right)$

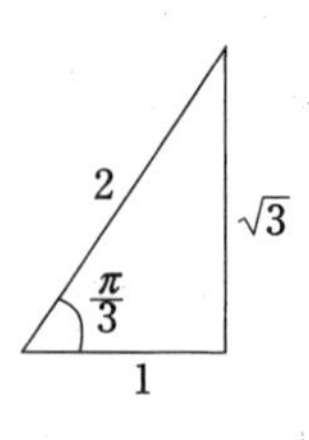

$$= 2\sqrt{3}\left(\sin\theta \cdot \frac{1}{2} + \cos\theta \cdot \frac{\sqrt{3}}{2}\right)$$

$$= 2\sqrt{3}\left(\sin\theta \cdot \cos\frac{\pi}{3} + \cos\theta \cdot \sin\frac{\pi}{3}\right)$$

$$= 2\sqrt{3}\sin\left(\theta + \frac{\pi}{3}\right)$$

4. $3\sin\theta + 4\cos\theta = \sqrt{3^2 + 4^2}\left(\sin\theta \cdot \frac{3}{5} + \cos\theta \cdot \frac{4}{5}\right)$

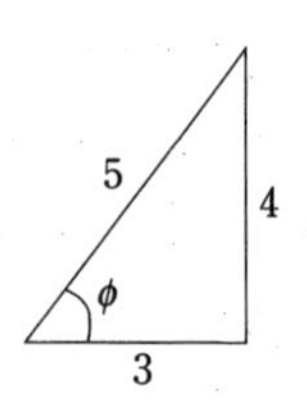

$$= 5(\sin\theta \cdot \cos\phi + \cos\theta \cdot \sin\phi)$$

$$= 5\sin(\theta + \phi)$$　ただし $\tan\phi = \frac{4}{3}$

【練習問題 12】の答

1. $y = 2\cos\left[\frac{1}{2}\left\{\left(\theta - \frac{\pi}{4}\right) + \left(\theta + \frac{\pi}{4}\right)\right\}\right]\cos\left[\frac{1}{2}\left\{\left(\theta - \frac{\pi}{4}\right) - \left(\theta + \frac{\pi}{4}\right)\right\}\right]$

$$= 2\cos\theta\cos\left(-\frac{\pi}{4}\right)$$

$$= 2\cos\theta\cos\frac{\pi}{4}$$

$$= \sqrt{2}\cos\theta$$

2. $y = 2\cos\left[\frac{1}{2}\left\{\left(\theta + \frac{\pi}{6}\right) + \left(\theta - \frac{\pi}{6}\right)\right\}\right] \cdot \sin\left[\frac{1}{2}\left\{\left(\theta + \frac{\pi}{6}\right) - \left(\theta - \frac{\pi}{6}\right)\right\}\right]$

$$= 2\cos\theta \cdot \sin\frac{\pi}{6}$$

$$= \cos\theta$$

【練習問題 13】の答

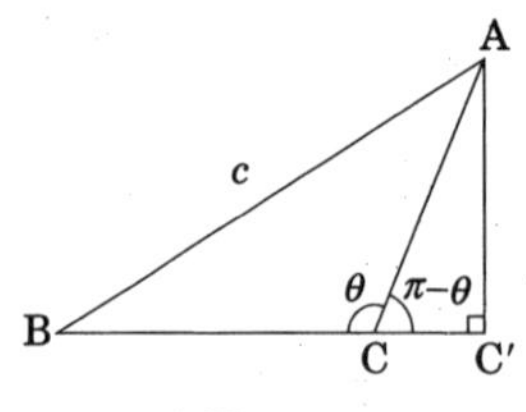

図3・33

Aから底辺BCの延長線に垂線を下しその交点をC′とすると，三角形ABC′は直角三角形だから

$$\overline{AB}^2 = \overline{BC'}^2 + \overline{AC'}^2 \cdots\cdots(1)$$

が成り立つ.

$$\overline{BC'} = \overline{BC} + \overline{CC'} = a + \overline{CC'}$$

$$\overline{\mathrm{CC'}} = b\cos\angle\mathrm{ACC'} = b\cos(\pi - \theta)$$

$$= -b\cos\theta$$

$$\therefore \quad \overline{\mathrm{BC'}} = a - b\cos\theta \cdots\cdots(2)$$

$$\overline{\mathrm{AC'}} = b\sin\angle\mathrm{ACC'} = b\sin(\pi - \theta) = b\sin\theta \cdots\cdots(3)$$

(2)，(3) を (1) に代入すると

$$\overline{\mathrm{AB}}^2 = c^2 = (a - b\cos\theta)^2 + (b\sin\theta)^2$$

$$= a^2 - 2ab\cos\theta + b^2\cos^2\theta + b^2\sin^2\theta$$

$$= a^2 - 2ab\cos\theta + b^2(\cos^2\theta + \sin^2\theta)$$

$$= a^2 + b^2 - 2ab\cos\theta$$

【練習問題 14】の答

$$E\sin\left(\omega t + \frac{2}{3}\pi\right) + E\sin\left(\omega t - \frac{2}{3}\pi\right)$$

$$= E\left\{\sin\left(\omega t + \frac{2}{3}\pi\right) + \sin\left(\omega t - \frac{2}{3}\pi\right)\right\}$$

$$= E\left\{(\sin\omega t)\left(\cos\frac{2}{3}\pi\right) + (\cos\omega t)\left(\sin\frac{2}{3}\pi\right)\right.$$

$$\left. + (\sin\omega t)\left(\cos\frac{2}{3}\pi\right) - (\cos\omega t)\left(\sin\frac{2}{3}\pi\right)\right\}$$

$$= E\left(2\sin\omega t \cdot \cos\frac{2}{3}\pi\right)$$

$$= -E\sin\omega t$$

$$\left(\cos\frac{2}{3}\pi = -\frac{1}{2} \text{より}\right)$$

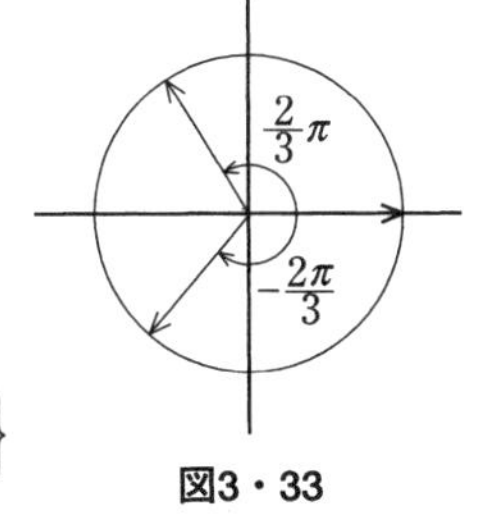

図3・33

$$\therefore \quad E\sin\omega t + E\sin\left(\omega t + \frac{2}{3}\pi\right) + E\sin\left(\omega t - \frac{2}{3}\pi\right) = 0$$

【練習問題 15】の答

$$p = (\sqrt{2}V \cdot \sin\omega t) \cdot (\sqrt{2}I \cdot \sin(\omega t - \phi))$$

$$= 2VI\sin\omega t \cdot \sin(\omega t - \phi)$$

ここで，$\omega t = \theta$ とおくと，

$$\sin\omega t \cdot \sin(\omega t - \phi) = \sin\theta \cdot \sin(\theta - \phi)$$

$$= \frac{1}{2}[\cos\{\theta - (\theta - \phi)\} - \cos\{\theta + (\theta - \phi)\}]$$

$$=\frac{1}{2}\{\cos\phi-\cos(2\theta-\phi)\}$$

$$=\frac{1}{2}\{\cos\phi-\cos(2\omega t-\phi)\}$$

$$\therefore\quad p=2VI\cdot\frac{1}{2}\{\cos\phi-\cos(2\omega t-\phi)\}$$

$$=VI\cos\phi-VI\cos(2\omega t-\phi)$$

【練習問題 16】の答

1.　$\sin A+\sin B+\sin C$

$$=2\sin\frac{A+B}{2}\cdot\cos\frac{A-B}{2}+2\sin\frac{C}{2}\cdot\cos\frac{C}{2}$$

$$\sin\frac{A+B}{2}=\sin\frac{\pi-C}{2}=\cos\frac{C}{2}$$

$$\sin\frac{C}{2}=\sin\frac{\pi-(A+B)}{2}=\cos\frac{A+B}{2}$$

$$\therefore\quad 2\cdot\cos\frac{C}{2}\cdot\cos\frac{A-B}{2}+2\cdot\cos\frac{A+B}{2}\cdot\cos\frac{C}{2}$$

$$=2\cdot\cos\frac{C}{2}\left\{\cos\frac{A+B}{2}+\cos\frac{A-B}{2}\right\}$$

$$=4\cos\frac{A}{2}\cos\frac{B}{2}\cos\frac{C}{2}$$

2.　$\cos A+\cos B+\cos C$

$$=2\cos\frac{A+B}{2}\cdot\cos\frac{A-B}{2}+1-2\sin^2\frac{C}{2}$$

$$=2\sin\frac{C}{2}\cos\frac{A-B}{2}-2\sin^2\frac{C}{2}+1$$

$$=1+2\sin\frac{C}{2}\left(\cos\frac{A-B}{2}-\sin\frac{C}{2}\right)$$

$$=1+2\sin\frac{C}{2}\left(\cos\frac{A-B}{2}-\cos\frac{A+B}{2}\right)$$

$$=1+2\sin\frac{C}{2}\cdot(-2)\sin\frac{A}{2}\cdot\sin\left(-\frac{B}{2}\right)$$

$$=1+4\sin\frac{A}{2}\sin\frac{B}{2}\sin\frac{C}{2}$$

【練習問題 17】の答

1.　$\sin x=\frac{\sqrt{3}}{2}=\sin\frac{\pi}{3}\qquad\therefore\quad x=\frac{\pi}{3}+2n\pi,\ 2n\pi+\frac{2\pi}{3}\quad(n=0,\pm1,\pm2,\pm3,\cdots)$

2.　$\cos x = \frac{1}{2} = \cos\frac{\pi}{3}$　　$\therefore\ x = 2n\pi \pm \frac{\pi}{3}$　$(n = 0, \pm 1, \pm 2, \cdots)$

3.　$\tan x = \sqrt{3} = \tan\frac{\pi}{3}$　　$\therefore\ x = n\pi + \frac{\pi}{3}$　$(n = 0, \pm 1, \pm 2, \cdots)$

4.　$\sin 2x = \frac{1}{2} = \sin\frac{\pi}{6}$　　$\therefore\ 2x = n\pi + (-1)^n \cdot \frac{\pi}{6}$　　$\therefore\ x = \frac{n\pi}{2} + (-1)^n \cdot \frac{\pi}{12}$

$n = 0,\ 1$として　$\frac{\pi}{12},\ \frac{5\pi}{12}$　または15°, 75°

5.　$\cos 2x = \frac{1}{\sqrt{2}} = \cos\frac{\pi}{4}$　　$\therefore\ 2x = 2n\pi \pm \frac{\pi}{4}$　　$\therefore\ x = n\pi \pm \frac{\pi}{8}$　$x = \frac{\pi}{8},\ \frac{7\pi}{8}$

【練習問題 18】の答

1.　$\sin\left(2x - \frac{\pi}{3}\right) = \frac{1}{2} = \sin\frac{\pi}{6}$

$\therefore\ 2x - \frac{\pi}{3} = n\pi + (-1)^n \cdot \frac{\pi}{6}$　　$\therefore\ 2x = \frac{(3n+1)\pi}{3} + (-1)^n \cdot \frac{\pi}{6}$

$\therefore\ x = \frac{(3n+1)\pi}{6} + (-1)^n \cdot \frac{\pi}{12}$

n=0, 1, 2, 3とおいて，　$x = \frac{\pi}{4},\ \frac{\pi}{12},\ \frac{5\pi}{4},\ \frac{19\pi}{12}$　$(0 \leqq x \leqq 2\pi)$

2.　$\cos x(\cos x - 1) = 0$　　$\therefore\ \cos x = 0,\ \cos x = 1$

$\cos x = 0 = \cos\frac{\pi}{2}$　　$\therefore\ x = 2n\pi \pm \frac{\pi}{2}$

$\cos x = 1 = \cos 0$　　$\therefore\ x = 2n\pi$

3.　$2\sin^2 x + \sin x - 1 = (2\sin x - 1)(\sin x + 1) = 0$

$2\sin x = 1$　　$\therefore\ \sin x = \frac{1}{2} = \sin\frac{\pi}{6}$　　$\therefore\ x = n\pi + (-1)^n \cdot \frac{\pi}{6}$

$\sin x = -1 = \sin\frac{3}{2}\pi$　　$\therefore\ x = \frac{3\pi}{2} + 2n\pi$　　$\therefore\ x = \frac{\pi}{6},\ \frac{5\pi}{6},\ \frac{3\pi}{2}$　$(0 \leqq x \leqq 2\pi)$

4.　$\sin x - \sqrt{3}\cos x = 1$　$\sqrt{1^2 + \sqrt{3}^2}\left(\frac{1}{2}\sin x - \frac{\sqrt{3}}{2}\cos x\right) = 1$

$\sin x \cdot \cos\frac{\pi}{3} - \cos x \cdot \sin\frac{\pi}{3} = \frac{1}{2}$　$\sin\left(x - \frac{\pi}{3}\right) = \frac{1}{2}$

$\sin\left(x - \frac{\pi}{3}\right) = \sin\frac{\pi}{6}$

$x - \frac{\pi}{3} = \frac{\pi}{6} + 2n\pi,\ \frac{5}{6}\pi + 2n\pi$

$\therefore\ x = \frac{\pi}{2} + 2n\pi,\ \frac{7\pi}{6} + 2n\pi$　　$\therefore\ x = \frac{\pi}{2},\ \frac{7\pi}{6}$ $(0 \leqq x \leqq 2\pi)$

【練習問題 19】の答

$$\sin y = \sqrt{3} - \sin x \qquad \therefore \quad \sin^2 y = (\sqrt{3} - \sin x)^2$$

$$\cos y = 1 - \cos x \qquad \cos^2 y = (1 - \cos x)^2$$

$$\therefore \quad 1 = (\sqrt{3} - \sin x)^2 + (1 - \cos x)^2$$

$$= 3 - 2\sqrt{3}\sin x + \sin^2 x + 1 - 2\cos x + \cos^2 x$$

$$= 4 - 2\sqrt{3}\sin x - 2\cos x + 1$$

$$\therefore \quad 4 = 2\sqrt{3}\sin x + 2\cos x \qquad \cos x = 2 - \sqrt{3}\sin x$$

$$\cos^2 x = 4 - 4\sqrt{3}\sin x + 3\sin^2 x$$

$$1 - \sin^2 x = 4 - 4\sqrt{3}\sin x + 3\sin^2 x$$

$$\therefore \quad 4\sin^2 x - 4\sqrt{3}\sin x + 3 = 0$$

$$(2\sin x - \sqrt{3})^2 = 0 \qquad \therefore \quad 2\sin x = \sqrt{3}$$

$$\sin x = \frac{\sqrt{3}}{2} \qquad \therefore \quad x = 60^\circ$$

$$\sin y = \sqrt{3} - \frac{\sqrt{3}}{2} = \frac{\sqrt{3}}{2} \qquad \therefore \quad y = 60^\circ \qquad \begin{cases} x = 60^\circ \\ y = 60^\circ \end{cases}$$

【練習問題 20】の答

1. $\cos^{-1}\dfrac{1}{\sqrt{2}} = x \qquad \therefore \quad \cos x = \dfrac{1}{\sqrt{2}} \qquad \therefore \quad x = \dfrac{\pi}{4}$

2. $\sin^{-1}1 = x \qquad \sin x = 1 \qquad \therefore \quad x = \dfrac{\pi}{2}$

3. $\tan^{-1}\sqrt{3} = x \qquad \tan x = \sqrt{3} \qquad x = \dfrac{\pi}{3}$

4. $\sin^{-1}\dfrac{1}{2} = x \qquad \sin x = \dfrac{1}{2} \qquad x = \dfrac{\pi}{6}$

5. $\cos^{-1}\dfrac{1}{2} = x \qquad \cos x = \dfrac{1}{2} \qquad x = \dfrac{\pi}{3}$

【練習問題 21】の答

1. $\sin\left(\sin^{-1}\dfrac{\sqrt{3}}{2}\right) = \sin\dfrac{\pi}{3} = \dfrac{\sqrt{3}}{2}$

2. $\tan\left(\sin^{-1}\dfrac{1}{2}\right) = \tan\dfrac{\pi}{6} = \dfrac{1}{\sqrt{3}}$

3. $\cos^{-1}\left(\cos\frac{\pi}{3}\right)=\cos^{-1}\frac{1}{2}=\frac{\pi}{3}$

4. $0+\frac{\pi}{6}+\frac{\pi}{3}=\frac{\pi}{2}$

5. $x=\sin^{-1}\frac{4}{5}\quad y=\sin^{-1}\frac{5}{13}$

$\cos(x+y)=\cos x\cdot\cos y-\sin x\cdot\sin y$

$x=\sin^{-1}\frac{4}{5}\qquad\therefore\quad \sin x=\frac{4}{5}\qquad\therefore\quad \cos x=\frac{3}{5}$

$y=\sin^{-1}\frac{5}{13}\qquad\therefore\quad \sin y=\frac{5}{13}\qquad\therefore\quad \cos y=\frac{12}{13}$

$\therefore\quad \cos\left(\sin^{-1}\frac{4}{5}+\sin^{-1}\frac{5}{13}\right)=\cos(x+y)$

$=\frac{3}{5}\times\frac{12}{13}-\frac{4}{5}\times\frac{5}{13}=\frac{36}{65}-\frac{20}{65}=\frac{16}{65}$

【練習問題 22】の答

1. $j^3=j^2\cdot j=-j$　　2. $\frac{1}{j}=\frac{1}{j}\frac{j}{j}=-j$

3. $(-j)^2=(-1)^2j^2=-1$　　4. $\left(-\frac{1}{j}\right)^2=\left(-\frac{1}{j}\right)\left(-\frac{1}{j}\right)=\frac{1}{j^2}=-1$

5. $(2+j)^2=4+4j+j^2=3+j4$　　6. $(2j)\cdot(3j)=6j^2=-6$

7. $\frac{\cancel{4}j}{\cancel{2}j}=2$　　8. $\frac{1}{1+j}=\frac{1}{1+j}\frac{1-j}{1-j}=\frac{1-j}{1^2+1^2}=\frac{1}{2}-j\frac{1}{2}$

【練習問題 23】の答

1. $(1+j)^4=(1+2j-1)^2=(2j)^2=-4$

2. $\frac{(1+j)^2}{1^2+1^2}=\frac{1}{2}(\cancel{1}+2j-\cancel{1})=j$

3. $(2-j)^3=2^3+3\cdot2^2(-j)+3\cdot2(-j)^2+(-j)^3=8-12j-6+j=2-11j$

4. $\frac{1}{(1+j)^2\cdot(1-j)^2}=\frac{1}{\{(1+j)(1-j)\}^2}=\frac{1}{(1+1)^2}=\frac{1}{4}$

【練習問題 24】の答

1．(1) $z = j = \cos\frac{\pi}{2} + j\sin\frac{\pi}{2} = e^{j\frac{\pi}{2}}$

(2) $z = -j = \cos\frac{3\pi}{2} + j\sin\frac{3\pi}{2} = e^{-j\frac{\pi}{2}}$

(3) $z = 1 + j\sqrt{3} = 2\left(\cos\frac{\pi}{3} + j\sin\frac{\pi}{3}\right) = 2e^{j\frac{\pi}{3}}$

(4) $z = -\frac{\sqrt{3}}{2} + j\frac{1}{2} = \cos\frac{5\pi}{6} + j\sin\frac{5\pi}{6} = e^{j\frac{5}{6}\pi}$

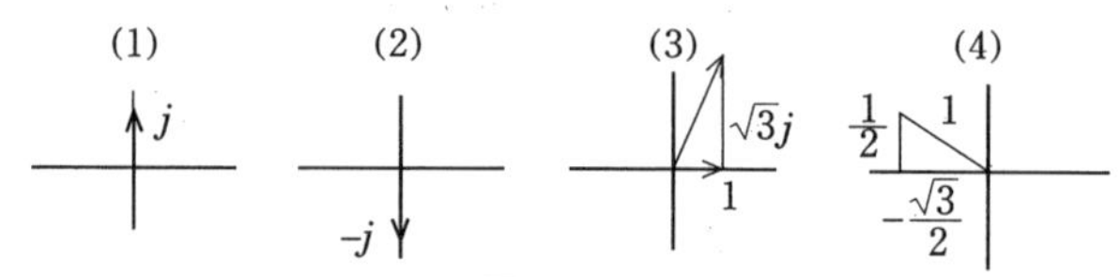

図3・35

2．(1) $z = \sqrt{2}\cdot e^{-j\frac{\pi}{4}} = \sqrt{2}\left(\cos\frac{\pi}{4} - j\sin\frac{\pi}{4}\right) = \sqrt{2}\left(\frac{1}{\sqrt{2}} - j\frac{1}{\sqrt{2}}\right) = 1 - j$

(2) $z = 2\cdot e^{j\frac{\pi}{3}} = 2\left(\cos\frac{\pi}{3} + j\sin\frac{\pi}{3}\right) = 2\left(\frac{1}{2} + j\frac{\sqrt{3}}{2}\right) = 1 + j\sqrt{3}$

(3) $z = 3\cdot e^{-j\frac{\pi}{2}} = 3\left(\cos\frac{\pi}{2} - j\sin\frac{\pi}{2}\right) = 3(0 - j) = -j3$

(4) $z = 5\cdot e^{j\frac{3}{2}\pi} = 5\left(\cos\frac{3\pi}{2} + j\sin\frac{3\pi}{2}\right) = 5(0 - j) = -j5$

(5) $z = \sqrt{3}\cdot e^{j2\pi} = \sqrt{3}(\cos 2\pi + j\sin 2\pi) = \sqrt{3}(1 + j\cdot 0) = \sqrt{3}$

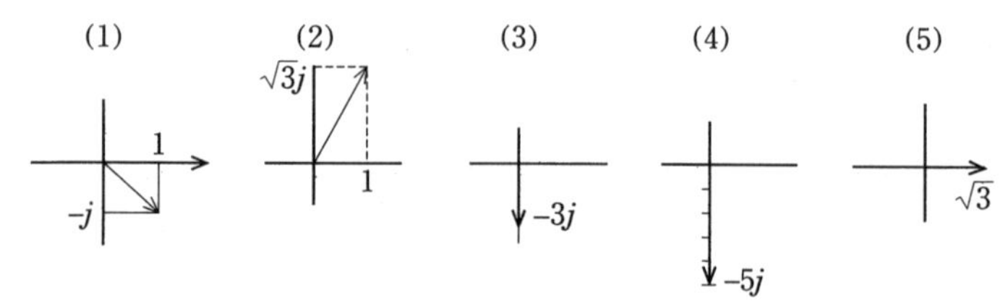

図3・36

【練習問題 25】の答

1．(1) $z = 2e^{j\frac{5}{2}\pi} = 2\left(\cos\frac{5\pi}{2} + j\sin\frac{5\pi}{2}\right) = j2$

(2) $z=\sqrt{2}e^{j5\pi}=\sqrt{2}(\cos 5\pi+j\sin 5\pi)=-\sqrt{2}$

(3) $z=-2e^{-j\frac{7}{2}\pi}=-2\left(\cos\frac{\pi}{2}+j\sin\frac{\pi}{2}\right)=-j2$

(4) $z=\sqrt{2}e^{j45\pi}=\sqrt{2}(\cos 45\pi+j\sin 45\pi)=-\sqrt{2}$

2. (1) $z=\frac{1}{j}=-j=\cos\frac{\pi}{2}-j\sin\frac{\pi}{2}=e^{-j\frac{\pi}{2}}$

(2) $z=\frac{1}{1+j}=\frac{1}{\sqrt{2}}\left(\frac{1}{\sqrt{2}}-j\frac{1}{\sqrt{2}}\right)=\frac{1}{\sqrt{2}}\left(\cos\frac{\pi}{4}-j\sin\frac{\pi}{4}\right)=\frac{1}{\sqrt{2}}e^{-j\frac{\pi}{4}}$

(3) $z=\frac{1}{-1+j\sqrt{3}}=-\frac{1}{2}\left(\frac{1}{2}+j\frac{\sqrt{3}}{2}\right)=-\frac{1}{2}\left(\cos\frac{\pi}{3}+j\sin\frac{\pi}{3}\right)=-\frac{1}{2}e^{j\frac{\pi}{3}}$

(4) $z=-\frac{3}{j2}=\frac{3}{2}j=\frac{3}{2}\left(\cos\frac{\pi}{2}+j\sin\frac{\pi}{2}\right)=\frac{3}{2}e^{j\frac{\pi}{2}}$

【練習問題 26】の答

1. $\dot{z}=j\omega L=\omega L\left(\cos\frac{\pi}{2}+j\sin\frac{\pi}{2}\right)=\omega Le^{j\frac{\pi}{2}}$

2. $\dot{z}=\frac{1}{j\omega C}=\frac{-j}{\omega C}=\frac{1}{\omega C}\left(\cos\frac{\pi}{2}-j\sin\frac{\pi}{2}\right)=\frac{1}{\omega C}e^{-j\frac{\pi}{2}}$

3. $\dot{z}=R+j\omega L$

$$=\sqrt{R^2+(\omega L)^2}\left(\frac{R}{\sqrt{R^2+(\omega L)^2}}+j\frac{\omega L}{\sqrt{R^2+(\omega L)^2}}\right)$$

$$=\sqrt{R^2+(\omega L)^2}\cdot(\cos\theta+j\sin\theta)=\sqrt{R^2+(\omega L)^2}e^{j\theta}$$

ただし，$\theta=\tan^{-1}\frac{\omega L}{R}$

4. $\dot{z}=R+\frac{1}{j\omega C}=R-\frac{1}{\omega C}j=\sqrt{R^2+\left(\frac{1}{\omega C}\right)^2}(\cos\theta-j\sin\theta)$

$$=\sqrt{R^2+\left(\frac{1}{\omega C}\right)^2}e^{-j\theta}$$

ただし，$\theta=\tan^{-1}\frac{1}{\omega CR}$

5. $\dot{z}=R+j\omega L+\frac{1}{j\omega C}$

$$=R+j\left(\omega L-\frac{1}{\omega C}\right)=\sqrt{R^2+\left(\omega L-\frac{1}{\omega C}\right)^2}(\cos\theta+j\sin\theta)$$

$$= \sqrt{R^2 + \left(\omega L - \frac{1}{\omega C}\right)^2} e^{j\theta}$$

ただし，$\theta = \tan^{-1}\left(\dfrac{\omega L - \dfrac{1}{\omega C}}{R}\right)$

【練習問題 27】の答

1. $\frac{1}{2}(e^{j\theta} + e^{-j\theta}) = \frac{1}{2}\{(\cos\theta + j\sin\theta) + (\cos(-\theta) + j\sin(-\theta))\}$

$$= \frac{1}{2}(\cos\theta + j\sin\theta + \cos\theta - j\sin\theta)$$

$$= \cos\theta$$

2. $\frac{1}{2j}(e^{j\theta} - e^{-j\theta}) = \frac{1}{2j}\{(\cos\theta + j\sin\theta) - (\cos(-\theta) + j\sin(-\theta))\}$

$$= \frac{1}{2j}[(\cos\theta + j\sin\theta) - (\cos\theta - j\sin\theta)]$$

$$= \sin\theta$$

【練習問題 28】の答

1. $1 + j = \sqrt{2}\left(\cos\frac{\pi}{4} + j\sin\frac{\pi}{4}\right)$ より

$$(1+j)^n = 2^{\frac{n}{2}}\left(\cos\frac{n\pi}{4} + j\sin\frac{n\pi}{4}\right)$$

これが実数になるのは $\sin\frac{n\pi}{4} = 0$ のとき，

すなわち，$\frac{n\pi}{4} = m\pi$（mは整数）

$\therefore\ n = 4m$　nが4の倍数のとき $(1+j)^n$ は実数になる．

2. $n = 4m$ のとき，

$$(1+j)^n = 2^{\frac{4m}{2}} \cdot \cos\frac{4m\pi}{4}$$

$$= 2^{2m}\cos m\pi = 4^m(-1)^m = (-4)^m$$

$$\begin{pmatrix} 4^m & m\text{が偶数のとき} \\ (-4)^m & m\text{が奇数のとき} \end{pmatrix}$$

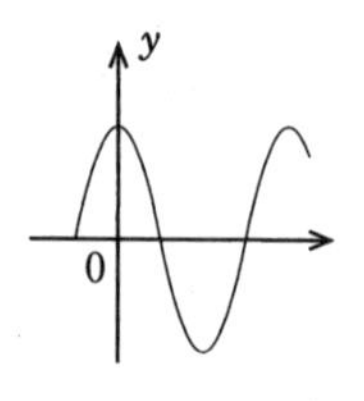

図3・36　$y=\cos x$

【練習問題 29】の答

1. $j^{13} = \left(\cos\frac{\pi}{2} + j\sin\frac{\pi}{2}\right)^{13} = \left(\cos\frac{13\pi}{2} + j\sin\frac{13\pi}{2}\right)$

$$= \cos\frac{\pi}{2} + j\sin\frac{\pi}{2} = j$$

2. $$\left(\frac{1}{\sqrt{3}+j}\right)^6 = \left(\frac{\frac{1}{2}}{\frac{\sqrt{3}}{2}+j\frac{1}{2}}\right)^6 = \left(\frac{1}{2}\right)^6 \cdot \left(\frac{\sqrt{3}}{2}+j\frac{1}{2}\right)^{-6}$$

$$= \left(\frac{1}{2}\right)^6 \cdot \left(\cos\frac{\pi}{6} + j\sin\frac{\pi}{6}\right)^{-6} = \frac{1}{2^6}(\cos\pi - j\sin\pi)$$

$$= -\frac{1}{2^6}$$

3. $$\left(\frac{1+j}{1-j}\right)^{10} = \left\{\frac{\sqrt{2}\left(\cos\frac{\pi}{4} + j\sin\frac{\pi}{4}\right)}{\sqrt{2}\left(\cos\left(-\frac{\pi}{4}\right) + j\sin\left(-\frac{\pi}{4}\right)\right)}\right\}^{10}$$

$$= \left(\cos\left(\frac{\pi}{4} + \frac{\pi}{4}\right) + j\sin\left(\frac{\pi}{4} + \frac{\pi}{4}\right)\right)^{10}$$

$$= \left(\cos\frac{\pi}{2} + j\sin\frac{\pi}{2}\right)^{10} = \cos 5\pi + j\sin 5\pi = -1$$

4. $$\left(\frac{j}{1+j}\right)^6 + \left(\frac{j}{1-j}\right)^6 = \left(\frac{1+j}{1+1}\right)^6 + \left(\frac{1-j}{1+1}\right)^6$$

$$= \frac{1}{2^6}\{(1+j)^6 + (1-j)^6\}$$

$$= \frac{1}{2^6}\left\{\sqrt{2^6}\left(\cos\frac{\pi}{4} + j\sin\frac{\pi}{4}\right)^6 + \sqrt{2^6}\left(\cos\frac{\pi}{4} - j\sin\frac{\pi}{4}\right)^6\right\}$$

$$= \frac{1}{8}\left(\cos\frac{3\pi}{2} + j\sin\frac{3\pi}{2} + \cos\frac{3\pi}{2} - j\sin\frac{3\pi}{2}\right)$$

$$= \frac{1}{8}(0 - 1\cdot j + 0 + 1\cdot j) = 0$$

【練習問題 30】の答

次のようにして加法定理を証明する．

$$e^{j\theta} = \cos\theta + j\sin\theta$$

$$e^{j(\theta_1+\theta_2)} = \cos(\theta_1+\theta_2) + j\sin(\theta_1+\theta_2) \quad \cdots\cdots(1)$$

一方，$e^{j(\theta_1+\theta_2)} = e^{j\theta_1}e^{j\theta_2}$ だから

$$e^{j(\theta_1+\theta_2)} = (\cos\theta_1 + j\sin\theta_1)\cdot(\cos\theta_2 + j\sin\theta_2)$$

$$= (\cos\theta_1\cos\theta_2 - \sin\theta_1\sin\theta_2) + j(\sin\theta_1\cos\theta_2 + \cos\theta_1\sin\theta_2) \quad \cdots\cdots(2)$$

(1)，(2)より実数部と虚数部を比較する．

$$\cos(\theta_1+\theta_2)=\cos\theta_1\cos\theta_2-\sin\theta_1\sin\theta_2$$

$$\sin(\theta_1+\theta_2)=\sin\theta_1\cos\theta_2+\cos\theta_1\sin\theta_2$$

【練習問題 31】の答

次のようにして三角関数の3倍角を証明する．

$(\cos\theta+j\sin\theta)^n=\cos n\theta+j\sin n\theta$ において

$n=3$ とする．

$$(\cos\theta+j\sin\theta)^3=\cos^3\theta+3\cos^2\theta(j\sin\theta)+3\cos\theta(j\sin\theta)^2+(j\sin\theta)^3$$

$$=\cos^3\theta-3\cos\theta\sin^2\theta+j(3\cos^2\theta\sin\theta-\sin^3\theta)\quad\cdots\cdot(1)$$

$$=\cos 3\theta+j\sin 3\theta\quad\cdots\cdot(2)$$

(1)，(2) の実数部，虚数部を各々比較する．

$$\begin{cases}\cos 3\theta=\cos^3\theta-3\cos\theta\sin^2\theta\\ \sin 3\theta=3\cos^2\theta\sin\theta-\sin^3\theta\end{cases}$$

【練習問題 32】の答

$$\sqrt{j}=z\qquad z^2=j=e^{j\frac{\pi}{2}}=e^{j\left(\frac{\pi}{2}+2\pi n\right)}\ (n\text{は整数})$$

$$z=\left\{e^{j\left(\frac{\pi}{2}+2\pi n\right)}\right\}^{\frac{1}{2}}=e^{j\left(\frac{\pi}{4}+\pi n\right)}=e^{j\frac{\pi}{4}}e^{jn\pi}=\pm e^{j\frac{\pi}{4}}=\pm\left(\cos\frac{\pi}{4}+j\sin\frac{\pi}{4}\right)=\pm\left(\frac{1}{\sqrt{2}}+j\frac{1}{\sqrt{2}}\right)$$

【練習問題 33】の答

$$z^3=1=e^{j2\pi n}\quad n：\text{整数}$$

$$z=\{e^{j2\pi n}\}^{\frac{1}{3}}=\quad e^{j\frac{2\pi}{3}n}$$

$$\begin{cases}z_1=e^{j\frac{2\pi}{3}}=e^{j\left(\frac{2}{3}\pi+2\pi k\right)}=\dfrac{-1+j\sqrt{3}}{2}\\ z_0=1\\ z_{-1}=e^{-j\frac{2\pi}{3}n}=e^{j\left(-\frac{2\pi}{3}+2\pi k\right)}=\dfrac{-1-j\sqrt{3}}{2}\end{cases}$$

$(k$：整数$)$

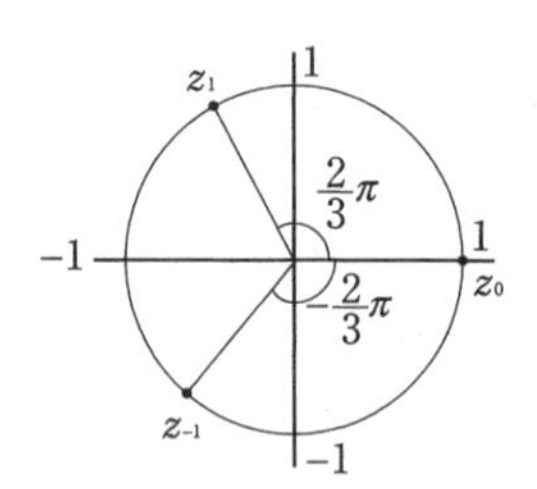

図3・37　半径1の円

第4章 微　分

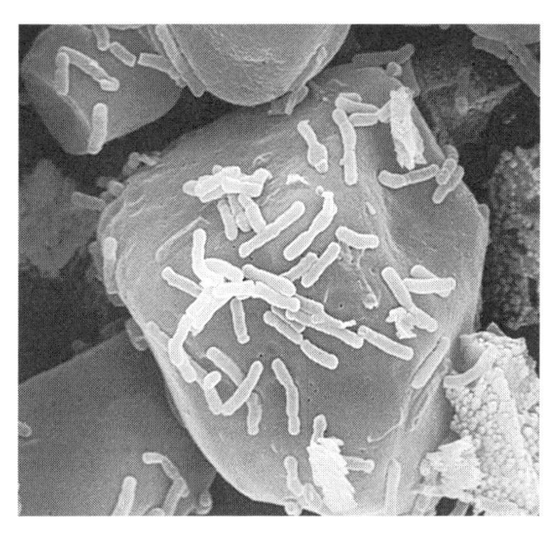

ヨーグルトのビフィズス菌
(電子顕微鏡写真)

●学習のポイント●

整式の極限値の考え方を関数の極限値に応用して，微分を学習する．また，いろいろな関数を微分する練習する．そして，その応用である近似値の求め方を学習する．少しずつ難しくなってきた．進んで挑戦してみることです．

4・1　関数の極限値

■要　　項■

関数 $y=f(x)$ について，変数xをaに限りなく近づけたとき関数 $y=f(x)$ の値が限りなくbに近づく．これを

$$\lim_{x\to a} f(x)=b$$

と書く．

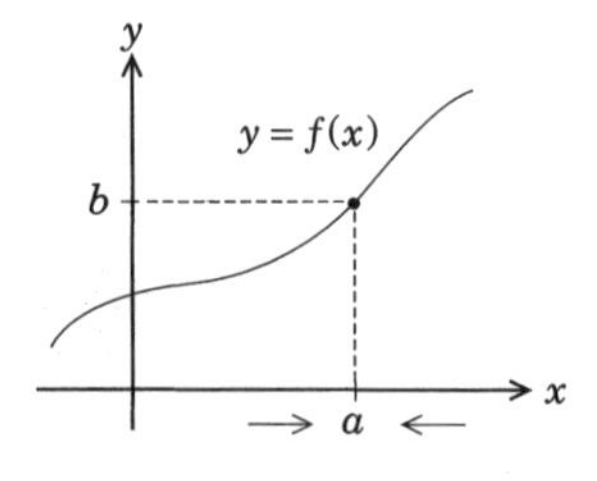

図4・1　$x\to a$

$\lim_{x\to a} f(x)=\alpha,\ \lim_{x\to a} g(x)=\beta$ のとき，

・$\lim_{x\to a} cf(x)=c\alpha$
(ただしcは定数)

・$\lim_{x\to a}\{f(x)\pm g(x)\}=\alpha\pm\beta$

・$\lim_{x\to a} f(x)\cdot g(x)=\alpha\cdot\beta$

・$\lim_{x\to a}\dfrac{f(x)}{g(x)}=\dfrac{\alpha}{\beta}\quad(\beta\fallingdotseq 0)$

基本関数の極限値

・$\lim_{x\to 0} x^n=0$

・$\lim_{x\to 0}\sin x=0$

・$\lim_{x\to 0}\cos x=1$

・$\lim_{x\to 0}\tan x=0$

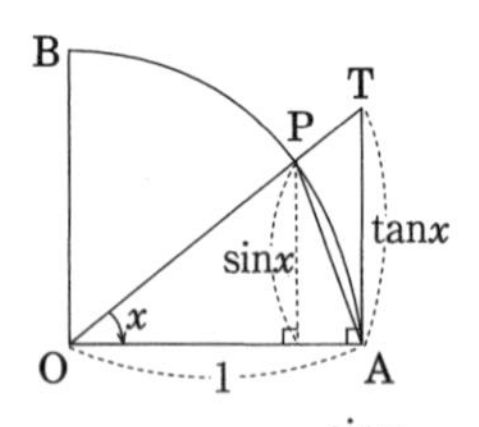

図4・2(a)　$\lim_{x\to 0}\dfrac{\sin x}{x}=1$

$\cdot \lim_{x \to 0} e^x = 1$

$\cdot \lim_{x \to 0} \log x = -\infty$

重要な極限値

$\cdot \lim_{x \to 0} \frac{\sin x}{x} = 1$

$\cdot \lim_{x \to 0} (1+x)^{\frac{1}{x}} = e$

$\cdot \lim_{x \to \infty} \left(1+\frac{1}{x}\right)^x = e$

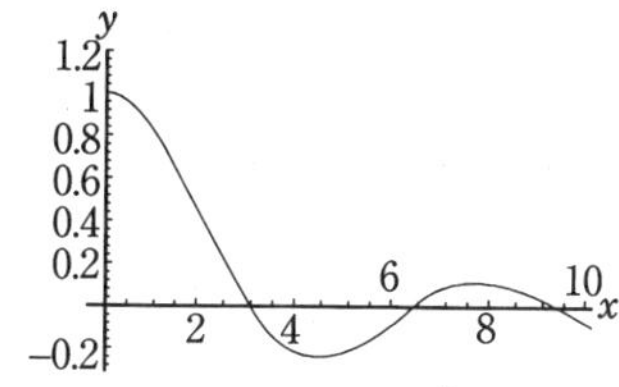

図4・2(b) $\lim_{x \to 0} \frac{\sin x}{x} = 1$

ただし，eは自然対数の底

$e = 2.71828\cdots$

【例題 4-1】　次の極限値を求めなさい．

1. $\lim_{x \to 0} (x^2 + 4x + 1)$

2. $\lim_{x \to 0} \frac{\sqrt{x}}{e^x}$

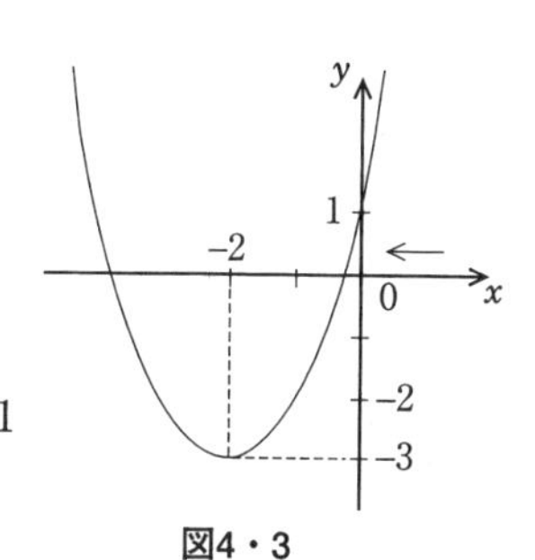

図4・3

【解】　1. $\lim_{x \to 0} (x^2 + 4x + 1) = \lim_{x \to 0} x^2 + \lim_{x \to 0} 4x + \lim_{x \to 0} 1$

$= 0 + 0 + 1 = 1$

2. $\lim_{x \to 0} \sqrt{x} = 0, \ \lim_{x \to 0} e^x = 1$

$\therefore \ \lim_{x \to 0} \frac{\sqrt{x}}{e^x} = \frac{0}{1} = 0$

【練習問題 1】　次の極限値を求めなさい．

1. $\lim_{x \to 0} xe^x$　　2. $\lim_{x \to 0} \frac{\log(1+x)}{x}$

3. $\lim_{x \to 0} e^x \cos x$　　4. $\lim_{x \to \infty} \frac{1}{x}$

【練習問題 2】　次の式の極限値を求めなさい．

1. $\lim_{x \to 0} \frac{x^3 + 3x^2 + x}{x^2 - 2x}$　　2. $\lim_{x \to 0} \frac{x}{\sqrt{x}}$

3. $\lim_{x\to\infty}\frac{x^2+2x+1}{x^2-1}$　　4. $\lim_{x\to 0}\frac{1-\sqrt{1-x}}{x}$

5. $\lim_{x\to\infty}e^{-x}\cdot\sin x$

6. $\lim_{x\to 0}\frac{\sin 2x}{x}$

7. $\lim_{x\to\infty}\frac{E}{R}(1-e^{-x})$

8. $\lim_{x\to\infty}x(x-\sqrt{x^2-a^2})$

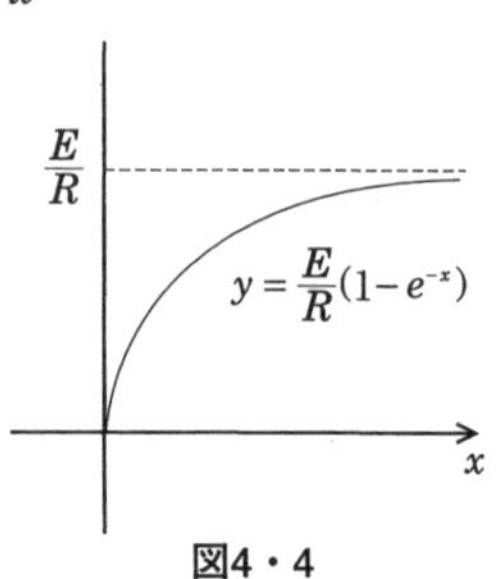

図4・4

【練習問題 3】　次の式の極限値を求めなさい．

1. $\lim_{x\to 0}\frac{\sin(x+\theta)-\sin\theta}{x}$

2. $\lim_{x\to 0}\frac{\sin ax}{\sin bx}$　　$(b \fallingdotseq 0)$

3. $\lim_{x\to\infty}\left(1+\frac{2}{x}\right)^x$　　4. $\lim_{x\to\infty}\frac{e^x-1}{x}$

4・2　微分係数

■要　　項■

関数 $y=f(x)$ の $x=x_1$ における微分係数

$$f'(x_1)=\lim_{\Delta x\to 0}\frac{f(x_1+\Delta x)-f(x_1)}{\Delta x}$$

$f'(x_1)$ は，$y=f(x)$ の $x=x_1$ における接線の傾きを表す．

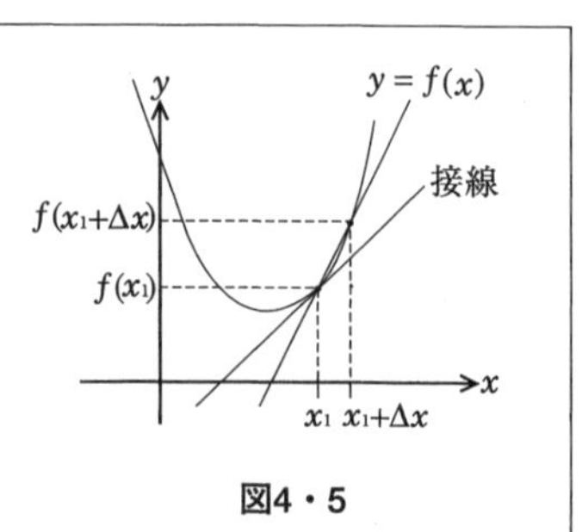

図4・5

【例題 4-2】　次の式の与えられた点における微分係数を求めなさい．

1. $y=x^2$　$(x=2)$

2. $y=x^3$　$(x=1)$

3.　$y=\sqrt{x}\quad (x=4)$

【解】　1.　$f'(2)=\lim_{\Delta x \to 0}\frac{(2+\Delta x)^2-2^2}{\Delta x}=\lim_{\Delta x \to 0}\frac{\Delta x(4+\Delta x)}{\Delta x}=4$

2.　$f'(1)=\lim_{\Delta x \to 0}\frac{(1+\Delta x)^3-1^3}{\Delta x}=\lim_{\Delta x \to 0}\frac{\Delta x(3\cdot 1+3\Delta x+(\Delta x)^2)}{\Delta x}=3$

3.　$f'(4)=\lim_{\Delta x \to 0}\frac{\sqrt{4+\Delta x}-\sqrt{4}}{\Delta x}=\lim_{\Delta x \to 0}\frac{(4+\Delta x)-4}{\Delta x(\sqrt{4+\Delta x}+\sqrt{4})}=\frac{1}{4}$

4・3　導関数

■要　　項■

・導関数：関数 $y=f(x)$ の各点における微分係数によって与えられる関数のこと．

・導関数は，y', $f'(x)$, $\frac{dy}{dx}$, $\frac{df}{dx}$, $\frac{d}{dx}f(x)$ などと表される．

・導関数を求める操作を微分という．

$$f'(x)=\lim_{\Delta x \to 0}\frac{\Delta y}{\Delta x}=\lim_{\Delta x \to 0}\frac{f(x+\Delta x)-f(x)}{\Delta x}$$

【例題 4-3】　次の関数を定義に従い微分しなさい．

1.　$y=x^2$

2.　$y=\frac{1}{x}$

【解】　1.　$y'=\lim_{\Delta x \to 0}\frac{f(x+\Delta x)-f(x)}{\Delta x}=\lim_{\Delta x \to 0}\frac{(x+\Delta x)^2-x^2}{\Delta x}$

$$=\lim_{\Delta x \to 0}\frac{x^2+2x\Delta x+\Delta x^2-x^2}{\Delta x}=\lim_{\Delta x \to 0}\frac{\Delta x(2x+\Delta x)}{\Delta x}=2x$$

2.　$y'=\lim_{\Delta x \to 0}\frac{f(x+\Delta x)-f(x)}{\Delta x}=\lim_{\Delta x \to 0}\frac{\frac{1}{x+\Delta x}-\frac{1}{x}}{\Delta x}$

$$=\lim_{\Delta x \to 0}\frac{1}{\Delta x}\cdot\frac{x-(x+\Delta x)}{x(x+\Delta x)}=\lim_{\Delta x \to 0}\frac{1}{\Delta x}\frac{(-\Delta x)}{x^2+x\Delta x}=-\frac{1}{x^2}$$

4・4　微分の基本公式

■要　　項■

$y=c$ (定数)	$y'=0$
$y=cf(x)$	$y'=cf'(x)$
$y=f(x)\pm g(x)$	$y'=f'(x)\pm g'(x)$
$y=f(x)\cdot g(x)$	$y'=f'(x)\cdot g(x)+f(x)\cdot g'(x)$
$y=\dfrac{f(x)}{g(x)}$	$y'=\dfrac{f'(x)\cdot g(x)-f(x)\cdot g'(x)}{\{g(x)\}^2}$

【例題 4-4】　次の関数を微分しなさい.

1.　$y=x^4-x^3$　　2.　$y=4x^2-x+5$

3.　$y=(x+1)(2x^2+x-1)$　　4.　$y=\dfrac{x+1}{x^2}$

【解】　1.　$y=x^4-x^3$　$y'=4x^3-3x^2=x^2(4x-3)$

2.　$y=4x^2-x+5$　$y'=8x-1$

3.　$y=(x+1)(2x^2+x-1)$

$$y'=(2x^2+x-1)+(x+1)(4x+1)\quad=2x^2+x-1+4x^2+x+4x+1$$
$$=6x^2+6x=6x(x+1)$$

4.　$y=\dfrac{x+1}{x^2}$　$y'=\dfrac{x^2-(x+1)\cdot 2x}{x^4}=\dfrac{x^2-2x^2-2x}{x^4}=\dfrac{-x^2-2x}{x^4}$

$$=-\frac{x+2}{x^3}$$

4・5　微分公式

■要　　項■

・合成関数の微分

$y=f\{g(x)\}$ の微分

$u = g(x)$ とおくと　$y = f(u)$

$$\therefore \quad y' = \frac{dy}{dx} = \frac{dy}{du} \cdot \frac{du}{dx} = f'(u) \cdot g'(x)$$

・媒介変数で表わされた関数の微分

$$\begin{cases} x = f(t) \\ y = g(t) \quad t: \text{媒介変数} \end{cases}$$

$$y' = \frac{dy}{dx} = \frac{\frac{dy}{dt}}{\frac{dx}{dt}} = \frac{g'(t)}{f'(t)}$$

【例題 4-5】　次の関数を微分しなさい.

1. $y = (2x^2 - 3)^3$
2. $\begin{cases} x(t) = 3t - 1 \\ y(t) = 2 - 9t^2 \end{cases}$

【解】　1. $u = 2x^2 - 3$ とおくと,　$y = u^3$

$$\therefore \quad y' = \frac{dy}{dx} = \frac{dy}{du} \cdot \frac{du}{dx} = 3u^2 \cdot 4x = 12x(2x^2 - 3)^2$$

2. $$y' = \frac{dy}{dx} = \frac{\frac{dy}{dt}}{\frac{dx}{dt}} = \frac{(2 - 9t^2)'}{(3t - 1)'} = \frac{-18t}{3} = -6t$$

$$x = 3t - 1 \qquad t = \frac{x + 1}{3}$$

$$\therefore \quad y' = -6t = -6 \cdot \frac{x + 1}{3} = -2(x + 1)$$

【練習問題 4】　次の関数を微分しなさい.

1. $y = (x^2 - x + 1)^3$　　2. $y = \dfrac{1}{x + 1}$

3. $y = \sqrt{5x + 1}$　　4. $\begin{cases} x(t) = t^2 + 2 \\ y(t) = -t^2 \end{cases}$

【練習問題5】　次の関数を微分しなさい.

1.　$y = x^2(x^3 + 1)$　　　2.　$y = \dfrac{x^2 + 1}{x + 1}$

3.　$y = \sqrt{1 + x^2}$　　　4.　$\begin{cases} x(t) = t + \dfrac{1}{t} \\ y(t) = t - \dfrac{1}{t} \end{cases}$

【練習問題6】　次の関数を微分し，$\dfrac{dy}{dx}$ を求めなさい.

1.　$x^2 + y^2 = 1$　　2.　$y^2 = x^3 + 1$

3.　$\sqrt{x} + \sqrt{y} = 1$

4・6　主要関数の微分

■要　　項■

$y = x^n$	$y' = nx^{n-1}$
$y = \sin x$	$y' = \cos x$
$y = \cos x$	$y' = -\sin x$
$y = \tan x$	$y' = \dfrac{1}{\cos^2 x} = \sec^2 x$
$y = e^x$	$y' = e^x$
$y = \log_e x$	$y' = \dfrac{1}{x}$

【例題4-6】　1. 次の関数を微分しなさい.

(1) $y = e^{ax}$　　(2) $y = \log(x + a)$

【解】　(1) $u = ax$ とおくと　$y = e^u$

$$\therefore\quad y' = \frac{dy}{dx} = \frac{dy}{du}\cdot\frac{du}{dx} = e^u\cdot(ax)' = a\,e^{ax}$$

(2) $u = x + a$ とおくと　$y = \log u$

$$\therefore\quad y' = \frac{dy}{dx} = \frac{dy}{du}\cdot\frac{du}{dx} = \frac{1}{u}\cdot 1 = \frac{1}{x + a}$$

【練習問題 7】　次の関数を微分しなさい．

1.　$y=\log x^2$　　2.　$y=\sin(4x+1)$

3.　$y=\cos^2 x$　　4.　$y=e^{-x}$

5.　$y=\sin x\cdot\cos x$　　6.　$y=\sin(ax+b)$

7.　$y=\tan^2 x$　　8.　$y=\log(ax+b)$

9.　$y=xe^{-x}$

【練習問題 8】　次の関数を微分しなさい．

1.　$y=\cos^2(ax+b)$　　2.　$y=e^{ax}+e^{-ax}$

3.　$y=\log\dfrac{x-1}{x+1}$　　4.　$y=e^{-ax^2+b}$

5.　$y=e^{-ax}\sin bx$　　6.　$y=x^2\cdot e^{-ax^2}$

4・7　逆関数と対数関数の微分

■要　　項■

・逆関数の微分

$y=f^{-1}(x)$　のとき　$x=f(y)$

$$y'=\frac{dy}{dx}=\frac{1}{\dfrac{dx}{dy}}=\frac{1}{f'(y)}$$

・対数微分法

$y=f(x)$の両辺の対数をとってから微分する．

すなわち，$\log y=\log f(x)$の両辺をxで微分する．

$$\frac{1}{y}y'=\frac{1}{f(x)}f'(x)\qquad\therefore\quad y'=y\cdot\frac{f'(x)}{f(x)}$$

【例題 4-7】　次の式を微分しなさい．

$y=\sin^{-1}x$

【解】　$y=\sin^{-1}x \rightleftarrows x=\sin y$

$$1=\cos y\cdot y' \qquad \therefore \quad y'=\frac{1}{\cos y}$$

$$\sin^2 y+\cos^2 y=1 \qquad \therefore \quad \cos y=\sqrt{1-\sin^2 y}=\sqrt{1-x^2}$$

$$\cos y \geqq 0$$

$$\therefore \quad y'=\frac{1}{\sqrt{1-x^2}}$$

【練習問題 9】　次の関数を微分しなさい．

1.　$y=\cos^{-1}x$　　　　2.　$y=\tan^{-1}x$

3.　$y=\sin^{-1}(x-1)$　　　4.　$y=\tan^{-1}(x^2+a)$

【例題 4-8】　$y=(x+a)(x+b)(x+c)$ を対数微分法を用いて微分しなさい．

【解】　$\log y=\log(x+a)+\log(x+b)+\log(x+c)$

$$\frac{1}{y}y'=\frac{1}{x+a}+\frac{1}{x+b}+\frac{1}{x+c}$$

$$\therefore \quad y'=(x+b)(x+c)+(x+c)(x+a)+(x+a)(x+b)$$

$$=3x^2+2(a+b+c)x+(ab+bc+ca)$$

【練習問題 10】　次の関数を微分しなさい．

1.　$y=a^x$　　2.　$y=e^x\sin x$　　3.　$y=\dfrac{(x-1)(x^2+1)}{x^3}$

4.　$y=(x-1)(x-2)(x-3)(x-4)$

【練習問題 11】　次の関数を微分しなさい．

1.　$y=\log(x+\sqrt{x^2+a})$　　　2.　$y=x^{ax}$

3.　$y=\dfrac{1}{x(x-1)}$　　　　　　4.　$y=x^{\cos ax}$

（注）微分や積分では自然対数を使い，$\log_e x$である．通常底のeを省略して$\log x$で表わす．$l_n x$と表わすこともある．

$(\log_e y)'=\dfrac{1}{y}\cdot y'$となることを忘れないように．

4・8　微分の応用

■要　　項■

微分係数 $f'(x_1)$ は $x = x_1$ における曲線 $y = f(x)$ の接線の傾きを表す．

・傾き：$\dfrac{\Delta y}{\Delta x} = \dfrac{y - y_1}{x - x_1}$

・接線の方程式

$$y = f'(x_1)(x - x_1) + f(x_1)$$

・法線の方程式‥‥接線と直交する直線

$$y = -\frac{1}{f'(x_1)}(x - x_1) + f(x_1)$$

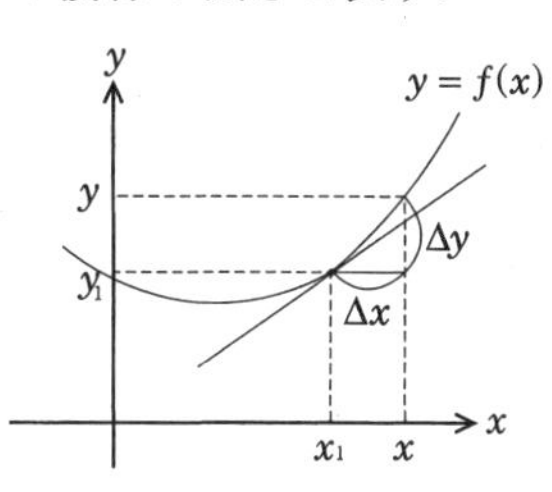

図4・6　微分係数

・極大，極小

接線の傾き=0の点は $y = f(x)$ の極大・極小値を与える点である．

極値をとる条件 $\Leftrightarrow f'(x_1) = 0$

【例題 4-9】　曲線 $y = x^2 + 2x + 1$ のx=1における接線の方程式を求めなさい．

【解】　$y = f(x) = x^2 + 2x + 1$

$f(1) = 4$

$f'(x) = 2x + 2$

$f'(1) = 4$

∴　接線の方程式は

$$y = 4(x - 1) + 4$$
$$= 4x$$

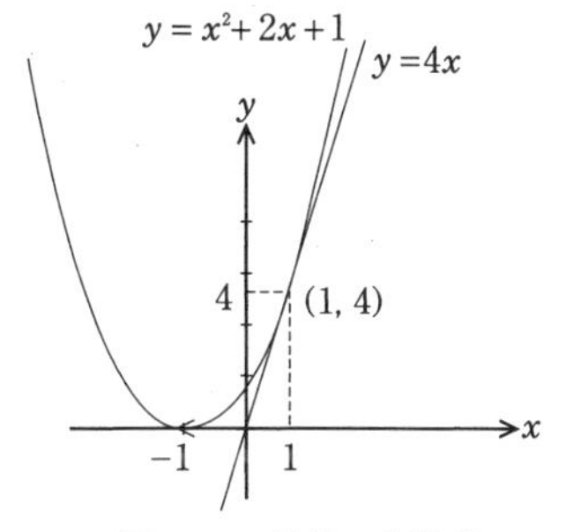

図4・7　接線の方程式

【例題 4-10】　関数 $y=x^3-3x+2$ の極値を求めなさい．

【解】　$y'=3x^2-3=3(x^2-1)=0$ より

$x=\pm1$

$f(1)=1-3+2=0$

$f(-1)=-1+3+2=4$

$x=1$で極小値0をとる．

$x=-1$で極大値4をとる．

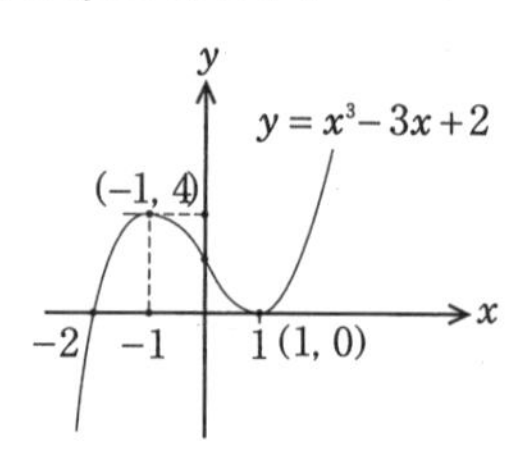

図4・8　極大，極小

増減表

x		-1		1	
y'	$+$	0	$-$	0	$+$
y	↗	4	↘	0	↗

【練習問題 12】　次の式の$x=x_0$における接線の方程式を求めなさい．

1.　$y=x^3$　$(x_0=-1)$　　2.　$y=\dfrac{1}{x}$　$(x_0=1)$

3.　$y=e^x$　$(x_0=0)$

【練習問題 13】　次の式の$x=x_0$における接線の方程式を求めなさい．

1.　$y=\sqrt{x}$　$(x_0=1)$　　2.　$y=\log(1+x)$　$(x_0=1)$

3.　$y=\sin ax$　$(x_0=0)$　　4.　$y=e^{-x^2}$　$(x_0=0)$

【練習問題 14】　次の図の関数の導関数を図示しなさい．

1.

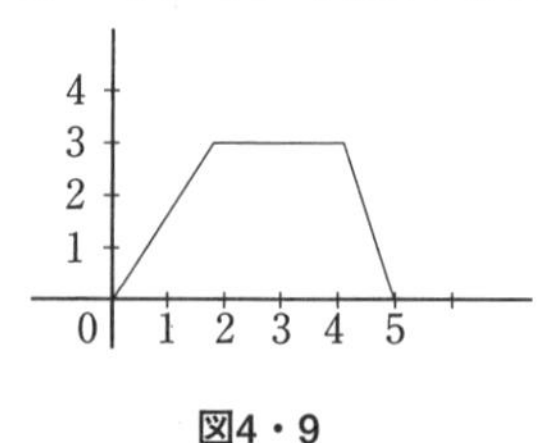

図4・9

2.

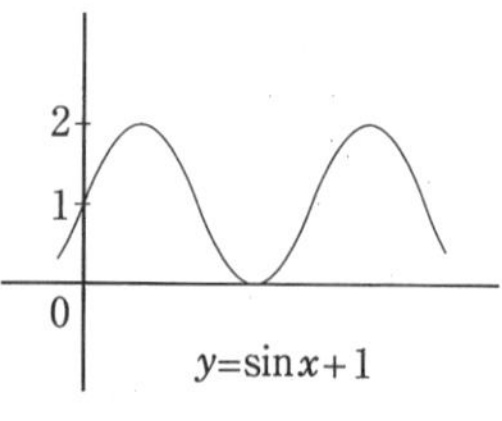

図4・10

【練習問題 15】　面積Sが一定の長方形のうちで，周囲の長さが最小となるのはどんな場合か求めなさい．

【練習問題 16】　関数 $\mathrm{P}(r)=r^2e^{-\frac{2r}{a}}$ が最大値をとる$r\,(r>0)$はいくらか．

【練習問題 17】　楕円 $\dfrac{x^2}{4^2}+\dfrac{y^2}{2^2}=1$ 上の点 $(2,\ \sqrt{3})$ における接線の方程式を求めなさい．

【練習問題 18】　半径rの円周上を角速度 ω(rad/s) で運動している．物体の座標P(x, y)が

$$\begin{cases} x = r\cos\omega t \\ y = r\sin\omega t \end{cases}$$

で与えられるとき，この物体の速度ベクトル $\vec{v}$，加速度ベクトル $\vec{\alpha}$ と各々の大きさを求めなさい．

ただし，$\vec{v}$, $\vec{\alpha}$, $|\vec{v}|$, $|\vec{\alpha}|$ は

$$\vec{v} = (v_x,\ v_y) = \left(\frac{dx}{dt},\ \frac{dy}{dt}\right)$$

$$|\vec{v}| = \sqrt{v_x^2 + v_y^2}$$

$$\vec{\alpha} = (\alpha_x,\ \alpha_y) = \left(\frac{dv_x}{dt},\ \frac{dv_y}{dt}\right)$$

$$|\vec{\alpha}| = \sqrt{\alpha_x^2 + \alpha_y^2}$$

で与えられる．

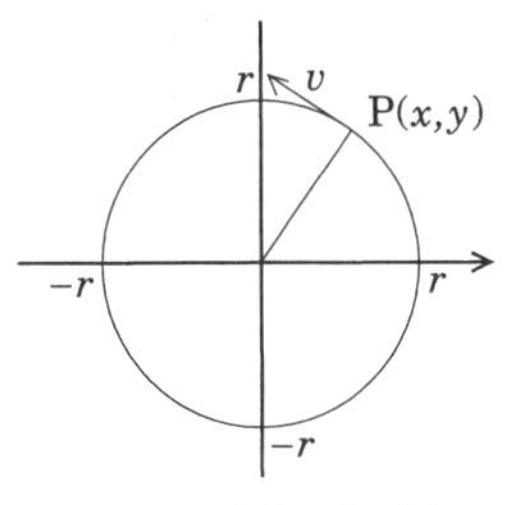

図4・11　速度と加速度

【練習問題 19】　全測定時間Tを一定としたとき，線源からの真の計数率n_tの誤差を最小にするためには，バックグランド測定時間t_Bと線源からの測定時間t_nをどのように配分すればよいか．真の計数率n_tとその誤差εは

$$n_t = \frac{N_n}{t_n} - \frac{N_B}{t_B} = n_n - n_B$$

$$\varepsilon = \sqrt{\left(\frac{\sqrt{N_n}}{t_n}\right)^2 + \left(\frac{\sqrt{N_B}}{t_B}\right)^2} = \sqrt{\frac{N_n}{t_n^2} + \frac{N_B}{t_B^2}}$$

で与えられる．ただし，N_n：バックグラウンド＋線源からの計数，N_B：バックグラウンドからの計数とする．

【練習問題 20】　起電力E，内部抵抗rの電源に抵抗Rを接続したとき，Rで消費される電力が最大となるときのRの値を求めなさい．

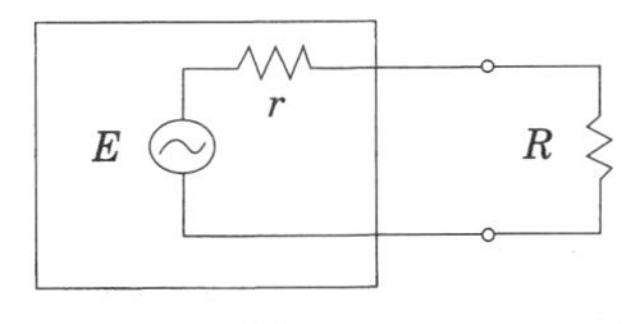

図4・12

4・9　高次導関数

■要　　項■

$y=f(x)$ の導関数 $y'=f'(x)$ がさらに微分可能なとき，$y'=f'(x)$ の導関数を $y=f(x)$ の二次導関数という．同時に二次，三次，‥‥n次の導関数を考えることができる．

$$y''=f''(x)=\frac{d}{dx}y'=\frac{d^2y}{dx^2}$$

$$y'''=f'''(x)=\frac{d}{dx}y''=\frac{d^3y}{dx^3}$$

$$\vdots$$

$$y^{(n)}=f^{(n)}(x)=\frac{d}{dx}y^{(n-1)}=\frac{d^ny}{dx^n}$$

テーラー展開

関数 $y=f(x)$ が閉区間 $[a,\ b]$ で n 回微分可能であれば，

$$f(b)=f(a)+\frac{f'(a)}{1!}(b-a)+\frac{f''(a)}{2!}(b-a)^2+\cdots\cdots+\frac{f^{(n-1)}(a)}{(n-1)!}(b-a)^{n-1}+R_n$$

ただし，$R_n=\frac{f^{(n)}(c)}{n!}(b-a)^n$　　$a<c<b$

となる c が存在する．

上式を関数 $y=f(x)$ の $x=a$ におけるテーラー展開という．

マクローリン展開

関数 $y=f(x)$ が閉区間 $x=0$ におけるテーラー展開をマクローリン展開という．

$$f(x)=f(0)+\frac{f'(0)}{1!}x+\frac{f''(0)}{2!}x^2+\cdots\cdots+\frac{f^{(n-1)}(0)}{(n-1)!}x^{n-1}+\frac{f^{(n)}(\theta x)}{n!}x^n$$

ただし，$0<\theta<1$

基本関数のマクローリン級数

マクローリン展開において $\lim_{x\to\infty}\frac{f^{(n)}(\theta x)}{n!}x^n=0$ は $f(x)$ は x の累乗の無限級数に展開される．

$$e^x = 1 + \frac{x}{1!} + \frac{x^2}{2!} + \cdots + \frac{x^n}{n!} + \cdots \qquad (-\infty < x < \infty)$$

$$\log(1+x) = x - \frac{x^2}{2} + \frac{x^3}{3} + \cdots + (-1)^{n-1}\frac{x^n}{n} + \cdots \qquad (-1 < x \leqq 1)$$

$$\sin x = x - \frac{x^3}{3!} + \frac{x^5}{5!} + \cdots + (-1)^n \frac{x^{2n+1}}{(2n+1)!} + \cdots \qquad (-\infty < x < \infty)$$

$$\cos x = 1 - \frac{x^2}{2!} + \frac{x^4}{4!} + \cdots + (-1)^n \frac{x^{2n}}{(2n)!} + \cdots \qquad (-\infty < x < \infty)$$

$$(1+x)^\alpha = \binom{\alpha}{1}x + \binom{\alpha}{2}x^2 + \cdots + \binom{\alpha}{n}x^n + \cdots \qquad (|x| < 1)$$

ただし，$\displaystyle \binom{\alpha}{r} = \frac{\alpha(\alpha-1)\cdots(\alpha-r+1)}{r!}$

【例題 4-11】　$y=\sqrt{1+x}$ を $x=0$ のまわりに展開しなさい．

【解】

$$y = f(x) = (1+x)^{\frac{1}{2}} \qquad f(0) = 1$$

$$f'(x) = \frac{1}{2}(1+x)^{-\frac{1}{2}} \qquad f'(0) = \frac{1}{2}$$

$$f''(x) = -\frac{1}{4}(1+x)^{-\frac{3}{2}} \qquad f''(0) = -\frac{1}{4}$$

$$f'''(x) = \frac{3}{8}(1+x)^{-\frac{5}{2}} \qquad f'''(0) = \frac{3}{8}$$

$$\vdots \qquad\qquad \vdots$$

$$\therefore \quad y = \sqrt{1+x} = 1 + \frac{1}{2}x - \frac{1}{8}x^2 + \frac{1}{16}x^3 + \cdots$$

図4・13 $\sqrt{1+x} \fallingdotseq 1+\frac{1}{2}x$

【練習問題 21】　次の式を $x=0$ のまわりに展開しなさい．

1.　$y=\dfrac{1}{1+x}$　　2.　$y=e^{-x}$

3.　$y=\dfrac{1}{1-2x}$

【練習問題 22】　次の式をマクローリン展開しなさい．

1.　$y=\dfrac{1}{\sqrt{1-x^2}}$　　2.　$y=a^x$

3.　$y=e^{-ax}$　　4.　$y=\cos ax$

5.　$y=\sin(ax+b)$

【練習問題23】　次の式を0のまわりに展開しなさい.

1.　$y=\tan x$　　2.　$y=\sin^{-1}x$

【練習問題24】　$y=e^{jx}$ をマクローリン展開しなさい.（ただし $j^2=-1$）.

4・10　近似式

■要　　項■

マクローリン展開（級数）より，xが1に比べて十分小さいときx^2以上の項は通常無視できるほど小さくなるから，関数

$y=f(x)$は

$$y=f(x)\fallingdotseq f(0)+f'(0)x$$

と近似できる.

主な関数の近似式　($x<<1$)

$(1+x)^\alpha\fallingdotseq 1+\alpha x$

$\sin x\fallingdotseq x$

$\cos x\fallingdotseq 1$

$\tan x\fallingdotseq x$

$e^x\fallingdotseq 1+x$

$\log(1+x)\fallingdotseq x$

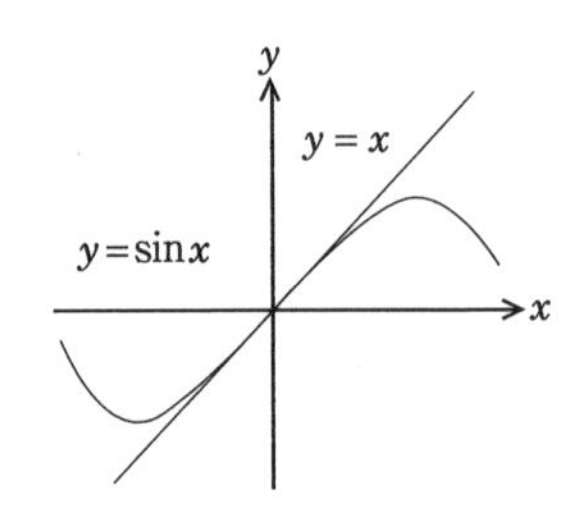

【例題4-12】　次の式の近似値を求めなさい.

1.　$\sqrt{1.01}$　　2.　$\dfrac{1}{0.98}$

【解】　1.　$\sqrt{1+x}=(1+x)^{\frac{1}{2}}\fallingdotseq 1+\dfrac{1}{2}x$　($x<<1$)

$x=0.01$を代入すると，

$$\therefore\quad \sqrt{1.01}\fallingdotseq 1+\frac{1}{2}\cdot 0.01=1.005$$

2.　$\dfrac{1}{1-x}=(1-x)^{-1}\fallingdotseq 1+x$　($x<<1$)

$x=0.02$を代入すると，

$$\therefore \quad \frac{1}{0.98} = \frac{1}{1-0.02} \fallingdotseq 1+0.02 = 1.02$$

【練習問題 25】　次の式の近似値を求めなさい．

1.　$\sqrt{1.04}$　　2.　$\dfrac{1}{1.05}$　　3.　$\left(\dfrac{1}{0.98}\right)^2$

4.　$\left(\dfrac{1}{990}\right)$　　5.　$\sqrt[3]{128}$　　6.　$\sqrt{25.15}$

7.　$e^{-0.01}$

【練習問題 26】　コンプトン反跳電子のエネルギー最大値 E_{max} は

$$E_{max} = \frac{E_\gamma}{1+\dfrac{m_0c^2}{2E_\gamma}}$$

で与えられる．ただし，E_γ は入射光子エネルギー，$m_0c^2 = 0.511\,\mathrm{MeV}$ は電子の静止エネルギーとする．

$E_\gamma >> m_0c^2$ とみなせるとき E_{max} はどう表されるか．

【練習問題 27】　静止質量 m_0 の粒子が速度 v で運動しているとき全エネルギー E は

$$E_{max} = \frac{m_0c^2}{\sqrt{1-\left(\dfrac{v}{c}\right)^2}}$$

で与えられる．$v << c$　のとき，この粒子の運動エネルギーは

$$K = \frac{1}{2}m_0v^2$$

となることを示しなさい．

【練習問題 28】　半減期が66時間の RI がある．検定日時で4GBqの放射能があったとき，6.6時間後の放射能はおよそ何Bqか．ただし，$\log_e 2 = 0.693$ とする．

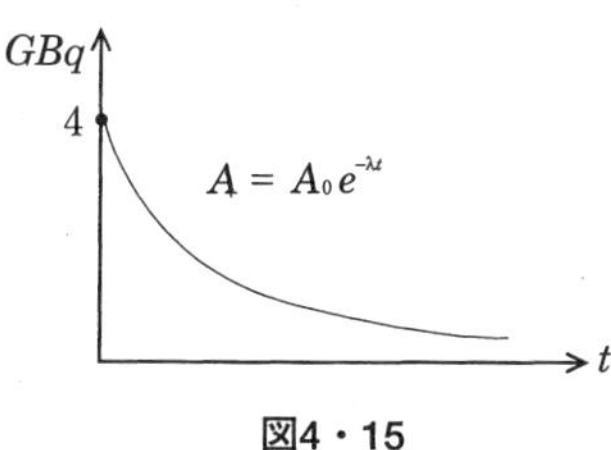

図4・15

【練習問題 29】 真の計数率 n(cps)，見掛けの計数率 n'(cps)，分解時間 τ(s) の間には

$$n = \frac{n'}{1-n'\tau}$$

の関係がある．ある放射線検出器の分解時間が50μsであるとき600(cps)の実測定を得た．真の計数率は何cpsか求めなさい．

【練習問題 30】 電離箱内空気の質量変化を補正するための係数k_1は

$$k_1 = \frac{273.2+T}{273.2+T_0}\cdot\frac{P_0}{P} \text{ (大気補正係数)}$$

で与えられる．ただし，$T_0 = 22.0°C$, $P_0 = 101.3\,kPa$ とする． $T = 23.5°C$, $P = 100.3\,kPa$ におけるk_1の値はいくらか.

■練習問題の解答

【練習問題 1】の答

1. $\lim_{x\to0} xe^x = 0$　　2. $\lim_{x\to0}\frac{\log(1+x)}{x} = \lim_{x\to0}\frac{1}{x}\log(1+x) = \lim_{x\to0}\log(1+x)^{\frac{1}{x}} = 1$

3. $\lim_{x\to0} e^x\cos x = 1$　　4. $\lim_{x\to\infty}\frac{1}{x} = 0$

【練習問題 2】の答

1. $\lim_{x\to0}\frac{x^3+3x^2+x}{x^2-2x} = \lim_{x\to0}\frac{x(x^2+3x+1)}{x(x-2)} = \frac{1}{-2} = -\frac{1}{2}$

2. $\lim_{x\to0}\frac{x}{\sqrt{x}} = \lim_{x\to0} x\cdot x^{-\frac{1}{2}} = \lim_{x\to0} x^{\frac{1}{2}} = 0$

3. $\lim_{x\to\infty}\frac{x^2+2x+1}{x^2-1} = \lim_{x\to\infty}\frac{x^2\left(1+\frac{2}{x}+\frac{1}{x^2}\right)}{x^2\left(1-\frac{1}{x^2}\right)} = 1$

4. $\lim_{x\to0}\frac{1-\sqrt{1-x}}{x} = \lim_{x\to0}\frac{1-(1-x)}{x(1+\sqrt{1-x})}$

   $= \lim_{x\to0}\frac{x}{x(1+\sqrt{1-x})} = \frac{1}{2}$

5. $\lim_{x\to\infty} e^{-x}\sin x = \lim_{x\to\infty}\frac{\sin x}{e^x} = 0$

6. $\lim_{x\to 0}\frac{\sin 2x}{x}=\lim_{x\to 0}\frac{2\sin 2x}{2x}=2$

7. $\lim_{x\to\infty}\frac{E}{R}(1-e^{-x})=\frac{E}{R}$

8. $\lim_{x\to\infty}x(x-\sqrt{x^2-a^2})=\lim_{x\to\infty}x\frac{x^2-(x^2-a^2)}{x+\sqrt{x^2-a^2}}$

$=\lim_{x\to\infty}\frac{xa^2}{x+\sqrt{x^2-a^2}}=\lim_{x\to\infty}\frac{\cancel{x}a^2}{\cancel{x}\left(1+\sqrt{1-\left(\frac{a}{x}\right)^2}\right)}=\frac{a^2}{2}$

【練習問題 3】の答

1. $\sin A-\sin B=2\cos\left(\frac{A+B}{2}\right)\cdot\sin\left(\frac{A-B}{2}\right)$ より

$\sin(\theta+x)-\sin\theta=2\cos\frac{2\theta+x}{2}\cdot\sin\frac{x}{2}$

$=2\cos\left(\theta+\frac{x}{2}\right)\cdot\sin\frac{x}{2}$

$\therefore\quad \lim_{x\to 0}\frac{\sin(\theta+x)-\sin\theta}{x}=\lim_{x\to 0}\frac{2\cos\left(\theta+\frac{x}{2}\right)\sin\frac{x}{2}}{x}=\lim_{x\to 0}\frac{\cos\left(\theta+\frac{x}{2}\right)\sin\frac{x}{2}}{\frac{x}{2}}$

$=\lim_{x\to 0}\cos\left(\theta+\frac{x}{2}\right)\cdot\lim_{x\to 0}\frac{\sin\frac{x}{2}}{\frac{x}{2}}=\cos\theta\cdot 1=\cos\theta$

2. $\lim_{x\to 0}\frac{\sin ax}{\sin bx}=\lim_{x\to 0}\frac{ax\cdot\frac{\sin ax}{ax}}{bx\cdot\frac{\sin bx}{bx}}$

$=\lim_{x\to 0}\frac{a}{b}\cdot\frac{\frac{\sin ax}{ax}}{\frac{\sin bx}{bx}}=\frac{a}{b}$

3. $t=\frac{2}{x}$ とおくと　$x\to\infty$ は $t\to 0$ に対応

$\therefore\quad \lim_{x\to\infty}\left(1+\frac{2}{x}\right)^x=\lim_{t\to 0}(1+t)^{\frac{2}{t}}=\left\{\lim_{t\to 0}(1+t)^{\frac{1}{t}}\right\}^2=e^2$

4. $y=e^x-1$ とおくと　$e^x=y+1$　両辺の対数をとって　$x=\log(1+y)$

$x\to 0$ は $y\to 0$ に対応するから,

$\therefore\quad \lim_{x\to\infty}\frac{e^x-1}{x}=\lim_{y\to 0}\frac{y}{\log(1+y)}=\lim_{y\to 0}\frac{1}{\frac{1}{y}\log_e(1+y)}=\lim_{y\to 0}\left\{\log(1+y)^{\frac{1}{y}}\right\}^{-1}$

$$=\left[\log\left\{\lim_{y\to 0}(1+y)^{\frac{1}{y}}\right\}\right]^{-1}=(\log_e e)^{-1}=1$$

【練習問題 4】の答

1. $y=(x^2-x+1)^3 \quad y'=3(2x-1)(x^2-x+1)^2$

2. $y=\dfrac{1}{x+1} \quad y'=-\dfrac{1}{(x+1)^2}$

3. $y=\sqrt{5x+1} \quad y'=\dfrac{1}{2}(5x+1)^{\frac{1}{2}-1}\cdot(5x+1)'=\dfrac{5}{2}\cdot\dfrac{1}{\sqrt{5x+1}}$

4. $\begin{cases}x(t)=t^2+2\\ y(t)=-t^2\end{cases} \quad y'=\dfrac{-2t}{2t}=-1$

【練習問題 5】の答

1. $y=x^2(x^3+1) \quad y'=2x(x^3+1)+x^2(3x^2)=2x^4+2x+3x^4=5x^4+2x$

2. $y=\dfrac{x^2+1}{x+1} \quad y'=\dfrac{2x(x+1)-(x^2+1)}{(x+1)^2}=\dfrac{2x^2+2x-x^2-1}{(x+1)^2}=\dfrac{x^2+2x-1}{(x+1)^2}$

3. $y=\sqrt{1+x^2} \quad y'=\dfrac{1}{2\sqrt{1+x^2}}\cdot(1+x^2)'=\dfrac{x}{\sqrt{1+x^2}}$

4. $\begin{cases}x(t)=t+\dfrac{1}{t}\\ y(t)=t-\dfrac{1}{t}\end{cases} \quad y'=\dfrac{1+\dfrac{1}{t^2}}{1-\dfrac{1}{t^2}}=\dfrac{t+\dfrac{1}{t}}{t-\dfrac{1}{t}}=\dfrac{x}{y}$

【練習問題 6】の答

1. $\not{2}x+\not{2}y\dfrac{dy}{dx}=0 \quad y\dfrac{dy}{dx}=-x \qquad \therefore \quad y'=\dfrac{dy}{dx}=-\dfrac{x}{y}$

2. $2y\dfrac{dy}{dx}=3x^2 \qquad \therefore \quad \dfrac{dy}{dx}=\dfrac{3x^2}{2y}$

3. $x^{\frac{1}{2}}+y^{\frac{1}{2}}=1 \quad \dfrac{1}{2}x^{-\frac{1}{2}}+\dfrac{1}{2}y^{-\frac{1}{2}}\dfrac{dy}{dx}=0 \quad \dfrac{1}{\sqrt{y}}\dfrac{dy}{dx}=-\dfrac{1}{\sqrt{x}} \qquad \therefore \quad \dfrac{dy}{dx}=-\sqrt{\dfrac{y}{x}}$

【練習問題 7】の答

1. $y=\log x^2 \quad y'=\dfrac{2x}{x^2}=\dfrac{2}{x}$

2. $y=\sin(4x+1) \quad y'=\cos(4x+1)\cdot(4x+1)'=4\cos(4x+1)$

3. $y=\cos^2 x \quad y'=2\cos x(-\sin x)=-2\sin x\cos x=-\sin 2x$

4. $y = e^{-x} \quad y' = -e^{-x}$

5. $y = \sin x \cdot \cos x \quad y' = \cos^2 x - \sin^2 x = 1 - 2\sin^2 x = 2\cos^2 x - 1 = \cos 2x$

6. $y = \sin(ax + b) \quad y' = a\cos(ax + b)$

7. $y = \tan^2 x \quad y' = 2\tan x \cdot \dfrac{1}{\cos^2 x} = 2\dfrac{\tan x}{\cos^2 x}$

8. $y = \log(ax + b) \quad y' = \dfrac{a}{ax + b}$

9. $y = xe^{-x} \quad y' = (1 - x)e^{-x}$

【練習問題 8】の答

1. $y = \cos^2(ax + b) \quad y' = 2\cos(ax + b)(-\sin(ax + b)) \cdot (ax + b)'$

$= -2a\sin(ax + b)\cos(ax + b) = -a\sin 2(ax + b)$

2. $y = e^{ax} + e^{-ax} \quad y' = ae^{ax} - ae^{-ax} = a(e^{ax} - e^{-ax})$

3. $y = \log\dfrac{x - 1}{x + 1} \quad y' = \dfrac{(x + 1)}{(x - 1)} \cdot \dfrac{(x + 1) - (x - 1)}{(x + 1)^2} = \dfrac{\cancel{(x + 1)}}{(x - 1)} \cdot \dfrac{2}{(x + 1)^{\cancel{2}}} = \dfrac{2}{x^2 - 1}$

4. $y = e^{-ax^2 + b} \quad y' = (-ax^2 + b)'e^{-ax^2 + b} = -2axe^{-ax^2 + b}$

5. $y = e^{-ax}\sin bx \quad y' = e^{-ax}(b\cos bx - a\sin bx)$

6. $y = x^2 \cdot e^{-ax^2} \quad y' = (x^2)'e^{-ax^2} + x^2 \cdot (e^{-ax^2})' \cdot (-ax^2)' = 2x(1 - ax^2)e^{-ax^2}$

【練習問題 9】の答

1. $y = \cos^{-1}x \quad x = \cos y \quad \dfrac{dx}{dy} = -\sin y = -\sqrt{1 - \cos^2 y} = -\sqrt{1 - x^2}$

$\therefore \quad y' = \left(\dfrac{dx}{dy}\right)^{-1} = -\dfrac{1}{\sqrt{1 - x^2}}$

2. $y = \tan^{-1}x \quad x = \tan y \quad \dfrac{dx}{dy} = \dfrac{1}{\cos^2 y} = \dfrac{\sin^2 y + \cos^2 y}{\cos^2 y} = \tan^2 y + 1 = 1 + x^2$

$\therefore \quad y' = \dfrac{1}{1 + x^2}$

3. $y = \sin^{-1}(x - 1) \quad x - 1 = \sin y \quad \dfrac{dx}{dy} = \cos y = \sqrt{1 - \sin^2 y} = \sqrt{1 - (x - 1)^2}$

$= \sqrt{1 - x^2 + 2x - 1} = \sqrt{2x - x^2} \qquad \therefore \quad y' = \dfrac{1}{\sqrt{2x - x^2}}$

4. $y = \tan^{-1}(x^2 + a) \quad x^2 + a = \tan y$

$2x \cdot \dfrac{dx}{dy} = \dfrac{1}{\cos^2 y} = 1 + \tan^2 y = 1 + (x^2 + a)^2 \qquad \therefore \quad y' = \dfrac{2x}{1 + (x^2 + a)^2}$

【練習問題 10】の答

1. $y=a^x \quad \log y = x\log a \quad \dfrac{1}{y}y' = \log a \qquad \therefore \quad y' = y\log a = a^x \log a$

2. $y=e^x\sin x \quad \log y = x + \log\sin x \quad \dfrac{1}{y}y' = 1+\dfrac{\cos x}{\sin x}$

$y' = e^x\sin x\left(1+\dfrac{\cos x}{\sin x}\right) = e^x(\sin x + \cos x)$

3. $y=\dfrac{(x-1)(x^2+1)}{x^3} \quad \log y = \log(x-1)+\log(x^2+1)-3\log x$

$\dfrac{1}{y}y' = \dfrac{1}{x-1}+\dfrac{2x}{x^2+1}-\dfrac{3}{x} \quad y' = \dfrac{x^2+1}{x^3}+\dfrac{2x(x-1)}{x^3}-\dfrac{3(x-1)(x^2+1)}{x^4}$

$=\dfrac{x^2+1}{x^3}+\dfrac{2(x-1)}{x^2}-\dfrac{3(x-1)(x^2+1)}{x^4}=\dfrac{x^2-2x+3}{x^4}$

4. $y=(x-1)(x-2)(x-3)(x-4)$

$\log y = \log(x-1)+\log(x-2)+\log(x-3)+\log(x-4)$

$\dfrac{1}{y}y' = \dfrac{1}{x-1}+\dfrac{1}{x-2}+\dfrac{1}{x-3}+\dfrac{1}{x-4} \qquad \therefore \quad y' = (x-2)(x-3)(x-4)$

$+(x-1)(x-3)(x-4)+(x-1)(x-2)(x-4)+(x-1)(x-2)(x-3)$

$=4x^3-30x^2+70x-50$

【練習問題 11】の答

1. $y' = \dfrac{1}{x+\sqrt{x^2+a}}\left\{1+\dfrac{1}{2}(x^2+a)^{-\frac{1}{2}}(2x)\right\}$

$=\dfrac{1}{x+\sqrt{x^2+a}}\left\{1+\dfrac{x}{\sqrt{x^2+a}}\right\}$

$=\dfrac{1}{\cancel{x+\sqrt{x^2+a}}}\cdot\dfrac{\cancel{\sqrt{x^2+a}+x}}{\sqrt{x^2+a}}=\dfrac{1}{\sqrt{x^2+a}}$

2. $y=x^{ax}$ 両辺の対数をとる．

$\log y = ax\log x \quad \dfrac{1}{y}y' = (ax)'\cdot\log x + ax\cdot(\log x)' = a\log x + ax\cdot\dfrac{1}{x}$

$=a(1+\log x)$

$\therefore \quad y' = ya(1+\log x) = ax^{ax}(1+\log x)$

3. $y=\dfrac{1}{x(x-1)}$

対数をとって変形すると次のようになる.

$\log y = \log \dfrac{1}{x(x-1)} = \log \dfrac{1}{x} + \log \dfrac{1}{x-1} = -\log x - \log(x-1)$

両辺をxについて微分する.

$\dfrac{1}{y} y' = -\dfrac{1}{x} - \dfrac{1}{x-1} = \dfrac{1-2x}{x(x-1)}$

$y' = \dfrac{1}{x(x-1)} \cdot \dfrac{1-2x}{x(x-1)} = \dfrac{1-2x}{x^2(x-1)^2}$

4. $\log y = \cos ax \log x \quad \dfrac{1}{y} y' = (\cos ax)' \cdot \log x + \cos ax \cdot (\log x)'$

$= -\sin ax \cdot (ax)' \cdot \log x + \cos ax \cdot \dfrac{1}{x}$

$= -a \sin ax \cdot \log x + \dfrac{\cos ax}{x}$

$\therefore \quad y' = y\left(\dfrac{\cos ax}{x} - a \sin ax \cdot \log x\right)$

$= x^{\cos ax} \cdot \left(\dfrac{\cos ax}{x} - a \sin ax \cdot \log x\right)$

【練習問題 12】の答

1. $y' = 3x^2 \qquad \therefore \quad f'(-1) = 3, \ f(-1) = -1$

$\therefore \quad y = 3(x+1) - 1 = 3x + 2$

2. $y' = -\dfrac{1}{x^2} \quad f'(1) = -1 \quad f(1) = 1$

$\therefore \quad y = -1(x-1) + 1 = -x + 2$

3. $y' = e^x \quad f'(0) = 1 \quad f(0) = 1$

$\therefore \quad y = (x-0) + 1 = x + 1$

【練習問題 13】の答

1.　$y' = \frac{1}{2}x^{-\frac{1}{2}}$　　$f'(1) = \frac{1}{2}$　　$f(1) = 1$

$$\therefore \quad y = \frac{1}{2}(x-1) + 1 = \frac{1}{2}x + \frac{1}{2}$$

2.　$y' = \frac{1}{1+x}$　　$f'(1) = \frac{1}{2}$　　$f(1) = \log_e 2$

$$\therefore \quad y = \frac{1}{2}(x-1) + \log_e 2 = \frac{1}{2}x + \log_e 2 - \frac{1}{2}$$

3.　$y' = a\cos ax$　　$f'(0) = a$　　$f(0) = 0$

$$\therefore \quad y = a(x-0) + 0 = ax$$

4.　$y' = -2xe^{-x^2}$　　$f'(0) = 0$　　$f(0) = 1$　　$\therefore \quad y = 1$

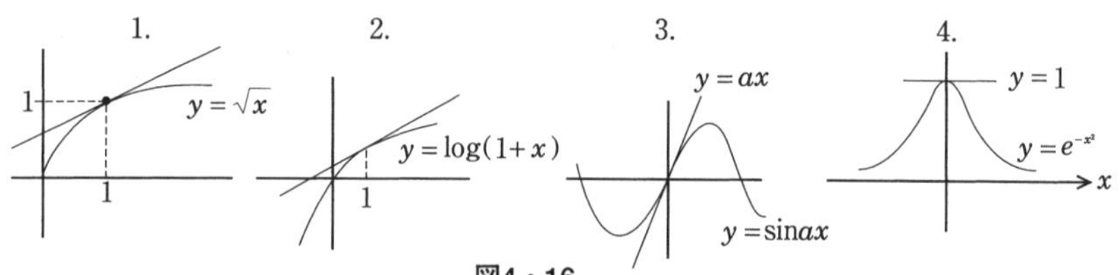

図4・16

【練習問題 14】の答

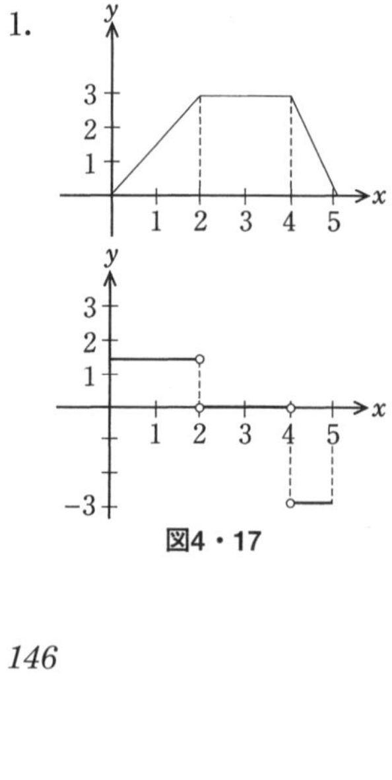

1.

図4・17

2.

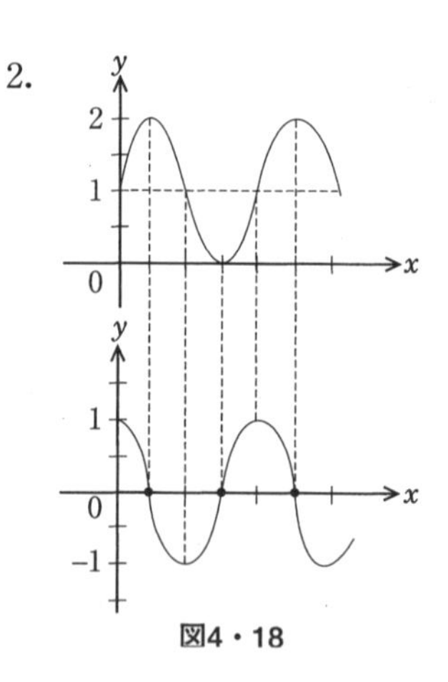

図4・18

【練習問題 15】の答

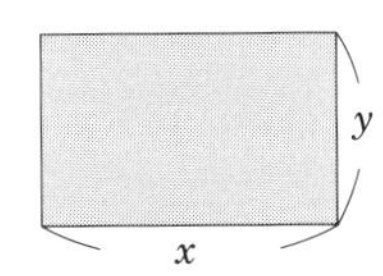

図4・19

$S = x \cdot y =$ 一定

周長： $l = 2(x+y)$

図4・19の増減表

x	0		$\sqrt{S}$	
l'		−		+
l		↘	$4\sqrt{S}$	↗

$$y = \frac{S}{x}$$

$$\therefore \quad l = 2\left(x + \frac{S}{x}\right) \qquad \therefore \quad x^2 = S = xy$$

$$\frac{dl}{dx} = 0 = 2 - \frac{2S}{x^2} \qquad \therefore \quad x = y \text{ (正方形) の場合}$$

【練習問題 16】の答

$$\frac{dP}{dr} = 2re^{-\frac{2r}{a}} + r^2\left(-\frac{2}{a}\right)e^{-\frac{2r}{a}}$$

$$= \left(2r - \frac{2r^2}{a}\right)e^{-\frac{r}{a}}$$

$$= 2r\left(1 - \frac{r}{a}\right)e^{-\frac{r}{a}}$$

$\frac{dP}{dr} = 0$　となるのは，

$r = a$　のときである．

$$\mathrm{P}(r = a) = a^2 e^{-\frac{2a}{a}} = a^2 e^{-2} = \frac{a^2}{e^2} \qquad (0<a,\ 0<r)$$

図4・20

図4・20の増減表

r		a	
P'	+	0	−
P	↗	$\frac{a^2}{e^2}$	↘

【練習問題 17】の答

$\frac{x^2}{4^2} + \frac{y^2}{2^2} = 1$ をxで微分すると，

$$\frac{1}{16}2x + \frac{2}{4}y\frac{dy}{dx} = 0 \qquad \therefore \quad \frac{x}{8} + \frac{1}{2}y\frac{dy}{dx} = 0$$

$$\therefore \quad \frac{y}{2}\frac{dy}{dx} = -\frac{x}{8} \qquad \frac{dy}{dx} = -\frac{x}{8}\frac{2}{y} = -\frac{x}{4y}$$

従って，接線の傾きは

$$\left.\frac{dy}{dx}\right|_{x=2,\ y=\sqrt{3}} = -\frac{2}{4\sqrt{3}} = -\frac{1}{2\sqrt{3}}$$

接線の方程式は

$$y=-\frac{1}{2\sqrt{3}}(x-2)+\sqrt{3}=-\frac{1}{2\sqrt{3}}x+\frac{1}{\sqrt{3}}+\sqrt{3}$$

$$=-\frac{1}{2\sqrt{3}}x+\frac{1+3}{\sqrt{3}}=-\frac{1}{2\sqrt{3}}x+\frac{4}{\sqrt{3}}$$

【練習問題 18】の答

$$\begin{cases} v_x=\dfrac{dx}{dt}=-r\omega\sin\omega t=-\omega y \\ v_y=\dfrac{dy}{dt}=r\omega\cos\omega t=\omega x \end{cases}\quad \therefore\quad \vec{v}=(-\omega y,\ \omega x)$$

図4・21

$$\therefore\quad |\vec{v}|=\sqrt{v_x^2+v_y^2}=\sqrt{\omega^2(x^2+y^2)}=r\omega$$

$$\begin{cases} \alpha_x=\dfrac{dv_x}{dt}=-r\omega^2\cos\omega t=-\omega^2 x \\ \alpha_y=\dfrac{dv_y}{dt}=-r\omega^2\sin\omega t=-\omega^2 y \end{cases}\quad \therefore\quad \vec{\alpha}=(-\omega^2 x,\ -\omega^2 y)$$

$$|\vec{\alpha}|=\sqrt{\alpha_x^2+\alpha_y^2}=\sqrt{(-\omega^2 x)^2+(-\omega^2 y)^2}=\omega^2\sqrt{x^2+y^2}=\omega^2 r$$

【練習問題 19】の答

$t_B+t_n=T$ 一定の条件のもとで $\dfrac{d\varepsilon}{dt_B}=0$ となる条件を求める．

$$\varepsilon=\sqrt{\frac{N_n}{t_n^2}+\frac{N_B}{t_B^2}}=\sqrt{\frac{n_n}{t_n}+\frac{n_B}{t_B}}=\sqrt{\frac{n_n}{T-t_B}+\frac{n_B}{t_B}}$$

$$\frac{d\varepsilon}{dt_B}=\frac{1}{2}\left(\frac{n_n}{T-t_B}+\frac{n_B}{t_B}\right)^{-\frac{1}{2}}\left\{\frac{-n_n(-1)}{(T-t_B)^2}-\frac{n_B}{t_B^2}\right\}=0$$

$$\therefore\quad \frac{n_n}{(T-t_B)^2}=\frac{n_B}{t_B^2}$$

$$(T-t_B=t_n)\qquad \left(\frac{t_n}{t_B}\right)^2=\frac{n_n}{n_B}\qquad \therefore\quad \frac{t_n}{t_B}=\sqrt{\frac{n_n}{n_B}}$$

$$\therefore\quad t_n:t_B=\sqrt{n_n}:\sqrt{n_B}$$

誤差率の増減表

t_B		$t_n\cdot\sqrt{\dfrac{n_B}{n_n}}$	
$\dfrac{d\varepsilon}{dt_B}$	−	0	+
ε	↘	$\sqrt{\dfrac{n_n}{t_n}\left(1+\sqrt{\dfrac{n_B}{n_n}}\right)}$	↗

【練習問題 20】の答

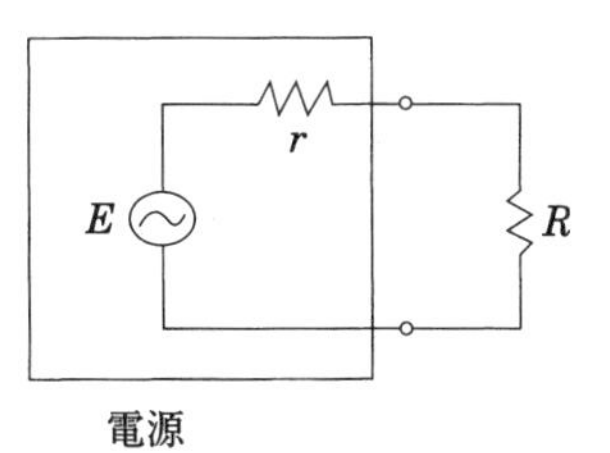

図4・22

Rで消費される電力Pは，

$$P = I^2R = \left(\frac{E}{r+R}\right)^2 R$$

$$\log P = \log R + 2\log\frac{E}{r+R}$$

$$= \log R + 2\log E - 2\log(r+R)$$

$$\frac{1}{P}\frac{dP}{dR} = \frac{1}{R} - \frac{2}{r+R}$$

$$\therefore \quad \frac{dP}{dR} = \left(\frac{E}{r+R}\right)^2 R\left(\frac{1}{R} - \frac{2}{r+R}\right) = 0 \text{ より}$$

$$\frac{1}{R} = \frac{2}{r+R}$$

$\therefore \quad r + R = 2R \qquad \therefore \quad r = R$ のときPは最大

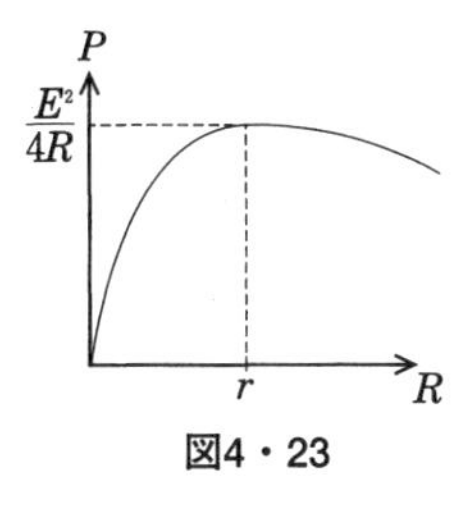

図4・23

【練習問題 21】の答

1. $y = f(x) = (1+x)^{-1} \quad f(0) = 1$

$$f'(x) = -(1+x)^{-2} \quad f'(0) = -1$$

$$f''(x) = +2(1+x)^{-3} \quad f''(0) = 2$$

$$f'''(x) = -6(1+x)^{-4} \quad f'''(0) = -6$$

$$\therefore \quad y = \frac{1}{1+x} = 1 - x + x^2 - x^3 + \cdots \qquad (-1 < x < 1)$$

2. $y = f(x) = e^{-x} \quad f(0) = 1$

$$f'(x) = -e^{-x} \quad f'(0) = -1$$

$$f''(x) = e^{-x} \quad f''(0) = 1$$

$$f'''(x) = -e^{-x} \quad f'''(0) = -1$$

$$\therefore \quad y = e^{-x} = 1 - x + \frac{x^2}{2!} - \frac{x^3}{3!} + \cdots \qquad (-\infty < x < \infty)$$

3. $y = f(x) = \dfrac{1}{1-2x} = (1-2x)^{-1} \quad f(0) = 1$

$$f'(x) = (-1)(-2)(1-2x)^{-2}$$

$$= 2(1-2x)^{-2} \quad f'(0) = 2$$

$$f''(x)=2\cdot(-2)(-2)(1-2x)^{-3}$$

$$=8(1-2x)^{-3}\quad f''(0)=8\qquad\therefore\ x^2\text{の係数は}\ \frac{8}{2!}=4$$

$$f'''(x)=8(-3)(-2)(1-2x)^{-4}$$

$$=48(1-2x)^{-4}\quad f'''(0)=48\qquad\therefore\ x^3\text{の係数は}\ \frac{48}{3!}=8$$

$$\therefore\quad y=\frac{1}{1-2x}=1+2x+4x^2+8x^3+\cdots\qquad\left(-\frac{1}{2}<x<\frac{1}{2}\right)$$

【練習問題 22】の答

1.　$y=(1-x^2)^{-\frac{1}{2}}=f(x)\quad\therefore\ f(0)=1$

$$f'(x)=-\frac{1}{2}(1-x^2)^{-\frac{3}{2}}\cdot(-2x)=x(1-x^2)^{-\frac{3}{2}}\qquad\therefore\ f'(0)=0$$

$$f''(x)=(1-x^2)^{-\frac{3}{2}}+3x^2(1-x^2)^{-\frac{5}{2}}\qquad\therefore\ f''(0)=1$$

$$f'''(x)=9x(1-x^2)^{-\frac{5}{2}}+15x^3(1-x^2)^{-\frac{7}{2}}\qquad\therefore\ f'''(0)=0$$

$$f^{(4)}(x)=9(1-x^2)^{-\frac{5}{2}}+90x^2(1-x^2)^{-\frac{7}{2}}+105x^4(1-x^2)^{-\frac{9}{2}}\qquad\therefore\ f^{(4)}(0)=9$$

$$\therefore\quad y=\frac{1}{\sqrt{1-x^2}}=1+\frac{0}{1!}x+\frac{1}{2!}x^2+\frac{0}{3!}x^3+\frac{9}{4!}x^4+\cdots$$

$$=1+\frac{1}{2}x^2+\frac{3}{8}x^4+\cdots$$

2.　$\log y=x\log a\qquad y=a^x\quad f(0)=1$

$$\frac{1}{y}y'=\log a\qquad y'=a^x\log a\quad f'(0)=\log a$$

$$y''=a^x(\log a)^2\quad f''(0)=(\log a)^2$$

$$y'''=a^x(\log a)^3\quad f'''(0)=(\log a)^3$$

$$\therefore\quad y=a^x=1+(\log a)x+\frac{(\log a)^2}{2!}x^2+\frac{(\log a)^3}{3!}x^3+\cdots\qquad(a>0)$$

3.　$y=f(x)=e^{-ax}\quad f(0)=1$

$$f'(x)=-ae^{-ax}\quad f'(0)=-a$$

$$f''(x)=a^2e^{-ax}\quad f''(0)=a^2$$

$$f'''(x)=-a^3e^{-ax}\quad f'''(0)=-a^3$$

$$\therefore\quad y=e^{-ax}=1-\frac{a}{1!}x+\frac{a^2}{2!}x^2-\frac{a^3}{3!}x^3+\cdots$$

$$=1-ax+\frac{a^2}{2!}x^2-\frac{a^3}{3!}x^3+\cdots\cdot$$

4. $y=f(x)=\cos ax \quad f(0)=1$

$f'(x)=-a\sin ax \quad f'(0)=0$

$f''(x)=-a^2\cos ax \quad f''(0)=-a^2$

$f'''(x)=a^3\sin ax \quad f'''(0)=0$

$f^{(4)}(x)=a^4\cos ax \quad f^{(4)}(0)=a^4$

$$\therefore \quad y=\cos ax=1+\frac{0}{1!}x-\frac{a^2}{2!}x^2+\frac{0}{3!}x^3+\frac{a^4}{4!}x^4-\cdots\cdot$$

$$=1-\frac{a^2}{2!}x^2+\frac{a^4}{4!}x^4+\cdots\cdot$$

5. $y=f(x)=\sin(ax+b) \quad f(0)=\sin b$

$f'(x)=a\cos(ax+b) \quad f'(0)=a\cos b$

$f''(x)=-a^2\sin(ax+b) \quad f''(0)=-a^2\sin b$

$f'''(x)=-a^3\cos(ax+b) \quad f'''(0)=-a^3\cos b$

$f^{(4)}(x)=a^4\sin(ax+b) \quad f^{(4)}(0)=a^4\sin b$

$$\therefore \quad y=\sin(ax+b)=\sin b+(a\cos b)x-\frac{a^2\sin b}{2!}x^2$$

$$-\frac{a^3\cos b}{3!}x^3+\frac{a^4\sin b}{4!}x^4+\cdots\cdot$$

【練習問題 23】の答

1. $y=f(x)=\tan x=\dfrac{\sin x}{\cos x} \quad f(0)=0$

$f'(x)=\dfrac{1}{\cos^2 x} \quad f'(0)=1$

$f''(x)=\dfrac{-2\cos x(-\sin x)}{\cos^4 x}=\dfrac{2\sin x}{\cos^3 x} \quad f''(0)=0$

$$f'''(x)=2\left\{\frac{\cos x\cdot\cos^3 x-\sin x\cdot 3\cos^2 x(-\sin x)}{\cos^6 x}\right\}$$

$$=2\frac{\cos^4 x+3\sin^2 x\cdot\cos^2 x}{\cos^6 x}$$

$$=2\cdot\frac{\cos^2 x+3\sin^2 x}{\cos^4 x}=2\cdot\frac{\cos^2 x+3(1-\cos^2 x)}{\cos^4 x}$$

$$= 2\frac{3-2\cos^2 x}{\cos^4 x}$$

$$= 2\left(\frac{3}{\cos^4 x} - 2\frac{1}{\cos^2 x}\right) \qquad f'''(0) = 2$$

$$f^{(4)}(x) = 6\left(\frac{1}{\cos^4 x}\right)' - 4\left(\frac{1}{\cos^2 x}\right)'$$

$$= 6\frac{4\cos x^3 \cdot \sin x}{\cos^8 x} - 4 \cdot 2\frac{\sin x}{\cos^3 x}$$

$$= 24\frac{\sin x}{\cos^5 x} - 4 \cdot 2\frac{\sin x}{\cos^3 x} \qquad f^{(4)}(0) = 0$$

$$f^{(5)}(x) = 24\left\{\frac{\cos^6 x + 5\cos^4 x \cdot \sin^2 x}{\cos^{10} x}\right\} - 4 \cdot 2\left(\frac{3}{\cos^4 x} - \frac{2}{\cos^2 x}\right)$$

$$= 24 \cdot \frac{\cos^2 x + 5\sin^2 x}{\cos^6 x} - 8\left(\frac{3}{\cos^4 x} - \frac{2}{\cos^2 x}\right) \quad f^{(5)}(0) = 24 - 8 = 16$$

$$\therefore \quad y = \tan x = x + \frac{2}{3!}x^3 + \frac{16}{5!}x^5 + \cdots$$

$$= x + \frac{1}{3}x^3 + \frac{2}{15}x^5 + \cdots \qquad \left(-\frac{\pi}{2} < x < \frac{\pi}{2}\right)$$

2. $y = f(x) = \sin^{-1} x \quad (x = \sin y) \qquad f(0) = 0$

$$\frac{dx}{dy} = \cos y = \sqrt{1-\sin^2 y} = \sqrt{1-x^2}$$

$$\therefore \quad y' = f'(x) = \frac{1}{\sqrt{1-x^2}} = (1-x^2)^{-\frac{1}{2}} \quad f'(0) = 1$$

$$f''(x) = \left(-\frac{1}{2}\right)(-2x)(1-x^2)^{-\frac{3}{2}}$$

$$= x(1-x^2)^{-\frac{3}{2}} \quad f''(0) = 0$$

$$f'''(x) = (1-x^2)^{-\frac{3}{2}} - \frac{3}{2}x(-2x)(1-x^2)^{-\frac{5}{2}}$$

$$= (1-x^2)^{-\frac{3}{2}} + 3x^2(1-x^2)^{-\frac{5}{2}} \quad f'''(0) = 1$$

$$f^{(4)}(x) = -\frac{3}{2}(-2x)(1-x^2)^{-\frac{5}{2}} + 6x(1-x^2)^{-\frac{5}{2}} + 3x^2\left(-\frac{5}{2}\right)(-2x)(1-x^2)^{-\frac{7}{2}}$$

$$= 9x(1-x^2)^{-\frac{5}{2}} + 15x^3(1-x^2)^{-\frac{7}{2}} \quad f^{(4)}(x) = 0$$

$$f^{(5)}(x) = 9(1-x^2)^{-\frac{5}{2}} + 9x\left(-\frac{5}{2}\right)(-2x)(1-x^2)^{-\frac{7}{2}}$$

$$+ 45x^2(1-x^2)^{-\frac{7}{2}} + 15x^3\left(-\frac{7}{2}\right)(-2x)(1-x^2)^{-\frac{9}{2}}$$

$$= 9(1-x^2)^{-\frac{5}{2}} + 90x^2(1-x^2)^{-\frac{7}{2}} + 105x^4(1-x^2)^{-\frac{9}{2}} \quad f^{(5)}(0) = 9$$

$$y = \sin^{-1}x = 0 + \frac{1}{1!}x + \frac{0}{2!}x^2 + \frac{1}{3!}x^3 + \frac{0}{4!}x^4 + \frac{9}{5!}x^5 + \cdots$$

$$= x + \frac{1}{3!}x^3 + \frac{9}{5!}x^5 + \cdots \qquad (-1 < x < 1)$$

【練習問題 24】の答

$f(x) = e^{jx} \quad f(0) = 1$

$f'(x) = je^{jx} \quad f'(0) = j$

$f''(x) = j^2e^{jx} = -e^{jx} \quad f''(0) = -1$

$f'''(x) = -je^{jx} \quad f'''(0) = -j$

$f^{(4)}(x) = e^{jx} \quad f^{(4)}(0) = 1$

$\vdots \qquad \vdots$

$f^{(2n)}(x) = (-1)^n e^{jx} \quad f^{(2n)}(0) = (-1)^n$

$$\therefore \quad y = e^{jx} = 1 + jx - \frac{x^2}{2!} - j\frac{x^3}{3!} + \frac{x^4}{4!} + \cdots + \frac{(-1)^n}{(2n)!}x^{2n} + j\frac{(-1)^n}{(2n+1)!}x^{2n+1} + \cdots$$

$$= 1 - \frac{x^2}{2!} + \frac{x^4}{4!} - \cdots + \frac{(-1)^n}{(2n)!}x^{2n} + \cdots + j\left(x - \frac{x^3}{3!} + \frac{x^5}{5!} - \cdots + \frac{(-1)^n}{(2n+1)!}x^{2n+1} + \cdots\right)$$

$$\therefore \quad e^{jx} = \cos x + j\sin x$$

【練習問題 25】の答

1. $\sqrt{1.04} = (1+0.04)^{\frac{1}{2}} = 1 + \frac{1}{2}0.04 = 1.02$

2. $\frac{1}{1.05} = \frac{1}{1+0.05} = 1 - 0.05 = 0.95$

3. $\left(\frac{1}{0.98}\right)^2 = \left(\frac{1}{1-0.02}\right)^2 = (1-0.02)^{-2} = 1 + 0.04 = 1.04$

4. $\frac{1}{990} = \frac{1}{1000-10} = \frac{1}{10^3(1-0.01)} = 1.01 \times 10^{-3}$

5. $\sqrt[3]{128} = (125+3)^{\frac{1}{3}} = \left\{5^3\left(1+\frac{3}{125}\right)\right\}^{\frac{1}{3}} = 5\left(1+\frac{3}{125}\right)^{\frac{1}{3}} = 5 + \frac{1}{25} = 5 + \frac{4}{100} = 5.04$

6. $\sqrt{25.15} = \sqrt{25\left(1+\frac{0.15}{25}\right)} = 5\left(1+\frac{0.15}{50}\right) = 5 + \frac{0.15}{10} = 5.015$

7. $e^{-0.01} = 1 - 0.01 = 0.99$

【練習問題 26】の答

$$\frac{1}{1+\dfrac{m_0c^2}{2E_\gamma}}=\left(1+\left(\frac{m_0c^2}{2}\right)\frac{1}{E_\gamma}\right)^{-1}$$

$$\fallingdotseq 1-\frac{m_0c^2}{2}\cdot\frac{1}{E_\gamma}$$

$$\therefore\quad E_{\max}\fallingdotseq E_\gamma\left(1-\frac{m_0c^2}{2}\frac{1}{E_\gamma}\right)$$

$$=E_\gamma-\frac{m_0c^2}{2}$$

$$=E_\gamma-\frac{0.511}{2}$$

$$=E_\gamma-0.256$$

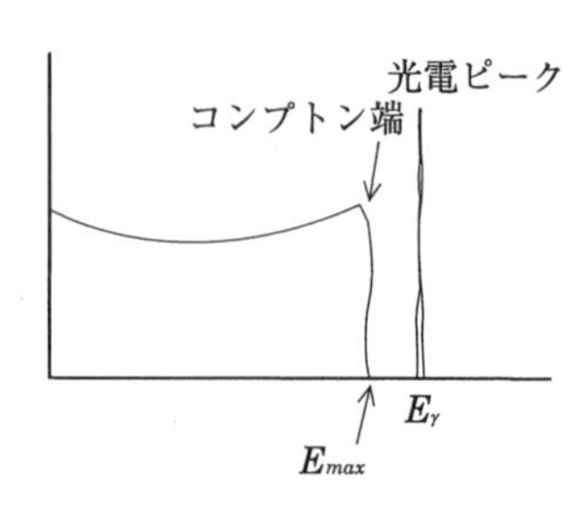

図4・24

【練習問題 27】の答

$v<<c$ のとき $\beta=\dfrac{v}{c}<<1$

$$\frac{1}{\sqrt{1-\left(\dfrac{v}{c}\right)^2}}=(1-\beta^2)^{-\frac{1}{2}}\fallingdotseq 1+\frac{1}{2}\beta^2=1+\frac{1}{2}\left(\frac{v}{c}\right)^2$$

$$\therefore\quad E=\frac{m_0c^2}{\sqrt{1-\left(\dfrac{v}{c}\right)^2}}\fallingdotseq m_0c^2\left(1+\frac{1}{2}\cdot\frac{v^2}{c^2}\right)=m_0c^2+\frac{1}{2}m_0v^2$$

全エネルギー = 静止エネルギー + 運動エネルギー

$$E\qquad=\qquad m_0c^2\qquad+\qquad K$$

$$\therefore\quad K=\frac{1}{2}m_0v^2\quad（ただし，v<<c）$$

【練習問題 28】の答

$$A=A_0e^{-\lambda t}\ (\lambda：崩壊定数)$$

$$=A_0e^{-\frac{l_n2}{T_{1/2}}\cdot t}\quad (T_{1/2}：半減期)$$

$$\left(\lambda=\frac{1}{\tau}=\frac{l_n2}{T_{1/2}}\right)\quad (l_n2=\log_e2)$$

$\log_e2=0.693$, $T_{1/2}=66(\mathrm{hr})$, $t=6.6(\mathrm{hr})$,

$A_0=4(GBq)$ を代入すると

$$A=4\,exp\left(-0.693\cdot\frac{6.6}{66}\right)$$

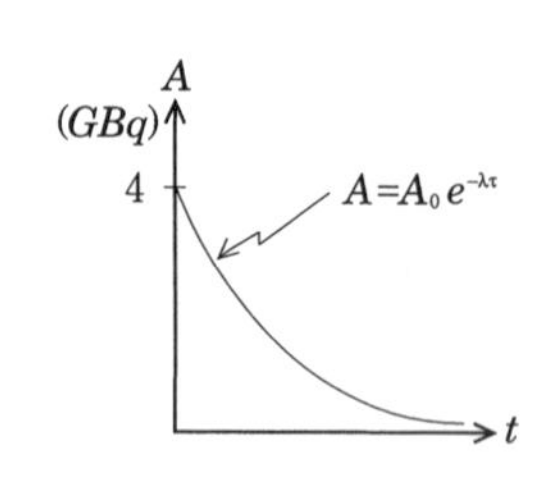

図4・25

$$= 4\,exp\left(-0.693 \cdot \frac{1}{10}\right) = 4e^{-0.069}$$

$$\fallingdotseq 4(1-0.0693) = 4 \times 0.931 = 3.7GBq$$

（注）次のように表すこともある．

$$e^x = exp(x)$$

$$log_e x = l_n x$$

【練習問題 29】の答

$$n'\tau = 600 \cdot 50 \times 10^{-6} = 30 \times 10^{-3}$$

$$= 3 \times 10^{-2} = 0.03$$

$$\therefore \quad n = \frac{600}{1-0.03} = 600(1+0.03)$$

$$= 600 + 18 = 618(\mathrm{cps})$$

【練習問題 30】の答

$$k_1 = \frac{273.2+23.5}{273.2+22} \cdot \frac{101.3}{100.3} = \frac{296.7}{295.2} \cdot \frac{101.3}{100.3} = \frac{\cancel{300}\left(1-\frac{33}{300}\right)}{\cancel{300}\left(1-\frac{4.8}{300}\right)} \cdot \frac{\cancel{100}\left(1+\frac{1.3}{100}\right)}{\cancel{100}\left(1+\frac{0.3}{100}\right)}$$

$$= \left(1-\frac{3.3}{300}\right)\left(1-\frac{4.8}{300}\right)^{-1}\left(1+\frac{1.3}{100}\right)\left(1+\frac{0.3}{100}\right)^{-1}$$

$$\fallingdotseq \left(1-\frac{1.1}{100}\right)\left(1+\frac{1.6}{100}\right)\left(1+\frac{1.3}{100}\right)\left(1-\frac{0.3}{100}\right)$$

$$= 1 + \frac{1}{100}(-1.1+1.6+1.3-0.3)$$

$$= 1 + \frac{1}{100}(0.5+1) = 1.015$$

第5章
積　分

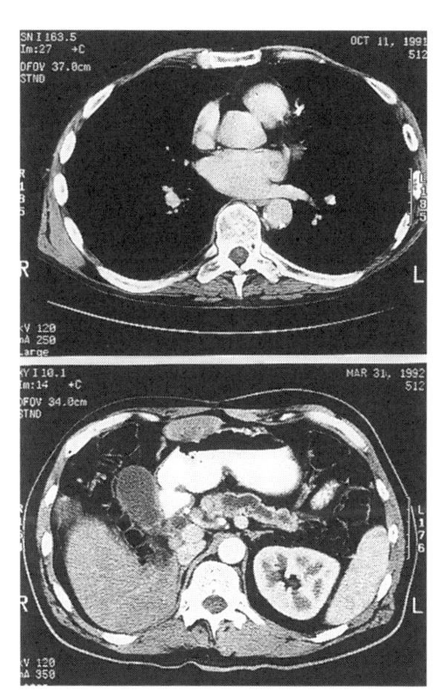

胸部（上）と腹部（下）
（X線－CT画像）

●学習のポイント●

積分の練習は初歩の範囲をこえないような問題を選んだ．今まで習ったことがなくても，ここで十分わかるようになる．積分，定積分の計算練習をする．その応用として，面積，体積の求め方を学習する．

5・1　基本関数の積分

■要　項■

$$\int x^n dx = \frac{1}{n+1} x^{n+1} + C \quad (\text{ただし，} n \neq -1)$$

$$\int \frac{1}{x} dx = \log|x| + C$$

ある関数を微分したら$3x^2$になるという．もとの関数はxのどんな式だろうか？　実は，微分と積分は，互いに逆の演算である．このことから，微分したら，$3x^2$となる関数は，x^3+Cであるといえる．このCは，任意の定数で積分定数という．このように，ある関数の微分を知って，もとの関数を求めることを**積分**という．

【例題 5-1】　次の積分を求めなさい．

1. $\int x^4 dx$　　2. $\int x^{3.5} dx$

3. $\int 6x^{\frac{1}{2}} dx$　　4. $\int \frac{dx}{x^2}$

5. $\int \frac{1}{\sqrt{x}} dx$

【解】　1.「要項」より$n=4$とおけばよい．すなわち

$$\int x^4 dx = \frac{1}{4+1} x^{4+1} + C = \frac{1}{5} x^5 + C$$

2. nは小数でもよい．「要項」より，$n=3.5$とおけばよい．

$$\int x^{3.5}dx = \frac{1}{3.5+1}x^{3.5+1} + C$$
$$= \frac{1}{4.5}x^{4.5} + C$$

3. nは分数でもよい.「要項」より, $n=\frac{1}{2}$ とおけばよい.

$$\int 6x^{\frac{1}{2}}dx = 6\cdot\int x^{\frac{1}{2}}dx = 6\times\frac{1}{\frac{1}{2}+1}x^{\frac{1}{2}+1} + C$$
$$= 6\times\frac{x^{\frac{3}{2}}}{\frac{3}{2}} + C = 4x^{\frac{3}{2}} + C$$

（注）　この問題では, $\int kf(x)dx = k\int f(x)dx$　(k：定数) を使った.

4. 分母に累乗があるときは, **xの何乗という形**にする. $\frac{1}{x^2} = x^{-2}$であるから,「要項」より, $n=-2$とおけばよい. p.56の指数法則も参考にする.

$$\int \frac{1}{x^2}dx = \int x^{-2}dx = \frac{1}{-2+1}x^{-2+1} + C = -x^{-1} + C$$
$$= -\frac{1}{x} + C$$

5. $\frac{1}{\sqrt{x}} = \frac{1}{x^{\frac{1}{2}}} = x^{-\frac{1}{2}}$.「要項」で, $n=-\frac{1}{2}$ とおけばよい.

$$\int \frac{1}{\sqrt{x}}dx = \int x^{-\frac{1}{2}}dx = \frac{1}{-\frac{1}{2}+1}x^{-\frac{1}{2}+1} + C$$
$$= 2\cdot x^{\frac{1}{2}} + C = 2\sqrt{x} + C$$

【練習問題 1】　次の積分を求めなさい.

1. $\int x^{-3}dx$　　2. $\int x^{2a}dx$　$(2a \fallingdotseq -1)$

3. $\int x^{\pi-2}dx$　　4. $\int 9x^{\frac{1}{2}}dx$

5. $\int \frac{1}{x^4}dx$　　6. $\int \frac{1}{2x}dx$

7. $\int \sin\theta\cdot dx$　(θは定数)　　8. $\int a dx$　(aは定数)

9. $\int x^{\frac{3}{4}}dx$　　10. $\int x^{-4.3}dx$

【例題 5-2】　$\int(3x^2-4x+3)dx$ を求めなさい.

【解】　項が多くなっても，計算は同じである.

$$\int(3x^2-4x+3)dx=3\int x^2dx-4\int xdx+3\int dx$$

$$=3\cdot\frac{1}{3}x^3-4\cdot\frac{1}{2}x^2+3x+C=x^3-2x^2+3x+C$$

【練習問題 2】　次の積分を求めなさい.

1. $\int(x^3-6x^2)dx$　　2. $\int(1-2x+3x^2-4x^3)dx$

3. $\int(x-1)x^3dx$　　4. $\int\left(x-\frac{1}{x}\right)^3dx$

5. $\int(x+1)(x^2-x+2)dx$　　6. $\int\frac{(x^2-1)^2}{x^3}dx$

7. $\int x(x-1)(x-2)dx$　　8. $\int(2x^2-1)(3x^2+4)dx$

9. $\int\left(x+\frac{1}{x}\right)^2dx$　　10. $\int\frac{x^2+3x}{\sqrt{x}}dx$

5・2　指数関数と三角関数の積分

■要　　項■

$$\int e^xdx=e^x+C \qquad \int\cos xdx=\sin x+C$$

$$\int\sin xdx=-\cos x+C \qquad \int\sec^2xdx=\tan x+C$$

$$\int\frac{dx}{1+x^2}=\tan^{-1}x+C$$

【例題 5-3】　次の積分を求めなさい.

1. $\int 2\sin 3xdx$　　2. $\int e^{5x}dx$

【解】　1. $\int 2\sin 3xdx=2\int\sin 3xdx$　で

微分と積分は，逆の演算である.

$$-\frac{2}{3}(\cos 3x)'=2\sin 3x$$

$$\int 2\sin 3x dx = -\frac{2}{3}\cos 3x + C$$

2．e^{5x} は，どんな関数を微分したら，得られるのだろうか．実際に，e^{5x} を微分すると，$5e^{5x}$ となり，5が余分に出てくるので，この5で割る．

$$\int e^{5x} dx = \frac{1}{5}e^{5x} + C$$

【練習問題 3】　次の積分を求めなさい．

1. $\int (e^x - x)dx$　　2. $\int (\cos x - e^{-x})dx$
3. $\int (4\cos x - 3\sin x)dx$　　4. $\int (2e^x - 3e^{-x})dx$
5. $\int (\sin\omega t + \cos 2\omega t)dt$　　6. $\int \frac{dx}{e^{2x}}$
7. $\int (\sin x + \cos x)^2$　　8. $\int \tan^2 x dx$
9. $\int \frac{3}{1+x^2}$　　10. $\int \frac{\cos^2 x + 1}{\cos^2 x}dx$

5・3　対数関数になる型の積分

■要　　項■

$$\int \frac{f'(x)}{f(x)}dx = \log|f(x)| + C$$

分数式を積分したいとき，その分数式の分子が分母を微分したものになっているとき，活用できる．

【例題 5-4】　次の積分を求めなさい．

1. $\int \frac{2x+1}{x^2+x+1}dx$　　2. $\int \frac{x}{1+x^2}dx$
3. $\int \tan x dx$

【解】　1. $\int \frac{2x+1}{x^2+x+1}dx = \int \frac{(x^2+x+1)'}{x^2+x+1}dx = \log(x^2+x+1) + C$

2. 分母$1+x^2$を微分すると，$2x$となり，分子に一致しないが少し工夫すると，分子$=\frac{1}{2}(1+x^2)'$となるから

$$\int\frac{x}{1+x^2}dx=\frac{1}{2}\int\frac{(1+x^2)'}{1+x^2}dx=\frac{1}{2}\log|1+x^2|+C$$

3. $\tan x=\frac{\sin x}{\cos x}$で，$\sin x=-(\cos x)'$であるから

$$\tan x=-\frac{(\cos x)'}{\cos x}\qquad\therefore\quad\int\tan x dx=-\int\frac{(\cos x)'}{\cos x}dx=-\log|\cos x|+C$$

【練習問題 4】　次の積分を求めなさい．

1. $\int\frac{3x^2-6x+2}{x^3-3x^2+2x+1}dx$　　2. $\int\frac{x^2}{x^3+1}dx$

3. $\int\frac{x}{x^2+2}dx$　　4. $\int\frac{\sin x}{1+\cos x}dx$

5. $\int\frac{x}{a+bx^2}dx$　　6. $\int\cot x dx$

7. $\int\frac{dx}{e^x+1}$　　8. $\int\frac{2\cos x}{\cos x+\sin x}dx$

9. $\int\frac{dx}{x\log x}$　　10. $\int\frac{dx}{x+a}$

5・4　分数式の積分

■要　　項■

$$\int\frac{g(x)}{f(x)}dx=\int\left\{Q(x)+\frac{R(x)}{f(x)}\right\}dx$$

分数式を**（整式）＋（分子が分母より低次の分数式）**に直す．$f(x)$，$g(x)$がともにxの整式であるとき，$\int\frac{g(x)}{f(x)}dx$ の形をした積分を求める．このとき，もし分子$g(x)$の次数が分母$f(x)$の次数より低くないときは，$g(x)$を$f(x)$で割る．そしてその商を$Q(x)$，余りを$R(x)$とすると

$$\frac{g(x)}{f(x)}=Q(x)+\frac{R(x)}{f(x)}$$

と変形できる．これはp.5の練習問題を参考にすること．

【例題 5-5】　次の積分を求めなさい．

1. $\int \frac{x^3+2}{x-1}dx$　　2. $\int \frac{2x+1}{x-1}dx$

【解】　1. $\frac{x^3+2}{x-1} = x^2+x+1+\frac{3}{x-1}$ であるから，

$$\int \frac{x^3+2}{x-1}dx = \int \left(x^2+x+1+\frac{3}{x-1}\right)dx$$

$$= \frac{1}{3}x^3+\frac{1}{2}x^2+x+3\log|x-1|+C$$

2. $\frac{2x+1}{x-1} = 2+\frac{3}{x-1}$ であるから

$$\int \frac{2x+1}{x-1}dx = \int \left(2+\frac{3}{x-1}\right)dx$$

$$= 2x+3\log|x-1|+C$$

【練習問題 5】　次の積分を求めなさい．

1. $\int \frac{x^2+1}{x+2}dx$　　2. $\int \frac{2x-1}{2x+3}dx$

3. $\int \frac{x^2+5x-4}{x+3}dx$　　4. $\int \frac{x^3+1}{x+1}dx$

5. $\int \frac{x^2-1}{x^2+1}dx$

5・5　置換積分

■要　　項■

$$\int f(x)dx = \int f\{g(t)\}g'(t)dt$$

$\int f(x)dx$ を求めるとき，$f(x)$ の x を $g(t)$ で置きかえ，dx を $g(t)$ の微分 $g'(t)dt$ で置きかえる．この方法を**置換積分法**という．

【例題 5-6】　次の積分を求めなさい．

1.　$\int (ax+b)^3 dx$　　2.　$\int \sin^2 x \cdot \cos x dx$

【解】　1.　$ax+b=t$ とおく．

$$x=\frac{t}{a}-\frac{b}{a} \tag{5·1}$$

(5·1)式の両辺を t で微分する．

$$\frac{dx}{dt}=\frac{1}{a}$$

$$\therefore \quad dx=\frac{1}{a}dt$$

したがって

$$\int (ax+b)^3 dx=\int t^3\frac{1}{a}dt=\frac{1}{a}\int t^3 dt$$

$$=\frac{1}{4a}t^4+C=\frac{1}{4a}(ax+b)^4+C$$

（注）$\int (ax+b)^n dx=\frac{1}{a(n+1)}\cdot(ax+b)^{n+1}+C \qquad (n+1 \fallingdotseq 0)$

2.　$\sin x=t$ とおく．

$$\cos x\cdot\frac{dx}{dt}=1$$

$$\therefore \quad dx=\frac{1}{\cos x}dt$$

$$\therefore \quad \int \sin^2 x\cdot\cos x dx=\int t^2\cdot\cos x\cdot\frac{1}{\cos x}dt$$

$$=\int t^2 dt=\frac{1}{3}t^3+C=\frac{1}{3}\sin^3 x+C$$

【練習問題 6】　次の積分を求めなさい．

1.　$\int \sin(2x+1)dx$　　2.　$\int e^{2x+3}dx$

3.　$\int \frac{x}{(2x+3)^3}dx$　　4.　$\int \frac{\sin x}{1+\cos x}dx$

5.　$\int \tan x\cdot\sec^2 x dx$

5・6 無理関数の積分

■要　　項■

$\sqrt[n]{ax+b}$ を含む関数の積分では，

$$\sqrt[n]{ax+b}=t$$

とおく．

【例題 5-7】 次の積分を求めなさい．

1. $\int\sqrt{3x-2}\,dx$　　2. $\int\sqrt[3]{2x+3}\,dx$

【解】 1. $\sqrt{3x-2}=t$ とおき，両辺を2乗する．

$$3x-2=t^2$$

両辺をtで微分して

$$3\frac{dx}{dt}=2t \qquad \therefore\quad dx=\frac{2}{3}t\,dt$$

$$\therefore\quad \int\sqrt{3x-2}\,dx=\int t\cdot\frac{2}{3}t\,dt$$

$$=\frac{2}{3}\int t^2dt=\frac{2}{3}\cdot\frac{1}{3}t^3+C=\frac{2}{9}t^3+C=\frac{2}{9}(\sqrt{3x-2})^3+C$$

$$=\frac{2}{9}(3x-2)^{\frac{3}{2}}+C=\frac{2}{9}(3x+2)\sqrt{3x+2}+C$$

2. $\sqrt[3]{2x+3}=t$ とおき，両辺を3乗する．

$$2x+3=t^3$$

両辺をtで微分する．

$$2\frac{dx}{dt}=3t^2 \qquad \therefore\quad dx=\frac{3}{2}t^2dt$$

$$\therefore\quad \int\sqrt[3]{2x+3}\,dx=\int t\cdot\frac{3}{2}t^2dt=\frac{3}{2}\int t^3dt$$

$$=\frac{3}{2}\cdot\frac{1}{4}t^4+C=\frac{3}{8}t^4+C=\frac{3}{8}\sqrt[3]{(2x+3)^4}+C$$

【練習問題 7】 次の積分を求めなさい．

1. $\int\frac{1}{\sqrt{x+1}}dx$　　2. $\int x\sqrt{2x+1}\,dx$

3. $\int x \cdot \sqrt[3]{x+2}\,dx$　　4. $\int \frac{x^3}{\sqrt{x^2+1}}\,dx$

5. $\int \frac{x}{\sqrt{1-x^2}}\,dx$

5・7 部分積分

■要　　項■

②そのままで　④微分する

$$\int f' \cdot g\,dx = f \cdot g - \int f \cdot g'\,dx$$

①積分して　③そのままで

積の積分（部分積分法）

f，gがxの2つの関数とすると，その積の形$(f \cdot g)$の微分は，

$$(f \cdot g)' = f' \cdot g + f \cdot g' \tag{5·2}$$

であった．

(5·2)式の両辺をxで積分すると

$$f \cdot g = \int f' \cdot g\,dx + \int f \cdot g'\,dx \tag{5·3}$$

(5·3)式を移項して

$$\int f' \cdot g\,dx = f \cdot g - \int f \cdot g'\,dx$$

となる．

【例題 5-8】　次の積分を求めなさい．

1. $\int xe^x\,dx$　　2. $\int x\sin x\,dx$

3. $\int \log x\,dx$

【解】　1. 部分積分法を用いて，

$\int xe^x dx$

②そのままで　④微分する

$= \int e^x x\,dx = e^x x - \int e^x \cdot 1\,dx$

①積分して　③そのままで

$= e^x x - e^x + C$

2. $\int x\sin x\,dx$

②そのままで　④微分する

$= \int (\sin x) x\,dx = (-\cos x) x - \int (-\cos x) \cdot 1\,dx$

①積分して　③そのままで

$= -x\cos x + \int \cos x\,dx$

$= -x\cos x + \sin x + C$

3. $\int \log x\,dx = \int 1 \cdot \log x\,dx$と考えると

$\int \log x\,dx$

②そのままで　④微分する

$= \int 1 \cdot \log x\,dx = x\log x - \int x \frac{1}{x}dx$

①積分して　③そのままで

$= x\log x - \int dx = x\log x - x + C$

【練習問題 8】　次の積分を求めなさい.

1. $\int x\log x\,dx$　　2. $\int x\cos 3x\,dx$

3. $\int xe^{ax}dx$　　4. $\int x^2\sin x\,dx$

5. $\int \sqrt{x}\log x\,dx$　　6. $\int x\cos x\,dx$

7. $\int x^2 e^x dx$　　8. $\int (\log x)^2 dx$

9. $\int (2x-1)(x-1)^5$　　10. $\int xe^{-x}dx$

（注）　この部分積分法は，漸化式を求めるのに利用されることが多い．一般にnが正の整数のとき，

$$\int (\log x)^n dx = x(\log x)^n - n\int (\log x)^{n-1} dx$$

という関係が成り立つ．

このような関係式を**漸化式**という．仮にnを順に $n=1, 2, 3, \cdots$ とすることで，具体的な値が求まる．

（例）　$\int e^{2x}x^n dx$ の漸化式を求めてみよう．

（解）　$I_n = \int e^{2x}x^n dx$ とおく

部分積分法を用いて

$$I_n = \frac{1}{2}e^{2x}x^n - \frac{1}{2}\int e^{2x}nx^{n-1}dx$$

$$= \frac{1}{2}e^{2x}x^n - \frac{n}{2}\int e^{2x}nx^{n-1}dx$$

$$= \frac{1}{2}e^{2x}x^n - \frac{n}{2}I_{n-1}$$

したがって

$$I_n = \frac{1}{2}e^{2x}x^n - \frac{n}{2}I_{n-1}$$

5・8　やや複雑な置換積分

■要　　項■

$\int f(\sin x)\cos x dx$ は，　$\sin x = t$ とおく．

$\int f(\cos x)\sin x dx$ は，　$\cos x = t$ とおく．

【例題 5-9】　$\int \sin^2 x \cdot \cos x dx$ を求めなさい．

【解】　$\sin x = t$ とおくと

両辺を t で微分して

$$\cos x \frac{dx}{dt} = 1 \qquad \therefore \quad dx = \frac{1}{\cos x} dt$$

$$\therefore \quad \int \sin^2 x \cdot \cos x dx = \int t^2 \cdot \cos x \cdot \frac{1}{\cos x} dt$$

$$= \int t^2 dt = \frac{1}{3} t^3 + C = \frac{1}{3} \sin^3 x + C$$

【練習問題 9】　次の積分を求めなさい．

1. $\displaystyle\int \frac{\sin x}{\cos^3 x} dx$　　2. $\displaystyle\int \sin x \cdot \cos x dx$

3. $\displaystyle\int \sin x \cdot \cos^2 x dx$　　4. $\displaystyle\int \sin^3 x \cdot \cos^3 x dx$

5. $\displaystyle\int \sin^2 2x$

5・9　加法定理を利用する積分

■要　　項■

> $\displaystyle\int \sin mx \cdot \cos nx dx$ の積分
>
> 積 $\to$ 和の公式で変形する．

（注）　「積 $\to$ 和」の変形

$$\sin\alpha \cos\beta = \frac{1}{2}\{\sin(\alpha+\beta) + \sin(\alpha-\beta)\} \qquad (5\cdot 4)$$

$$\cos\alpha \sin\beta = \frac{1}{2}\{\sin(\alpha+\beta) - \sin(\alpha-\beta)\} \qquad (5\cdot 5)$$

$$\cos\alpha \cos\beta = \frac{1}{2}\{\cos(\alpha+\beta) + \cos(\alpha-\beta)\} \qquad (5\cdot 6)$$

$$\sin\alpha \sin\beta = -\frac{1}{2}\{\cos(\alpha+\beta) - \cos(\alpha-\beta)\} \qquad (5\cdot 7)$$

これらは，すべて加法定理より導かれる．

(5･4) 式の場合，$\sin(\alpha+\beta)$, $\sin(\alpha-\beta)$ をそれぞれ加法定理で展開して和を求めればよい．これを忘れたら，p. 93を開いてみるとよい．

$$\sin(\alpha+\beta) = \sin\alpha \cos\beta + \cos\alpha \sin\beta \qquad (5\cdot 8)$$

$$\sin(\alpha-\beta)=\sin\alpha\cos\beta-\cos\alpha\sin\beta \qquad (5\cdot 9)$$

(5·8)式，(5·9)式より

$$2\sin\alpha\cos\beta=\sin(\alpha+\beta)+\sin(\alpha-\beta)$$

$$\therefore\quad \sin\alpha\cos\beta=\frac{1}{2}\{\sin(\alpha+\beta)+\sin(\alpha-\beta)\}$$

を得る．

【例題 5-10】 $\int\sin 5x\cdot\sin 6x\,dx$ を求めなさい．

【解】

$$\cos(\alpha+\beta)=\cos\alpha\cos\beta-\sin\alpha\sin\beta \qquad (5\cdot 10)$$

$$\cos(\alpha-\beta)=\cos\alpha\cos\beta+\sin\alpha\sin\beta \qquad (5\cdot 11)$$

(5·10)，(5·11)式より

$$-2\sin\alpha\sin\beta=\cos(\alpha+\beta)-\cos(\alpha-\beta)$$

$$\therefore\quad \sin\alpha\sin\beta=-\frac{1}{2}\{\cos(\alpha+\beta)-\cos(\alpha-\beta)\}$$

(5·7)式において「$\alpha=5x,\ \beta=6x$」

とおく．$\alpha-\beta<0$のときは$\beta-\alpha>0$となるように工夫する．

$$\sin 5x\cdot\sin 6x=-\frac{1}{2}\{\cos 11x-\cos(-x)\}$$

$$=-\frac{1}{2}(\cos 11x-\cos x) \qquad (5\cdot 12)$$

$$\therefore\quad \int\sin 5x\cdot\sin 6x\,dx=-\frac{1}{2}\int(\cos 11x-\cos x)dx$$

$$=-\frac{1}{22}\sin 11x+\frac{1}{2}\sin x+C$$

（注）「積 → 和」の変形ができれば(5·8)式 (5·10)式は省いてもよい．

【練習問題 10】 次の積分を求めなさい．

1. $\int\cos 3x\cdot\sin 5x\,dx$　　2. $\int\sin 3x\cdot\cos 2x\,dx$

3. $\int\cos 3x\cdot\cos x\,dx$

（注）$\int f(\sin x,\ \cos x,\ \tan x)dx$ の積分は，$\tan\frac{x}{2}=t$ とおくと

$$\int f\left(\frac{2t}{1+t^2},\ \frac{1-t^2}{1+t^2},\ \frac{2t}{1-t^2}\right)\cdot\frac{2}{1+t^2}dt$$ の積分に変わる．

【例題 5-11】　$\displaystyle\int \frac{dx}{1+\cos x}$ を求めなさい.

【解】　$\tan\dfrac{x}{2}=t$ とおくと，$\cos x=\dfrac{1-t^2}{1+t^2}$，$dx=\dfrac{2dt}{1+t^2}$ であるから，

$$\int \frac{dx}{1+\cos x}=\int \frac{1}{1+\dfrac{1-t^2}{1+t^2}}\cdot\frac{2}{1+t^2}\,dt$$

$$=\int dt=t+C$$

$$=\tan\frac{x}{2}+C$$

5・10　区分求積法

■要　　項■

$\displaystyle\int_a^b f(x)dx$ の意味　⇒　面積を長方形で取り尽くす.

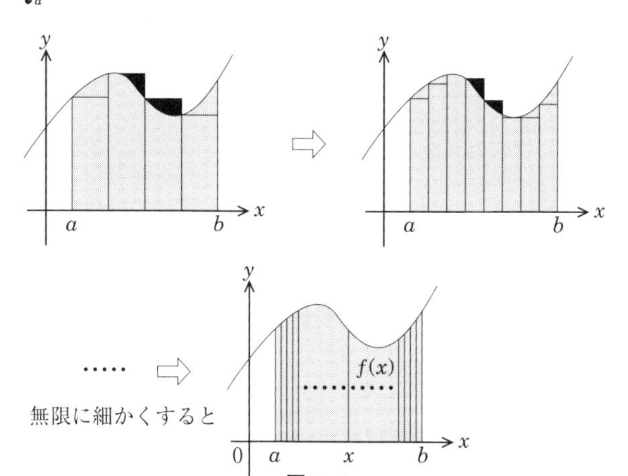

図5・1

xの位置でy方向の長さが変化する$f(x)$（これをひとつの長方形と考える）になるから，一個あたりの長方形の面積（縦×横）は，

$$f(x)\cdot x$$

⇩

これを $x=a$ から $x=b$ まで集める.

⇩

・定積分　　$\int_a^b f(x)dx$　となる.

【例題 5-12】　放物線 $y=x^2$ と x 軸との間で，$x=0$ から，$x=1$ までの部分 S の面積を定積分によって求めなさい.

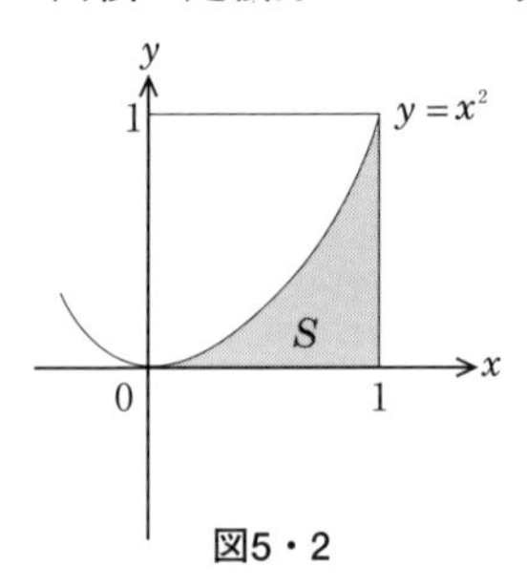

図5・2

【解】　区間 [0, 1] を n 等分し図のような階段状の面積 $\underline{S_n}$, $\overline{S_n}$ を考えれば,

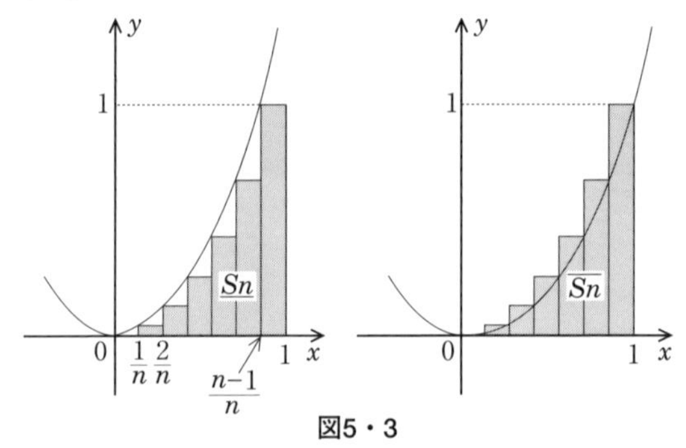

図5・3

いま，区間 [0, 1] を n 等分した小区間の長さ Δx すなわち，$\Delta x=\dfrac{1}{n}$ とおいて $\underline{S_n}$ の方を考えてみると，$\underline{S_n}$ は底辺が $\dfrac{1}{n}$ で，高さが $\left(\dfrac{1}{n}\right)^2$, $\left(\dfrac{2}{n}\right)^2$, ….，$\left(\dfrac{n-1}{n}\right)^2$ の長方形の面積の和であるから,

$$\underline{S_n}=\frac{1}{n}\left\{\left(\frac{1}{n}\right)^2+\left(\frac{2}{n}\right)^2+\cdots\cdots+\left(\frac{n-1}{n}\right)^2\right\}$$

$$=\frac{1}{n^3}\{1^2+2^2+\cdots\cdots+(n-1)^2\}$$

$$= \frac{1}{n^3} \cdot \frac{(n-1) \cdot n \cdot (2n-1)}{6}$$
$$= \frac{1}{6} \cdot \left(1 - \frac{1}{n}\right) \cdot \left(2 - \frac{1}{n}\right)$$

したがって，　$\lim_{n \to \infty} \underline{S_n} = \frac{1}{3}$　(5・13)

また，$\overline{S_n}$ の方は底辺が $\frac{1}{n}$ で，高さがそれぞれ $\left(\frac{1}{n}\right)^2$，$\left(\frac{2}{n}\right)^2$，…，$\left(\frac{n-1}{n}\right)^2$，$\left(\frac{n}{n}\right)^2$ の長方形の面積の和であるから，

$$\overline{S_n} = \frac{1}{n}\left\{\left(\frac{1}{n}\right)^2 + \left(\frac{2}{n}\right)^2 + \cdots + \left(\frac{n}{n}\right)^2\right\}$$
$$= \frac{1}{n^3}(1^2 + 2^2 + \cdots + n^2)$$
$$= \frac{1}{n^3} \cdot \frac{n(n+1)(2n+1)}{6}$$
$$= \frac{1}{6} \cdot \left(1 + \frac{1}{n}\right) \cdot \left(2 + \frac{2}{n}\right)$$

$\therefore \quad \lim_{n \to \infty} \overline{S_n} = \frac{1}{3}$　(5・14)

(5・13)，(5・14)式より

$$S = \frac{1}{3}$$

（注）　この例も，次の定積分を使って面積 S を求めると

$$S = \int_0^1 x^2 dx = \left[\frac{x^3}{3}\right]_0^1 = \frac{1}{3}$$

とあっという間に求まってしまう（図5・2）.

5・11　定積分の基本

■要　　項■

定積分

$$\int_a^b f(x)dx = [F(x)]_a^b = F(b) - F(a)$$

$\int_{-a}^a f(x)dx = 2\int_0^a f(x)dx$ 偶関数　　$\int_{-a}^a f(x)dx = 0$ 奇関数

$$\int_a^b f(x)dx = -\int_b^a f(x)dx \qquad \int_a^a f(x)dx = 0$$

$$\int_a^b \{kf(x) + lg(x)\}dx = k\int_a^b f(x)dx + l\int_a^b g(x)dx$$

$$\int_a^b f(x)dx = \int_a^c f(x)dx + \int_c^b f(x)dx$$

（注）$[F(x)]_a^b$ は $F(x)$ に「$x=b$ を代入したもの」から「$x=a$ を代入したもの」を引きなさいという記号.

【例題 5-13】　次の定積分を求めなさい.

1. $\int_0^2 x^3 dx$　　2. $\int_1^2 \frac{1}{x} dx$　　3. $\int_0^1 e^x dx$

4. $\int_0^{\frac{\pi}{2}} \sin x dx$　　5. $\int_0^{\infty} e^{-2x} dx$

【解】

1. $\int_0^2 x^3 dx = \left[\frac{x^{3+1}}{3+1}\right]_0^2 = \left[\frac{1}{4}x^4\right]_0^2 = \frac{1}{4}\cdot 2^4 - \frac{1}{4}\cdot 0 = 4$

2. $\int_1^2 \frac{1}{x} dx = [\log x]_1^2 = \log 2 - \log 1 = \log 2$

3. $\int_0^1 e^x dx = [e^x]_0^1 = e^1 - e^0 = e - 1$

4. $\int_0^{\frac{\pi}{2}} \sin x dx = [-\cos x]_0^{\frac{\pi}{2}} = -\left(\cos\frac{\pi}{2} - \cos 0\right) = 1$

5. $\int_0^{\infty} e^{-2x} dx = \left[-\frac{1}{2}e^{-2x}\right]_0^{\infty} = -\frac{1}{2}(e^{-\infty} - e^0) = \frac{1}{2}$

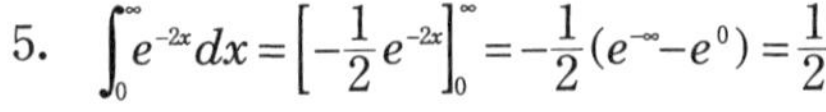

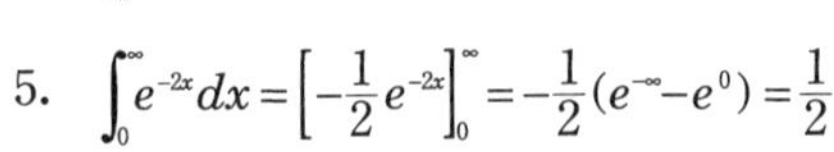

y　$y = e^{-2x}$　0　x

図5・4

【練習問題 11】　次の積分を求めなさい.

1. $\int_2^4 3x dx$　　2. $\int_{-1}^2 (2x^3 - x) dx$

3. $\int_0^{\frac{\pi}{2}} \sin^2 x dx$　　4. $\int_0^2 \sqrt{4 - x^2}\, dx$

5. $\int_0^{\pi} \sin 3x \cdot \sin x dx$　　6. $\int_0^1 x e^{-x} dx$

7. $\int_0^{\pi} x \sin x dx$　　8. $\int_0^1 \log(x+1) dx$

9. $\int_2^3 \frac{dx}{x(x+1)}$　　10. $\int_0^{2\pi} \sin mx \cdot \cos nx dx$

5・12　曲線の長さ

■要　　項■

曲線の長さ

関数 $f(x)$ が $[a,\ b]$ で微分可能で $f'(x)$ が連続ならば，$y=f(x)\ (a \leqq x \leqq b)$ のあらわす曲線の長さ l は

$$l=\int_a^b \sqrt{1+\{f'(x)\}^2}\,dx$$

$$=\int_a^b \sqrt{1+\left(\frac{dy}{dx}\right)^2}\,dx$$

【例題 5-14】　曲線 $4y^2=x^3$ の点 $(0,\ 0)$ から点 $(4,\ 4)$ までの曲線の長さを求めなさい（図5・5）.

【解】

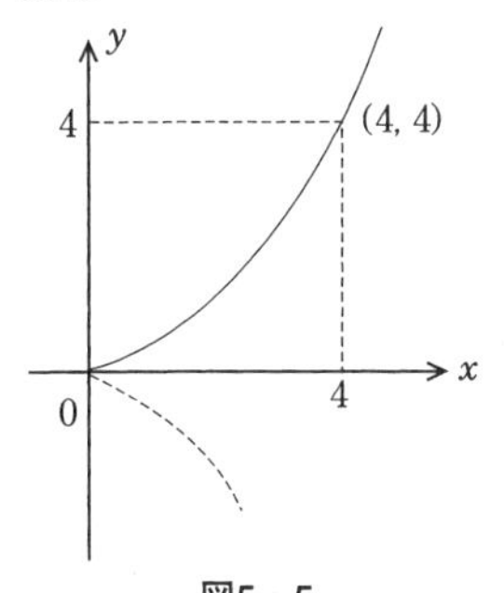

図5・5

$4y^2=x^3$ より

$$y=\pm\frac{1}{2}x^{\frac{3}{2}} \tag{5·15}$$

(5·15) 式の“±”のうち“+”をとって両辺を x で微分する.

$$\frac{dy}{dx}=\frac{3}{4}x^{\frac{1}{2}}$$

「要項」より，求める曲線の長さを l とする.

$$l=\int_0^4 \sqrt{1+\left(\frac{dy}{dx}\right)^2}\,dx$$

$$\therefore\quad l=\int_0^4 \sqrt{1+\frac{9}{16}x}\,dx \tag{5·16}$$

(5·16) において，

$$1+\frac{9}{16}x=t \tag{5·17}$$

とおき，(5·17) の両辺を x で微分する.

$$\frac{9}{16}=\frac{dt}{dx}$$

$$\therefore \quad dx=\frac{16}{9}dt$$

また，

x	$0 \to 4$
t	$1 \to \frac{13}{4}$

したがって

$$l=\int_1^{\frac{13}{4}} t^{\frac{1}{2}} \times \frac{16}{9}dt=\frac{16}{9}\left[\frac{t^{\frac{3}{2}}}{\frac{3}{2}}\right]_1^{\frac{13}{4}}$$

$$=\frac{32}{27}\left\{\left(\frac{13}{4}\right)^{\frac{3}{2}}-1\right\}$$

5・13　媒介変数表示による曲線の長さ

■要　　項■

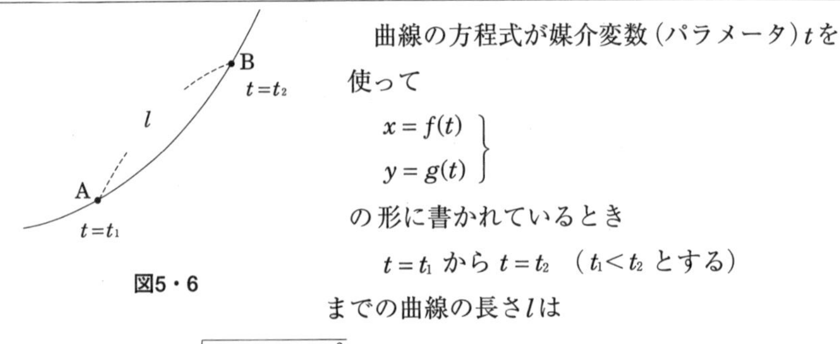

図5・6

曲線の方程式が媒介変数（パラメータ）tを使って

$$\left.\begin{aligned} x&=f(t) \\ y&=g(t) \end{aligned}\right\}$$

の形に書かれているとき

$t=t_1$ から $t=t_2$ （$t_1<t_2$ とする）

までの曲線の長さlは

$$l=\int_{t_1}^{t_2}\sqrt{\left(\frac{dx}{dt}\right)^2+\left(\frac{dy}{dt}\right)^2}\,dt$$

あるいは

$$l=\int_{t_1}^{t_2}\sqrt{\{f'(t)\}^2+\{g'(t)\}^2}\,dt$$

で求められる．

【例題 5-15】　次の曲線の長さを求めなさい．

1.　$x=\frac{2}{3}t^3$，$y=t^2$　$(0\leqq t\leqq 1)$

2.　$x=6t^2$，$y=t^3-12t$　$(0\leqq t\leqq 1)$

3.　$x=a(\theta-\sin\theta)$，$y=a(1-\cos\theta)$　$(0\leqq\theta\leqq 2\pi)$

【解】　1.　$$\begin{cases} x=\frac{2}{3}t^3 & (5\cdot 18) \\ y=t^2 & (5\cdot 19) \end{cases}$$

$(5\cdot 18)$，$(5\cdot 19)$式より

$$\frac{dx}{dt}=\frac{2}{3}\cdot 3t^2=2t^2,\quad \frac{dy}{dt}=2t$$

から

$$\left(\frac{dx}{dt}\right)^2=4t^4,\quad \left(\frac{dy}{dt}\right)^2=4t^2$$

$$\therefore\quad l=\int_0^1\sqrt{\left(\frac{dx}{dt}\right)^2+\left(\frac{dy}{dt}\right)^2}\,dt$$

$$=2\int_0^1\sqrt{t^2\cdot(t^2+1)}\,dt$$

$$=2\int_0^1 t\sqrt{t^2+1}\,dt \qquad (5\cdot 20)$$

ここで，$\sqrt{t^2+1}=u$

とおく．$t^2+1=u^2$　$(5\cdot 21)$

$(5\cdot 21)$式の両辺をuで微分する．

$$2t\cdot\frac{dt}{du}=2u$$

$$\therefore\quad dt=\frac{u}{t}du$$

また，

t	$0\to 1$
u	$1\to\sqrt{2}$

よって$(5\cdot 20)$式は

$$l=2\int_1^{\sqrt{2}} t\cdot u\cdot\frac{u}{t}du=2\int_1^{\sqrt{2}}u^2du$$

$$=\frac{2}{3}[u^3]_1^{\sqrt{2}}=\frac{2}{3}(2\sqrt{2}-1)$$

2. $\begin{cases} x = 6t^2 & (5\cdot 22) \\ y = t^3 - 12t & (5\cdot 23) \end{cases}$

(5・22)，(5・23)式より

$$\frac{dx}{dt} = 12t,\ \ \frac{dy}{dt} = 3t^2 - 12$$

から

$$\left(\frac{dx}{dt}\right)^2 = 144t^2,\ \ \left(\frac{dy}{dt}\right)^2 = 9t^4 - 72t^2 + 144$$

$$\therefore\ \ l = \int_0^1 \sqrt{\left(\frac{dx}{dt}\right)^2 + \left(\frac{dy}{dt}\right)^2}\,dt = \int_0^1 \sqrt{9t^4 + 72t^2 + 144}\,dt$$

$$= \int_0^1 \sqrt{9(t^4 + 8t^2 + 16)}\,dt = 3\int_0^1 |t^2 + 4|\,dt \qquad (t^2 + 4 > 0)$$

$$= 3\int_0^1 (t^2 + 4)\,dt = 3\left[\frac{1}{3}t^3 + 4t\right]_0^1$$

$$= 1 + 12 = 13$$

3. $\begin{cases} x = a(\theta - \sin\theta) & (5\cdot 24) \\ y = a(1 - \cos\theta) & (5\cdot 25) \end{cases}$

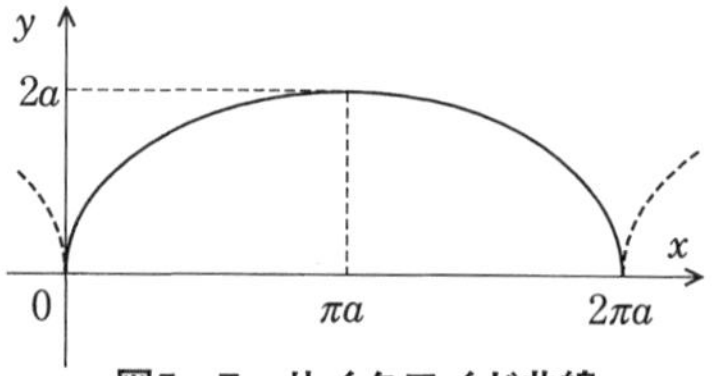

図5・7　サイクロイド曲線

(5・24)，(5・25)式より

$$\frac{dx}{d\theta} = a(1 - \cos\theta),\ \ \frac{dy}{d\theta} = a\cdot\sin\theta$$

$$\left.\begin{aligned} \left(\frac{dx}{d\theta}\right)^2 &= a^2(1 - 2\cos\theta + \cos^2\theta) \\ \left(\frac{dy}{d\theta}\right)^2 &= a^2\sin^2\theta \end{aligned}\right\}$$

$$\therefore\ \ \left(\frac{dx}{d\theta}\right)^2 + \left(\frac{dy}{d\theta}\right)^2 = a^2(1 - 2\cos\theta + \cos^2\theta) + a^2\sin^2\theta$$

$$= a^2(2 - 2\cos\theta) = 2a^2(1 - \cos\theta)$$

$$= 2a^2\cdot 2\sin^2\frac{\theta}{2} = 4a^2\cdot\sin^2\frac{\theta}{2}$$

$$\therefore\ \ l = \int_0^{2\pi} \sqrt{\left(\frac{dx}{d\theta}\right)^2 + \left(\frac{dy}{d\theta}\right)^2}\,d\theta = \int_0^{2\pi} \left|2a\cdot\sin\frac{\theta}{2}\right| d\theta$$

$$= 2a\int_0^{2\pi} \sin\frac{\theta}{2}\,d\theta = 2a\left[-2\cdot\cos\frac{\theta}{2}\right]_0^{2\pi}$$

$$= 8a$$

5・14　直線運動の道のり

■要　　項■

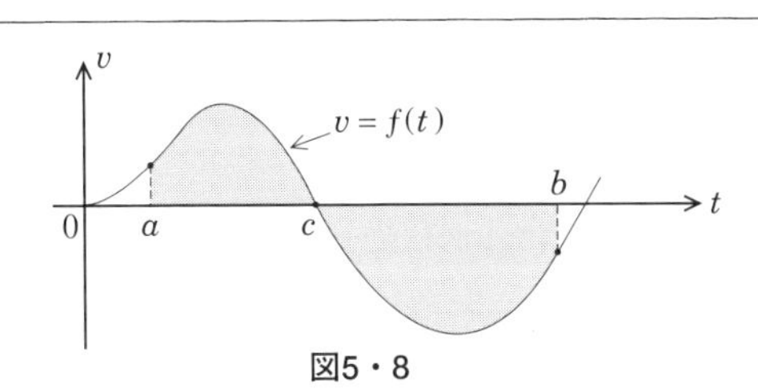

図5・8

$$v = f(t) = \frac{dS}{dt}$$

のとき，図5・8のような場合の$t=a$から$t=b$までの

全移動距離Sは

$v \geqq 0$ の部分と，$v \leqq 0$ の部分に分けて，その間に物体の動いた距離を求め，それらの和を求めればよい．

$$S = \int_a^c f(t)dt - \int_c^b f(t)dt$$

となる．

一般に，$v = f(t) \geqq 0$ とは，限らない場合の$t=a$から$t=b$までの全移動距離S（$t=a$から$t=b$までの道のり）は，

$$S = \int_a^b |f(t)|dt$$

という式で与えられる．

【例題 5-16】　y軸上を速度 $v = \dfrac{dy}{dt} = 10 - 5t$

で動く物体がある．この物体が，y軸上で達することのできる最高の位置はどこか．また，$t=1$から$t=4$までの間にこの物体が動いた道のりを求めなさい．

【解】　yのtについての導関数 $\dfrac{dy}{dt} = 10 - 5t = 5(2 - t)$

は，「$t<2$ では正，$t=2$ で0，$t>2$ では負」

であるから，y は $t=2$ のとき，最大になる．よって，原点からこの最高点までの距離を h とすれば

$$h=\int_0^2(10-5t)dt=\left[10t-\frac{5}{2}t^2\right]_0^2=10$$

また，$\left.\begin{array}{ll}0\leqq t\leqq 2 & \text{では } v\geqq 0\\ t\geqq 2 & \text{では } v\leqq 0\end{array}\right\}$

となるから，$t=1$ から $t=4$ までの間に，この物体が移動した道のり S は

$$\begin{aligned}S&=\int_1^2(10-5t)dt-\int_2^4(10-5t)dt\\&=\left[10t-\frac{5}{2}t^2\right]_1^2-\left[10t-\frac{5}{2}t^2\right]_2^4\\&=12.5\end{aligned}$$

【練習問題 12】　次の問に答えなさい．

1．直線軌道を36m/sの速さで走っている特急列車がブレーキをかけてから t 秒後の速さ v m/sは

$$v=36-1.8t$$

であらわされる．

ブレーキをかけてから，何秒後に何m走ってこの列車は停止するか．

2．初速30m/sで真上に投げあげた物体の速さ v m/sはおよそ

$$v=30-10t$$

であらわされる．投げあげてから何秒後にどんな高さまであがって落ちはじめるか．

3．小石を静かに落とすと，t 秒後の速度 v [m/s]は

$$v=9.8t$$

であらわされる．1秒後から4秒後までの3秒間に落下する距離を求めなさい．

4．直線運動をする点Pの時刻 t での速度が $3t+5$ で，Pは $t=0$ のとき，原点から5の位置にある．時刻 t のときPの位置 S を t の式で表しなさい．

5．氷面上で毎秒20mの初速でボールをころがしたとき，1秒について0.5mの割合で減速したボールのすべった距離を求めなさい．

6．1アンペアの電流によって1秒間に運ばれる電気量を1クローンという．

今電流の強さが $I=\sin^2 2t$（アンペア）であるとき $t=\dfrac{\pi}{2}$(秒) から $t=2\pi$(秒) までの間に流れる電気量を求めなさい．

5・15 体 積

■要　　項■

・体積を積分で求める．

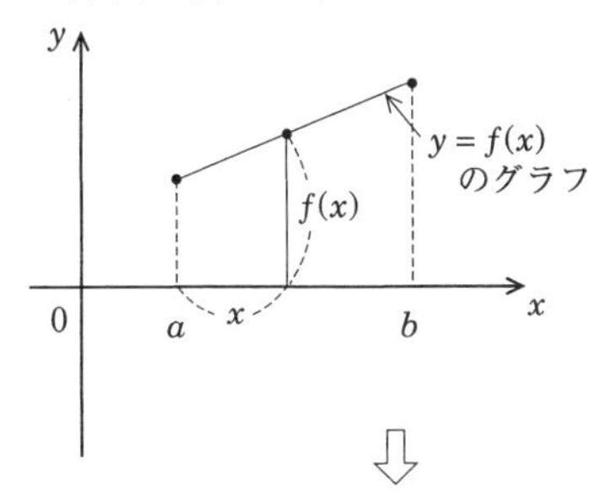

面積は縦$f(x)$，幅dxの長方形が無限に集まったものと考える．

これを体積に拡張してみると

体積は切口の面積が$S(x)$，厚さdxの円盤の集まり（厚さが無限にうすい円盤のようなものの集まり）として考える．(図5・9)．

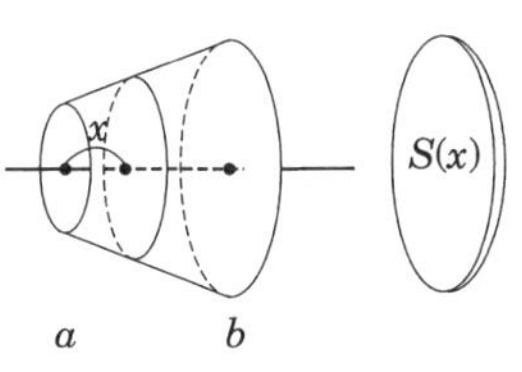

図5・9

1枚のうすい円盤の体積 ＝ 断面積×厚さ

$$dV = S(x)dx$$

これを，xがaからbまでの間で「集める」ので

$$\underset{体積}{V}=\int_a^b S(x)dx$$

つまり，断面の面積を表す関数$S(x)$を求めればよい．

5・16 回転体の体積

■要　項■

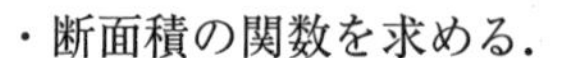

・断面積の関数を求める.

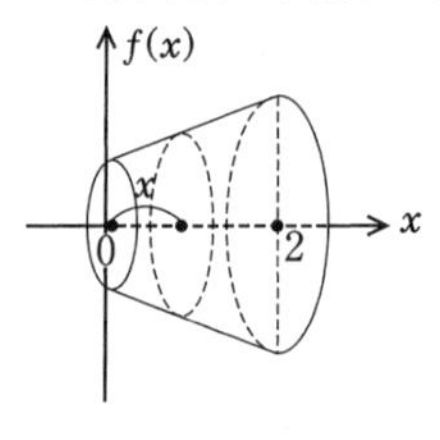

断面で切ってみる

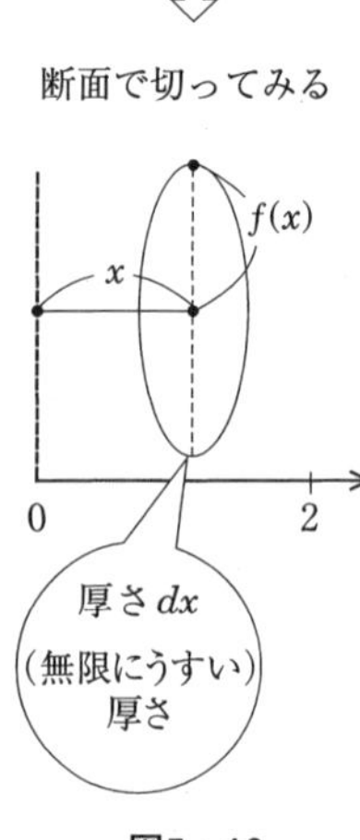

図5・10

・断面積

$$S(x)=\pi\times\{f(x)\}^2$$

⇩

半径$f(x)$，厚さdxの
「円盤」として考える.

⇩

1枚の円盤の体積は

$$\pi\{f(x)\}^2dx$$

(円周率×半径の2乗×厚さ)

これを，$x=0$から，$x=2$の範囲で無限に集める.

⇩

つまり $\displaystyle\int_0^2\pi\{f(x)\}^2dx$

が求める体積となる（図5・10）.

・回転体の表面積S

$$S=2\pi\int_a^b f(x)\sqrt{1+\{f'(x)\}^2}\,dx$$

・2曲線 $y=f(x)$，$y=g(x)$　$f(x)\geqq g(x)$ にはさまれた面積Sは

$$S=\int_a^b\{f(x)-g(x)\}dx$$

【例題 5-17】　図5・11の曲線で囲まれた部分を，x軸のまわりに回転してできる回転体の体積を求めなさい.

$$\left.\begin{array}{l} y=1-x^2 \\ y=0 \end{array}\right\}$$

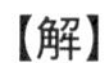

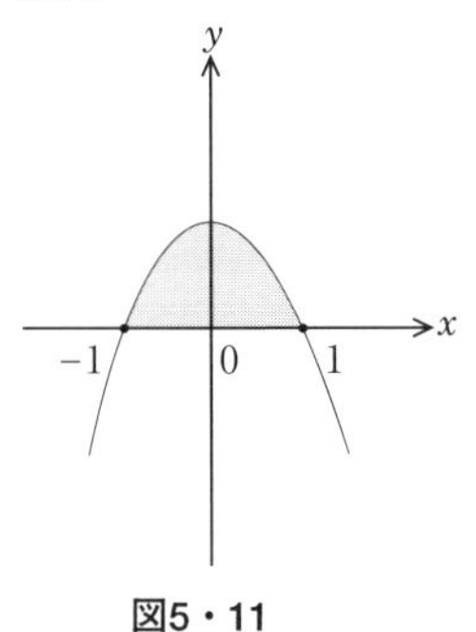

図5・11

曲線とx軸との交点のx座標は,

$x=-1, 1$

であるから,

$$V=\pi\int_{-1}^{1}y^2dx$$

$$=\pi\int_{-1}^{1}(1-x^2)^2dx$$

$$=\frac{16}{15}\pi$$

【練習問題 13】

図5・12, 13の直線または曲線で囲まれた部分を,x軸のまわりに回転してできる回転体の体積を求めなさい.

(1) $\begin{cases} y=x^2-x \\ y=0 \end{cases}$

(2) $\begin{cases} y=\sqrt{x} \\ x=1 \\ y=0 \end{cases}$

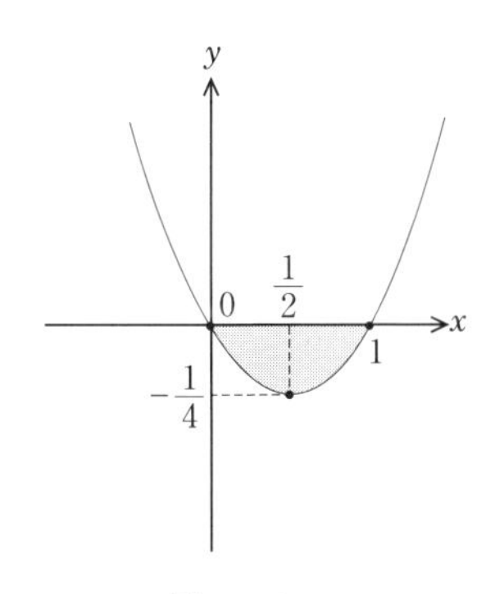

図5・12

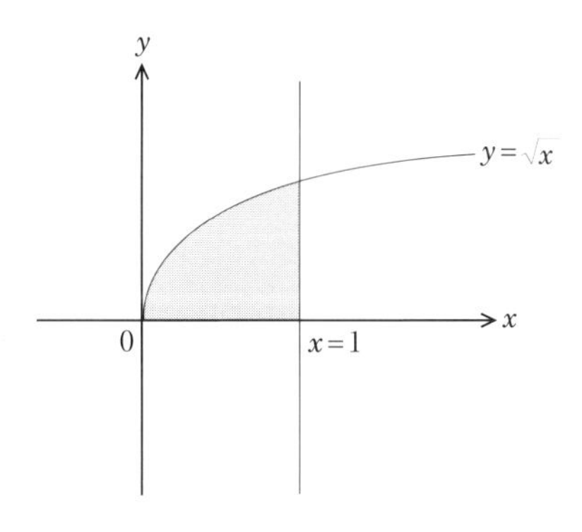

図5・13

【練習問題 14】

図5・14, 15の直線または曲線で囲まれた部分を，y軸のまわりに回転してできる回転体の体積を求めなさい．

(1) $\begin{cases} y=1-x^2 \\ y=0 \end{cases}$　　(2) $\begin{cases} y^2=x+1 \\ x=0 \end{cases}$

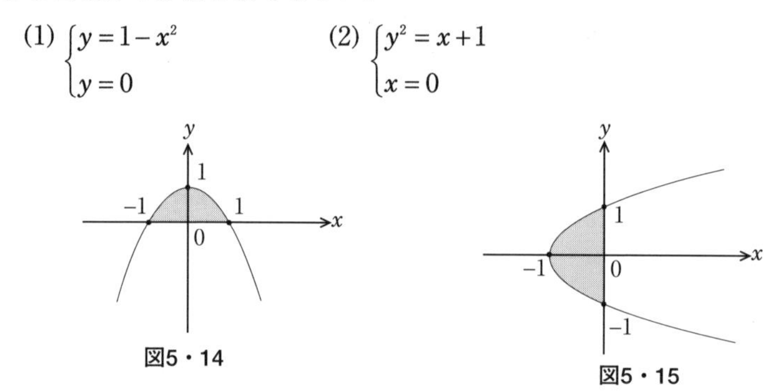

図5・14　図5・15

5・17　二重積分の基本

■要　　項■

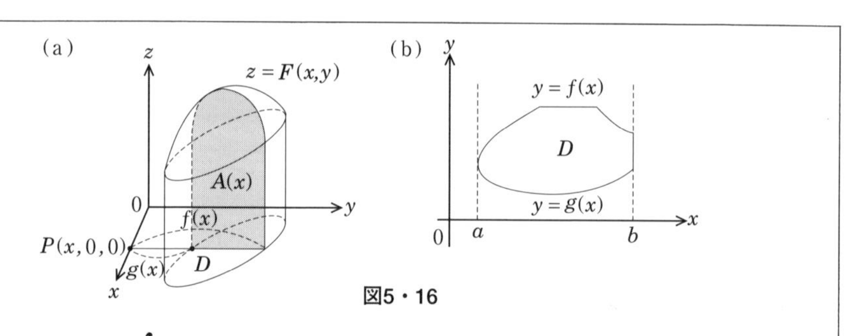

図5・16

二重積分 $\int_D F(x,\ y)dS$ は $F(x,\ y) \geqq 0$ であるとき，図5・16の(a)のように，関数 $z=F(x,\ y)$ のグラフである曲面とxy平面上の領域Dをそれぞれ上底と下底とする柱状の立体の体積Vを表す．

関数$f(x)$，$g(x)$は閉区間$[a,\ b]$で連続であり，$f(x) \geqq g(x)$であるとし，領域Dは2曲線 $y=f(x)$ と $y=g(x)$ および2直線$x=a$と$x=b$ $(a<b)$で囲まれているとする．(図5・16(b)参照)．

このとき，関数 $z=F(x,\ y)$ が領域Dで連続であれば

$$\int_D F(x,\ y)dS$$
$$=\int_a^b \int_{g(x)}^{f(x)} F(x,\ y)dydx$$

【例題 5-18】　二重積分 $\int_0^1\int_0^1 xydydx$ を計算しなさい．

【解】

$$\int_0^1\int_0^1 xydydx=\int_0^1\left\{\int_0^1 xydy\right\}dx \qquad (5\cdot 26)$$

であるから，まず，{　}内の積分を計算する．このときは，yについて積分するのであるから，xは定数と考えることが大切である．すなわち，

$$\int_0^1 xydy=\left[\frac{1}{2}xy^2\right]_0^1=\frac{1}{2}x$$

したがって，(5·26)式は

$$\int_0^1\int_0^1 xydydx=\int_0^1\left\{\int_0^1 xydy\right\}dx=\int_0^1\left\{\left[\frac{1}{2}xy^2\right]_0^1\right\}dx$$
$$=\int_0^1\frac{1}{2}xdx \quad =\left[\frac{1}{4}x^2\right]_0^1=\frac{1}{4}$$

【練習問題 15】　次の二重積分を求めなさい．

1. $\int_0^1\int_0^x ydydx$　　2. $\int_0^2\int_2^3 xy^2dydx$

3. $\int_0^1\int_1^2 (x-y)dydx$　　4. $\int_0^1\int_0^{1-x}(1-x-y)dydx$

5. $\int_2^4\int_1^x \frac{x}{y^2}dydx$

■練習問題の解答

【練習問題 1】の答

1. $\int x^{-3}dx=\frac{1}{-3+1}x^{-3+1}+C=-\frac{1}{2}x^{-2}+C=-\frac{1}{2x^2}+C$

2. $\int x^{2a}dx = \frac{1}{2a+1}x^{2a+1} + C \qquad (2a \fallingdotseq -1)$

3. $\int x^{\pi-2}dx = \frac{1}{(\pi-2)+1}x^{(\pi-2)+1} + C = \frac{1}{\pi-1}x^{\pi-1} + C$

4. $\int 9x^{\frac{1}{2}}dx = 9 \cdot \frac{1}{\frac{1}{2}+1}x^{\frac{1}{2}+1} + C = 6x^{\frac{3}{2}} + C$

5. $\int \frac{1}{x^4}dx = \int x^{-4}dx = \int \frac{1}{-4+1}x^{-4+1} + C = -\frac{1}{3}x^{-3} + C = -\frac{1}{3x^3} + C$

6. $\int \frac{1}{2x}dx = \frac{1}{2}\int \frac{1}{x}dx = \frac{1}{2}\log|x| + C$

7. $\int (\sin\theta)\,dx = (\sin\theta)x + C$

8. $\int a dx = ax + C$

9. $\int x^{\frac{3}{4}}dx = \frac{1}{\frac{3}{4}+1}x^{\frac{3}{4}+1} = \frac{4}{7}x^{\frac{7}{4}} + C$

10. $\int x^{-4.3}dx = \frac{1}{-4.3+1}x^{-4.3+1} + C = -\frac{1}{3.3}x^{-3.3} + C$

【練習問題 2】の答

1. $\int (x^3 - 6x^2)dx = \int x^3 dx - 6\int x^2 dx = \frac{1}{3+1}x^{3+1} - 6 \cdot \frac{1}{2+1}x^{2+1} + C = \frac{1}{4}x^4 - 2x^3 + C$

2. $\int (1 - 2x + 3x^2 - 4x^3)dx = x - 2 \cdot \frac{1}{2}x^2 + 3 \cdot \frac{1}{3}x^3 - 4 \cdot \frac{1}{4}x^4 + C = x - x^2 + x^3 - x^4 + C$

3. $\int (x-1)x^3 dx = \int (x^4 - x^3)dx = \frac{1}{5}x^5 - \frac{1}{4}x^4 + C$

4. $\left(x - \frac{1}{x}\right)^3 = \left(x^2 - 2 + \frac{1}{x^2}\right)\left(x - \frac{1}{x}\right) = x^3 - 3x + \frac{3}{x} - \frac{1}{x^3}$ 　　であるから

$\therefore \quad \int \left(x - \frac{1}{x}\right)^3 dx = \int \left(x^3 - 3x + \frac{3}{x} - \frac{1}{x^3}\right)dx = \frac{1}{4}x^4 - \frac{3}{2}x^2 + 3\log|x| + \frac{1}{2x^2} + C$

5. $\int (x+1)(x^2 - x + 2)dx = \int (x^3 + x + 2)dx = \frac{1}{4}x^4 + \frac{1}{2}x^2 + 2x + C$

6. $\int \frac{(x^2-1)^2}{x^3}dx = \int \frac{x^4 - 2x^2 + 1}{x^3}dx = \int \left(x - \frac{2}{x} + \frac{1}{x^3}\right)dx$

$= \frac{1}{2}x^2 - 2\log|x| - \frac{1}{2x^2} + C$

7. $\int x(x-1)(x-2)dx = \int (x^3 - 3x^2 + 2x)dx$

$$=\frac{1}{4}x^4-x^3+x^2+C$$

8. $\int(2x^2-1)(3x^2+4)dx=\int(6x^4+5x^2-4)dx=\frac{6}{5}x^5+\frac{5}{3}x^3-4x+C$

9. $\int\left(x+\frac{1}{x}\right)^2dx=\int\left(x^2+2+\frac{1}{x^2}\right)dx=\frac{1}{3}x^3+2x-\frac{1}{x}+C$

10. $\int\frac{x^2+3x}{\sqrt{x}}dx=\int x^{\frac{3}{2}}dx+3\int x^{\frac{1}{2}}dx=\frac{1}{\frac{3}{2}+1}x^{\frac{3}{2}+1}+3\cdot\frac{1}{\frac{1}{2}+1}x^{\frac{1}{2}+1}$

$$=\frac{2}{5}x^{\frac{5}{2}}+2x^{\frac{3}{2}}+C$$

【練習問題 3】の答

1. $\int(e^x-x)dx=\int e^xdx-\int xdx=e^x-\frac{1}{2}x^2+C$

2. $\int(\cos x-e^{-x})dx=\int\cos xdx-\int e^{-x}dx=\sin x+e^{-x}+C$

3. $\int(4\cos x-3\sin x)dx=4\int\cos xdx-3\int\sin xdx=4\sin x+3\cos x+C$

4. $\int(2e^x-3e^{-x})dx=2\int e^xdx-3\int e^{-x}dx=2e^x-3(-e^{-x})=2e^x+3e^{-x}+C$

5. $\int(\sin\omega t+\cos2\omega t)dt=-\frac{1}{\omega}\left(\cos\omega t-\frac{1}{2}\sin2\omega t\right)+C$

6. $\int\frac{dx}{e^{2x}}=\int e^{-2x}dx=-\frac{1}{2}e^{-2x}+C$

7. $(\sin x+\cos x)^2=\sin^2x+2\sin x\cdot\cos x+\cos^2x$

$$=(\sin^2x+\cos^2x)+2\sin x\cdot\cos x$$

ここで，$\sin^2x+\cos^2x=1$

また，$\sin\alpha\cos\beta=\frac{1}{2}\{\sin(\alpha+\beta)+\sin(\alpha-\beta)\}$ を使って，$\alpha=\beta=x$ とおく．

$$\sin x\cos x=\frac{1}{2}\{\sin(x+x)+\sin(x-x)\}=\frac{1}{2}\sin2x$$

$(\sin x+\cos x)^2=1+\sin2x$ 　となる．

$$\therefore\ \int(\sin x+\cos x)^2dx=\int(1+\sin2x)dx$$

$$=x-\frac{1}{2}\cos2x+C$$

8. $\sin^2 x+\cos^2 x=1$ の両辺を $\cos^2 x$ で割って，

$$\therefore\quad \frac{\sin^2 x}{\cos^2 x}+1=\frac{1}{\cos^2 x} \qquad \therefore\quad \tan^2 x+1=\sec^2 x$$

$$\therefore\quad \tan^2 x=\sec^2 x-1$$

よって $\displaystyle\int \tan^2 x dx=\int(\sec^2 x-1)dx=\tan x-x+C$

（注） $\tan x$ を微分すると $\sec^2 x$ になる．

9. $\displaystyle\int\frac{3}{1+x^2}dx=3\int\frac{1}{1+x^2}dx=3\tan^{-1}x+C$

10. $\displaystyle\frac{\cos^2 x+1}{\cos^2 x}=1+\frac{1}{\cos^2 x}$

$$\therefore\quad \int\frac{\cos^2 x+1}{\cos^2 x}dx=\int dx+\int\sec^2 x dx$$

$$=x+\tan x+C$$

【練習問題 4】の答

1. $\displaystyle\int\frac{3x^2-6x+2}{x^3-3x^2+2x+1}dx=\int\frac{(x^3-3x^2+2x+1)'}{x^3-3x^2+2x+1}dx$

$=\log|x^3-3x^2+2x+1|+C$

2. $\displaystyle\int\frac{x^2}{x^3+1}dx=\frac{1}{3}\int\frac{(x^3+1)'}{x^3+1}dx=\frac{1}{3}\log|x^3+1|+C$

3. $\displaystyle\int\frac{x}{x^2+2}dx=\frac{1}{2}\int\frac{(x^2+2)'}{x^2+2}dx=\frac{1}{2}\log|x^2+2|+C$

4. $\displaystyle\int\frac{\sin x}{1+\cos x}dx=-\int\frac{(1+\cos x)'}{1+\cos x}dx=-\log|1+\cos x|+C$

5. $\displaystyle\int\frac{x}{a+bx^2}dx=\frac{1}{2b}\int\frac{(a+bx^2)'}{a+bx^2}dx=\frac{1}{2b}\log|a+bx^2|+C$

6. $\displaystyle\int\cot x dx=\int\frac{\cos x}{\sin x}dx=\int\frac{(\sin x)'}{\sin x}dx=\log|\sin x|+C$

7. $\displaystyle\int\frac{dx}{e^x+1}=\int\frac{(e^x+1)-e^x}{e^x+1}dx=\int\left(1-\frac{e^x}{e^x+1}\right)dx$

$\displaystyle=\int\left\{1-\frac{(e^x+1)'}{e^x+1}\right\}dx=x-\log|e^x+1|+C$

8. $\displaystyle\int\frac{2\cos x}{\cos x+\sin x}dx=\int\frac{(\cos x+\sin x)-(\sin x-\cos x)}{\cos x+\sin x}dx$

$$= \int \left(1 + \frac{-\sin x + \cos x}{\cos x + \sin x}\right) dx = \int \left\{1 + \frac{(\cos x + \sin x)'}{\cos x + \sin x}\right\} dx$$

$$= x + \log|\cos x + \sin x| + C$$

9. $$\int \frac{dx}{x\log x} = \int \frac{\frac{1}{x}}{\log x} dx = \int \frac{(\log x)'}{\log x} dx$$

$$= \log|\log x| + C$$

10. $$\int \frac{dx}{x+a} = \log|x+a| + C$$

【練習問題 5】の答

1. $$\int \frac{x^2+1}{x+2} dx = \int \left(x - 2 + \frac{5}{x+2}\right) dx$$

$$= \frac{1}{2}x^2 - 2x + 5\log|x+2| + C$$

2. $$\int \frac{2x-1}{2x+3} dx = \int \left(1 - \frac{4}{2x+3}\right) dx$$

$$= x - 4 \cdot \frac{1}{2}\log|2x+3| + C = x - 2\log|2x+3| + C$$

3. $$\int \frac{x^2+5x-4}{x+3} dx = \int \left(x + 2 - \frac{10}{x+3}\right) dx = \frac{1}{2}x^2 + 2x - 10\log|x+3| + C$$

4. $$\int \frac{x^3+1}{x+1} dx = \int (x^2 - x + 1) dx = \frac{1}{3}x^3 - \frac{1}{2}x^2 + x + C$$

5. $$\int \frac{x^2-1}{x^2+1} dx = \int \left(1 - \frac{2}{x^2+1}\right) dx = x - 2\tan^{-1}x + C$$

【練習問題 6】の答

1. $\int \sin(2x+1) dx$　$2x+1=t$ とおく．

両辺を t で微分して

$$2 \cdot \frac{dx}{dt} = 1 \qquad \therefore \quad dx = \frac{1}{2} dt$$

$$\therefore \quad \int \sin(2x+1) dx = \int \sin t \cdot \frac{1}{2} dt = \frac{1}{2}\int \sin t\, dt$$

$$= -\frac{1}{2}\cos t + C = -\frac{1}{2}\cos(2x+1) + C$$

2. $\int e^{2x+3} dx$　$2x+3=t$ とおく．

両辺をtで微分する．

$$2\frac{dx}{dt}=1 \qquad \therefore \quad dx=\frac{1}{2}dt$$

$$\therefore \quad \int e^{2x+3}dx=\int e^t\frac{1}{2}dt=\frac{1}{2}\int e^t dt$$

$$=\frac{1}{2}e^t+C=\frac{1}{2}e^{2x+3}+C$$

3. $\displaystyle\int\frac{x}{(2x+3)^3}dx$　$2x+3=t$ とおく．

両辺をtで微分する．

$$2\frac{dx}{dt}=1 \qquad \therefore \quad dx=\frac{1}{2}dt$$

$$\int\frac{x}{(2x+3)^3}dx=\frac{1}{4}\int\frac{t-3}{t^3}dt=\frac{1}{4}\int(t^{-2}-3t^{-3})dt$$

$$=-\frac{1}{4}\left(t^{-1}-\frac{3}{2}t^{-2}\right)+C=-\frac{4x+3}{8(2x+3)^2}+C$$

4. $\displaystyle\int\frac{\sin x}{1+\cos x}dx$　　これはp.188の4-4のようにしてもよいが，

$1+\cos x=t$ とおき，両辺をtで微分する．

$$(-\sin x)\frac{dx}{dt}=1 \qquad \therefore \quad dx=-\frac{1}{\sin x}dt$$

$$\therefore \quad \int\frac{\sin x}{1+\cos x}dx=\int\frac{\sin x}{t}\left(-\frac{1}{\sin x}\right)dt=-\int\frac{1}{t}dt$$

$$=-\log|t|+C=-\log|1+\cos x|+C$$

5. $\displaystyle\int\tan x\cdot\sec^2 x dx$　$\tan x=t$ とおく．

両辺をtで微分する．　$\displaystyle\sec^2 x\frac{dx}{dt}=1 \qquad \therefore \quad dx=\frac{1}{\sec^2 x}dt$

$$\therefore \quad \int\tan x\cdot\sec^2 x dx=\int t\cdot\sec^2 x\frac{1}{\sec^2 x}dt$$

$$=\int t dt=\frac{1}{2}t^2+C=\frac{1}{2}\cdot\tan^2 x+C$$

【練習問題7】の答

1. $\sqrt{x+1}=t$ とおく．

両辺を2乗する．　　$x+1=t^2$

両辺をtで微分する． $\dfrac{dx}{dt}=2t$ $\quad\therefore\quad dx=2t\cdot dt$

$$\int\frac{1}{\sqrt{x+1}}dx=\int\frac{1}{t}\cdot 2t\,dt=2\int dt$$

$$=2t+C=2\sqrt{x+1}+C$$

2. $\sqrt{2x+1}=t$ とおき，両辺を2乗する．

$2x+1=t^2$

両辺をtで微分する． $2\dfrac{dx}{dt}=2t$ $\quad\therefore\quad dx=t\,dt$

$$\therefore\quad \int x\cdot\sqrt{2x+1}\,dx=\int\frac{t^2-1}{2}\cdot t\cdot t\,dt$$

$$=\frac{1}{2}\int(t^4-t^2)dt=\frac{1}{2}\cdot\frac{1}{5}t^5-\frac{1}{2}\cdot\frac{1}{3}t^3+C$$

$$=\frac{1}{30}t^3(3t^2-5)=\frac{1}{15}(2x+1)(3x-1)\sqrt{2x+1}+C$$

3. $\sqrt[3]{x+2}=t$ とおく．

両辺を3乗する． $x+2=t^3$

両辺をtで微分する． $\dfrac{dx}{dt}=3t^2$ $\quad\therefore\quad dx=3t^2dt$

$$\therefore\quad \int x\cdot\sqrt[3]{x+2}\,dx=\int(t^3-2)\cdot t\cdot 3t^2dt$$

$$=3\int(t^6-2t^3)dt=3\cdot\frac{1}{7}t^7-6\cdot\frac{1}{4}t^4+C$$

$$=\frac{3}{7}t^7-\frac{3}{2}t^4+C=\frac{3}{14}(x+2)(2x-3)\cdot\sqrt[3]{x+2}+C$$

4. $\sqrt{x^2+1}=t$ とおく．

両辺を2乗する． $x^2+1=t^2$

両辺をtで微分する． $2x\dfrac{dx}{dt}=2t$ $\quad\therefore\quad dx=\dfrac{t}{x}dt$

$$\therefore\quad \int\frac{x^3}{\sqrt{x^2+1}}dx=\int\frac{t^2-1}{t}\cdot t\,dt$$

$$=\int(t^2-1)dt=\frac{1}{3}t^3-t$$

$$=\frac{1}{3}t(t^2-3)=\frac{1}{3}(x^2-2)\sqrt{x^2+1}+C$$

5. $\sqrt{1-x^2}=t$ とおく．

両辺を2乗する．　$1-x^2=t^2$

両辺をtで微分する．　$-2x\dfrac{dx}{dt}=2t$　　$\therefore\ dx=-\dfrac{t}{x}dt$

$$\therefore\ \int\frac{x}{\sqrt{1-x^2}}dx=\int\frac{x}{t}\left(-\frac{t}{x}\right)dt=-\int dt=-t+C=-\sqrt{1-x^2}+C$$

（参考）

$\sqrt{a^2-x^2}$ を含む関数の積分では $x=a\sin\theta$　とおく．

$\sqrt{x^2-a^2}$ を含む関数の積分では $x=a\sec\theta$　とおく．

$\sqrt{x^2+a^2}$ を含む関数の積分では $x=a\tan\theta$　とおく．

【練習問題8】の答

1. $\displaystyle\int x\log x\,dx=\frac{1}{2}x^2\log x-\int\frac{1}{2}x^2\frac{1}{x}dx$

$\displaystyle=\frac{1}{2}x^2\log x-\frac{1}{2}\int x\,dx=\frac{1}{2}x^2\log x-\frac{1}{4}x^2+C$

2. $\displaystyle\int x\cos3x\,dx=\left(\frac{1}{3}\sin3x\right)x-\frac{1}{3}\int\sin3x\,dx$

$\displaystyle=\frac{x}{3}\sin3x+\frac{1}{9}\cos3x+C$

3. $\displaystyle\int xe^{ax}dx=\frac{1}{a}xe^{ax}-\frac{1}{a}\int e^{ax}dx$

$\displaystyle=\frac{1}{a}xe^{ax}-\frac{1}{a^2}e^{ax}+C$

4. $\displaystyle\int x^2\sin x\,dx=(-\cos x)x^2+\int(\cos x)\cdot2x\,dx$

$\displaystyle=-x^2\cos x+2\int x\cos x\,dx$

$\displaystyle=-x^2\cos x+2\left\{(\sin x)x-\int\sin x\,dx\right\}$

$=-x^2\cos x+2x\sin x+2\cos x+C$

5. $\displaystyle\int\sqrt{x}\log x\,dx=\frac{2}{3}x^{\frac{3}{2}}\log x-\frac{2}{3}\int x^{\frac{3}{2}}\frac{1}{x}dx$

$\displaystyle=\frac{2}{3}\sqrt{x^3}\log x-\frac{2}{3}\int x^{\frac{1}{2}}dx=\frac{2}{3}\sqrt{x^3}\log x-\frac{2}{3}\cdot\frac{2}{3}x^{\frac{3}{2}}+C$

$\displaystyle=\frac{2}{3}\sqrt{x^3}\log x-\frac{4}{9}\sqrt{x^3}+C$

6. $u = x \qquad v' = \cos x$

$u' = 1 \qquad v = \sin x$

$\therefore \int x\cos x\,dx = x\sin x - \int \sin x\,dx$

$= x\sin x + \cos x + C$

7. $\int x^2 e^x dx = e^x x^2 - \int e^x 2x dx$

$= x^2 e^x - 2\left\{e^x x - \int e^x dx\right\} = x^2 e^x - 2xe^x + 2e^x + C$

8. $\int (\log x)^2 dx = x(\log x)^2 - \int x 2(\log x)\frac{1}{x} dx$

$= x(\log x)^2 - 2\int \log x\,dx = x(\log x)^2 - 2\left\{x \cdot \log x - \int x \cdot \frac{1}{x} dx\right\}$

$= x(\log x)^2 - 2x\log x + 2x + C$

9. $u = 2x - 1 \qquad v' = (x-1)^5$

$u' = 2 \qquad v = \frac{1}{6}(x-1)^6$

$\therefore \int (2x-1)(x-1)^5 dx = \frac{1}{6}(2x-1)(x-1)^6 - \frac{1}{3}\int (x-1)^6 dx$

$= \frac{1}{6}(2x-1)(x-1)^6 - \frac{1}{3}\cdot\frac{1}{7}(x-1)^7 = \frac{1}{42}(x-1)^6(12x-5) + C$

10. $u = x \qquad v' = e^{-x}$

$u' = 1 \qquad v = -e^{-x}$

$\therefore \int xe^{-x}dx = -xe^{-x} + \int e^{-x}dx = -xe^{-x} - e^{-x} + C$

【練習問題 9】の答

1. $\cos x = t$ とおく.

両辺をtで微分して

$$(-\sin x)\frac{dx}{dt} = 1 \qquad \therefore \quad dx = -\frac{1}{\sin x}dt$$

$$\int \frac{\sin x}{\cos^3 x}dx = \int \frac{\sin x}{t^3}\left(-\frac{1}{\sin x}\right)dt$$

$$= -\int \frac{1}{t^3}dt = -\int t^{-3}dt = \frac{1}{2}t^{-2} + C = \frac{1}{2\cos^2 x} + C$$

2.　$\sin x = t$ とおく.

両辺を t で微分する.

$$\cos x \frac{dx}{dt} = 1 \qquad \therefore \quad dx = \frac{1}{\cos x} dt$$

$$\therefore \quad \int \sin x \cdot \cos x dx = \int t \cdot \cos x \frac{1}{\cos x} dt \quad \left(= \int \frac{\sin 2x}{2} dx \text{としてもよい.}\right)$$

$$= \int t dt = \frac{1}{2} t^2 + C = \frac{1}{2} \sin^2 x + C$$

3.　$\cos x = t$　とおく.

両辺を t で微分する.

$$-(\sin x) \frac{dx}{dt} = 1 \qquad \therefore \quad dx = -\frac{1}{\sin x} dt$$

$$\therefore \quad \int \sin x \cdot \cos^2 x dx = \int \sin x \cdot t^2 \cdot \left(-\frac{1}{\sin x}\right) dt$$

$$= -\int t^2 dt = -\frac{1}{3} t^3 + C$$

$$= -\frac{1}{3} \cos^3 x + C$$

4.　$\sin^3 x \cdot \cos^3 x = \sin^3 x \cdot \cos^2 x \cdot \cos x$

$$= \sin^3 x (1 - \sin^2 x) \cos x$$

と変形して　$\sin x = t$　とおく.

両辺を t で微分する.　$\cos x \dfrac{dx}{dt} = 1 \quad \therefore \quad dx = \dfrac{1}{\cos x} dt$

$$\therefore \quad \int \sin^3 x \cdot \cos^3 x dx = \int t^3 (1 - t^2) \cos x \frac{1}{\cos x} dt$$

$$= \int (t^3 - t^5) dt = \frac{1}{4} t^4 - \frac{1}{6} t^6 + C = \frac{1}{4} \sin^4 x - \frac{1}{6} \sin^6 x + C$$

5.　$\cos 2x = 1 - 2\sin^2 x$

$$\sin^2 x = \frac{1 - \cos 2x}{2}$$

$$\therefore \quad \sin^2 2x = \frac{1 - \cos 4x}{2}$$

$$\therefore \quad \int \sin^2 2x dx = \frac{1}{2} \int (1 - \cos 4x) dx$$

$$=\frac{1}{2}\left(x-\frac{1}{4}\sin 4x\right)$$

$$=\frac{1}{2}x-\frac{1}{8}\sin 4x+C$$

【練習問題 10】の答

1. $\displaystyle\int \cos 3x\cdot\sin 5x\,dx=\frac{1}{2}\int(\sin 8x+\sin 2x)dx$

$$=-\frac{1}{16}\cos 8x-\frac{1}{4}\cos 2x+C$$

2. $\displaystyle\int \sin 3x\cdot\cos 2x\,dx=\frac{1}{2}\int(\sin 5x+\sin x)dx$

$$=-\frac{1}{10}\cos 5x-\frac{1}{2}\cos x+C$$

3. $\displaystyle\int \cos 3x\cdot\cos x\,dx=\frac{1}{2}\int(\cos 4x+\cos 2x)dx$

$$=\frac{1}{8}\sin 4x+\frac{1}{4}\sin 2x+C$$

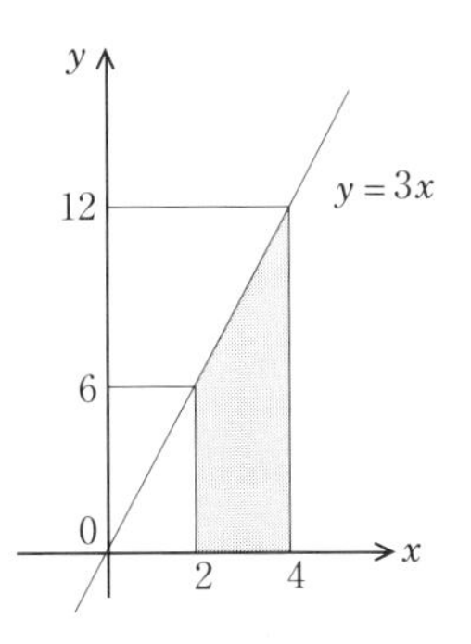

図5・17

【練習問題 11】の答

1. $\displaystyle\int_2^4 3x\,dx=\frac{3}{2}[x^2]_2^4=\frac{3}{2}[4^2-2^2]=18$

2. $\displaystyle\int_{-1}^{2}(2x^3-x)dx=\left[\frac{2}{4}x^4-\frac{1}{2}x^2\right]_{-1}^{2}$

$$=\frac{1}{2}\left[(2^4-(-1)^4)-(2^2-(-1)^2)\right]=\frac{1}{2}(16-\cancel{1}-4+\cancel{1})=6$$

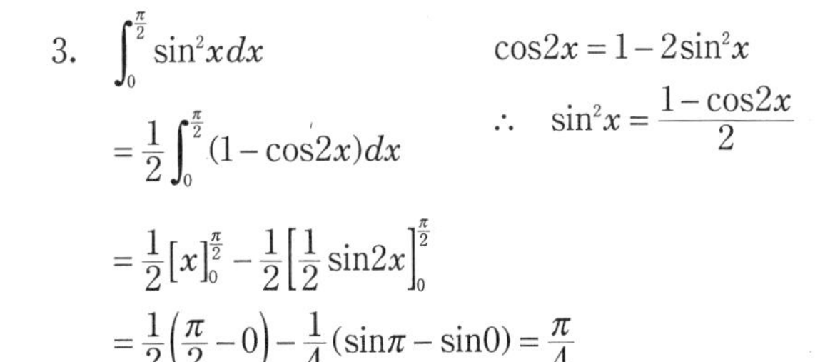

3. $\displaystyle\int_0^{\frac{\pi}{2}}\sin^2 x\,dx$

$$\cos 2x=1-2\sin^2 x$$

$$\therefore\quad \sin^2 x=\frac{1-\cos 2x}{2}$$

$$=\frac{1}{2}\int_0^{\frac{\pi}{2}}(1-\cos 2x)dx$$

$$=\frac{1}{2}[x]_0^{\frac{\pi}{2}}-\frac{1}{2}\left[\frac{1}{2}\sin 2x\right]_0^{\frac{\pi}{2}}$$

$$=\frac{1}{2}\left(\frac{\pi}{2}-0\right)-\frac{1}{4}(\sin\pi-\sin 0)=\frac{\pi}{4}$$

4. $x=2\sin\theta$　とおく．

$\sqrt{4-x^2}=\sqrt{4(1-\sin^2\theta)}=\sqrt{4\cos^2\theta}=2\cos\theta\ \left(0\leqq\theta\leqq\dfrac{\pi}{2}\right)$

$\therefore\ \displaystyle\int_0^2\sqrt{4-x^2}\,dx$

$\displaystyle=\int_0^{\frac{\pi}{2}}2\cos\theta\cdot2\cos\theta d\theta$

x	$0\to2$
θ	$0\to\dfrac{\pi}{2}$

$\displaystyle=4\int_0^{\frac{\pi}{2}}\cos^2\theta d\theta=4\int_0^{\frac{\pi}{2}}\frac{1+\cos2\theta}{2}d\theta=2\left[\theta+\frac{1}{2}\sin2\theta\right]_0^{\frac{\pi}{2}}$

$\displaystyle=2\left(\left(\frac{\pi}{2}-0\right)+\frac{1}{2}(\sin\pi-\sin0)\right)=\pi$

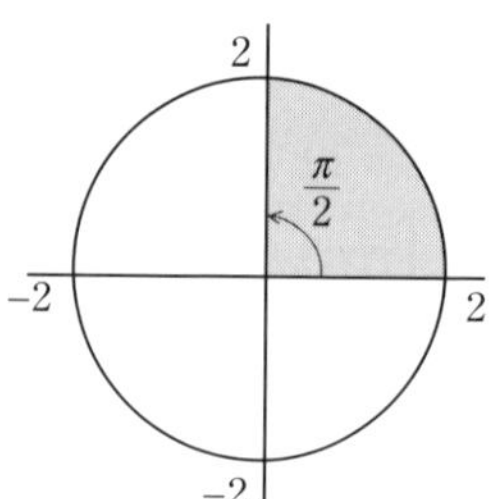

図5・18

5. $\sin x\cdot\sin y=-\dfrac{1}{2}\{\cos(x+y)-\cos(x-y)\}$

$\sin3x\cdot\sin x=-\dfrac{1}{2}\{\cos(3x+x)-\cos(3x-x)\}$

$=-\dfrac{1}{2}\{\cos4x-\cos2x\}=\dfrac{1}{2}\cos2x-\dfrac{1}{2}\cos4x$

$\therefore\ \displaystyle\int_0^{\pi}\sin3x\cdot\sin x=\frac{1}{2}\int_0^{\pi}(\cos2x-\cos4x)dx$

$\displaystyle=\frac{1}{2}\left\{\frac{1}{2}[\sin2x]_0^{\pi}-\frac{1}{4}[\sin4x]_0^{\pi}\right\}$

$\displaystyle=\frac{1}{2}\left\{\frac{1}{2}(\sin2\pi-\sin0)-\frac{1}{4}(\sin4\pi-\sin0)\right\}=0$

6. $\displaystyle\int_0^1xe^{-x}dx=[-xe^{-x}]_0^1-\int_0^1 1\cdot(-e^{-x})dx$

$=-(1\cdot e^{-1}-0\cdot e^{-0})-[e^{-x}]_0^1$

$=-e^{-1}-e^{-1}+e^0=1-2e^{-1}$

$u=x\quad v'=e^{-x}$
$u'=1\quad v=-e^{-x}$

7. $\displaystyle\int_0^{\pi}x\sin xdx=\int_0^{\pi}x\cdot(-\cos x)'dx$

$\displaystyle=[x\cdot(-\cos x)]_0^{\pi}-\int_0^{\pi}1\cdot(-\cos x)dx$

$u=x\quad v'=\sin x$
$u'=1\quad v=-\cos x$

$\displaystyle=\pi\cdot(-\cos\pi)-0+\int_0^{\pi}\cos xdx$

$=\pi+[\sin x]_0^{\pi}=\pi+\sin\pi-\sin0=\pi$

8. $\int_0^1 1\cdot\log(x+1)dx$

$u=\log(x+1) \quad v'=1$

$=\int_0^1 (x+1)'\cdot\log(x+1)dx \qquad u'=\dfrac{1}{x+1} \quad v=(x+1)$

$=[(x+1)\log(x+1)]_0^1-\int_0^1 1\cdot dx$

$=[(x+1)\log(x+1)]_0^1-[x]_0^1$

$=(2\log2-1\cdot\log1)-(1-0)=2\log2-1$

9. $\dfrac{1}{x(x+1)}=\dfrac{A}{x}+\dfrac{B}{x+1}$ （p. 22の恒等式を見る.）

$A(x+1)+Bx=(A+B)x+A=1$

$$\begin{cases} A+B=0 \\ A=1 \end{cases}$$

$\dfrac{1}{x(x+1)}=\dfrac{1}{x}-\dfrac{1}{x+1}$

$\int_2^3 \dfrac{dx}{x(x+1)}=\int_2^3\left(\dfrac{1}{x}-\dfrac{1}{x+1}\right)dx$

$=[\log x]_2^3-[\log(x+1)]_2^3$

$=\log3-\log2-(\log4-\log3)=2\log3-3\log2$

10. $\sin x\cos y=\dfrac{1}{2}\{\sin(x+y)+\sin(x+y)\}$

i) $m\fallingdotseq n$のとき

$\int_0^{2\pi}\sin mx\cdot\cos nx dx=\dfrac{1}{2}\int_0^{2\pi}\{\sin(m+n)x+\sin(m-n)x\}dx$

$=\dfrac{1}{2}\left[-\dfrac{1}{m+n}\cos(m+n)x-\dfrac{1}{m-n}\cos(m-n)x\right]_0^{2\pi}$

$=\dfrac{1}{2}\left\{-\dfrac{1}{m+n}(\cos(m+n)2\pi-\cos0)-\dfrac{1}{m-n}(\cos(m-n)2\pi-\cos0)\right\}$

$=\dfrac{1}{2}\left\{-\dfrac{1}{m+n}(1-1)-\dfrac{1}{m-n}(1-1)\right\}=0$

ii) $m=n$のとき　$2\sin x\cdot\cos x=\sin2x$

$\int_0^{2\pi}\sin mx\cdot\cos mx dx=\dfrac{1}{2}\int_0^{2\pi}\sin2mx dx$

$=\dfrac{1}{2}\left[-\dfrac{1}{2m}\cos2mx\right]_0^{2\pi}=\dfrac{1}{2}\left\{-\dfrac{1}{2m}(\cos4m\pi-\cos0)\right\}$

$$= -\frac{1}{4m}(1-1) = 0$$

【練習問題 12】の答

1. ブレーキをかけてから，停車するまでの時間は　$36-1.8t=0$

   これを解いて，　$t=\dfrac{36}{1.8}=20$（秒）

   ブレーキをかけてから停車するまでに走った距離Sは

   $$S=\int_0^{20}(36-1.8t)dt=\left[36t-\frac{1.8}{2}t^2\right]_0^{20}=360\,[\mathrm{m}]$$

2. 物体を投げてから最高点に達するまでの時間は$v=0$となるときであるから

   $$30-10t=0$$

   これを解いて，$t=3$［秒後］

   また，そのときの高さh[m] は

   $$h=\int_0^3 v\,dt=\int_0^3(30-10t)dt=[30t-5t^2]_0^3=45\,[\mathrm{m}]$$

h

45 [m]

0　3　6　t

図5・19

3. 求める距離 S[m] は

   $$S=\int_1^4 v\,dt=\int_1^4 9.8t\,dt=9.8\left[\frac{t^2}{2}\right]_1^4=73.5\,[\mathrm{m}]$$

4. 時刻tでの速度は，$\dfrac{dS}{dt}$であるから，

   $$\frac{dS}{dt}=3t+5\cdots\cdots(1)$$

   $$\therefore\quad S=\int(3t+5)dt \qquad \therefore\quad S=\frac{3}{2}t^2+5t+C\cdots\cdots(2)$$

   ここで，「$t=0$のとき，$S=5$」$\cdots\cdots$(a)

   であるから，(2)から　　$C=5\cdots\cdots(3)$

   (3)を(2)に代入して　　$S=\dfrac{3}{2}t^2+5t+5$

5. 初速が20m/sで毎秒0.5mの割合で減速するから

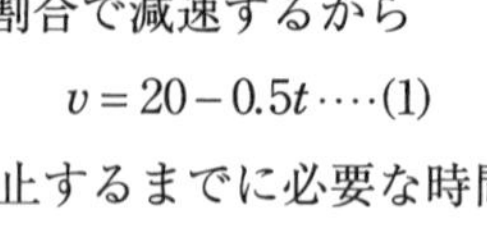

   t秒後のボールの速さvは　　$v=20-0.5t\cdots\cdots(1)$

   ボールが移動し始めてから静止するまでに必要な時間は

   $20-0.5t=0$ を解いて　　$\therefore\quad t=40$

   よって，ボールのすべった距離Sは

$$S=\int_0^{40}(20-0.5t)dt=\left[20t-\frac{t^2}{4}\right]_0^{40}=400\,[\mathrm{m}]$$

6. (略解)

$$\int_{\frac{\pi}{2}}^{2\pi}\sin^2 2t\,dt=\frac{1}{2}\int_{\frac{\pi}{2}}^{2\pi}(1-\cos4t)dt$$

$$=\frac{1}{2}\left[t-\frac{1}{4}\sin4t\right]_{\frac{\pi}{2}}^{2\pi}$$

$$=\frac{1}{2}\left\{\left(2\pi-\frac{\pi}{2}\right)-\frac{1}{4}(\sin8\pi-\sin2\pi)\right\}$$

$$=\frac{3}{4}\pi\ [\mathrm{c}]$$

【練習問題 13】の答

1.

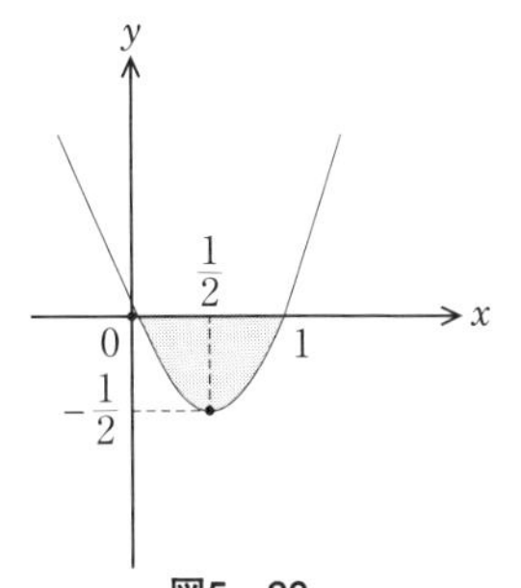

図5・20

曲線とx軸との交点のx座標は　$x=0,\ 1$

$$\therefore\quad V=\pi\int_0^1 y^2dx=\pi\int_0^1(x^2-x)^2dx$$

$$=\pi\int_0^1(x^4-2x^3+x^2)dx$$

$$\therefore\quad V=\pi\left[\frac{1}{5}x^5-\frac{1}{2}x^4+\frac{1}{3}x^3\right]_0^1=\frac{\pi}{30}$$

2.

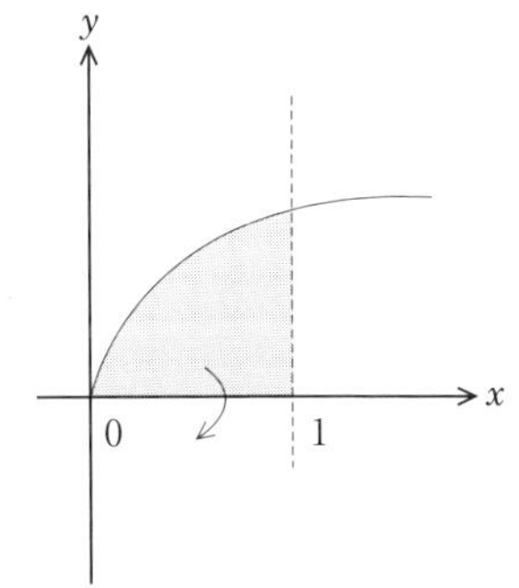

図5・21

図5・21より，体積Vは

$$V=\pi\int_0^1 y^2dx=\pi\int_0^1 x\,dx$$

$$=\pi\left[\frac{1}{2}x^2\right]_0^1=\frac{\pi}{2}$$

【練習問題 14】の答

1.

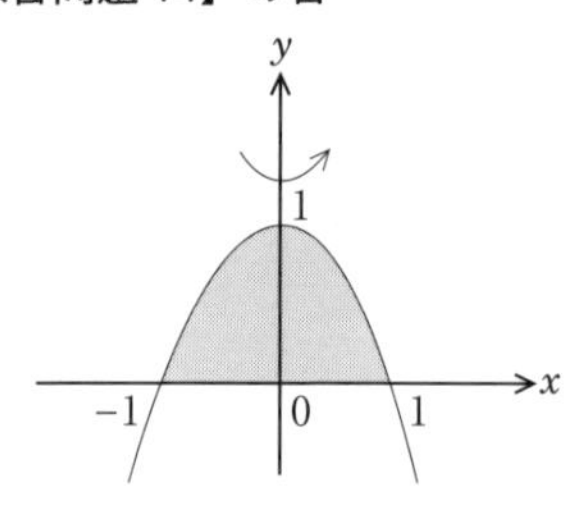

図5・22

この放物線とy軸との交点のy座標は1である（図5・22）.

$$\therefore \quad V=\pi\int_0^1 x^2dy=\pi\int_0^1(1-y)dy$$

$$=\pi\left[y-\frac{1}{2}y^2\right]_0^1=\frac{\pi}{2}$$

2.

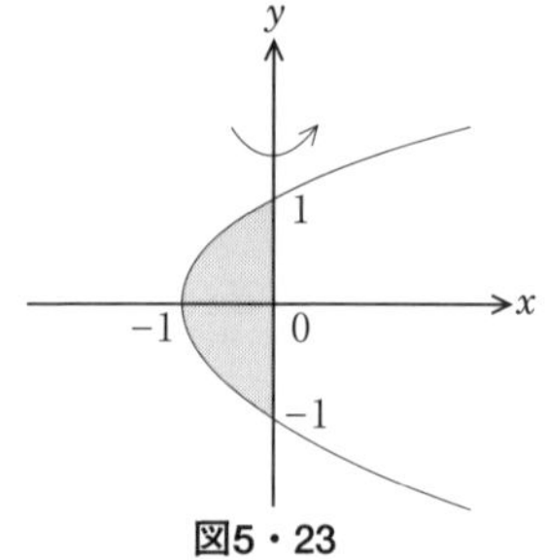

図5・23

この放物線とy軸との交点のy座標は−1, 1である（図5・23）.

$$\therefore \quad V=\pi\int_{-1}^1 x^2dy=\pi\int_{-1}^1(y^2-1)^2dy$$

$$=\pi\int_{-1}^1(y^4-2y^2+1)dy=\pi\left[\frac{1}{5}y^5-\frac{2}{3}y^3+y\right]_{-1}^1$$

$$=\pi\left\{\frac{1}{5}(1+1)-\frac{2}{3}(1+1)+(1+1)\right\}=\frac{16}{15}\pi$$

（注）　略図でよいから，必ず図を描くこと.

【練習問題 15】の答

1. $\int_0^1\int_0^x ydydx=\int_0^1\left\{\int_0^x ydy\right\}dx=\int_0^1\left[\frac{1}{2}y^2\right]_0^x dx$

$\int_0^1\frac{1}{2}x^2dx=\frac{1}{2}\left[\frac{1}{3}x^3\right]_0^1=\frac{1}{6}$

2. $\int_0^2\int_2^3 xy^2dydx=\int_0^2\left\{\int_2^3 xy^2dy\right\}dx=\int_0^2\left[\frac{1}{3}xy^3\right]_2^3 dx$

$\int_0^2\frac{19}{3}xdx=\frac{19}{3}\left[\frac{1}{2}x^2\right]_0^2=\frac{38}{3}$

3. $\int_0^1\int_1^2(x-y)dydx=\int_0^1\left\{\int_1^2(x-y)dy\right\}dx=\int_0^1\left[xy-\frac{1}{2}y^2\right]_1^2 dx$

$\int_0^1\left(x-\frac{3}{2}\right)dx=\left[\frac{1}{2}x^2-\frac{3}{2}x\right]_0^1=-1$

4. $\displaystyle\int_0^1\int_0^{1-x}(1-x-y)dydx=\int_0^1\left\{\int_0^{1-x}(1-x-y)dy\right\}dx$

$\displaystyle=\int_0^1\left[(1-x)y-\frac{1}{2}y^2\right]_0^{1-x}dx=\int_0^1\frac{1}{2}(1-x)^2dx$

$\displaystyle=\left[-\frac{1}{6}(1-x)^3\right]_0^1=\frac{1}{6}$

5. $\displaystyle\int_2^4\int_1^x\frac{x}{y^2}dydx=\int_2^4\left\{\int_1^x\frac{x}{y^2}dy\right\}dx=\int_2^4\left[-\frac{x}{y}\right]_1^x dx$

$\displaystyle\int_2^4(-1+x)dx=\left[\frac{1}{2}(x-1)^2\right]_2^4=\frac{1}{2}(9-1)=4$

（注）　$\displaystyle\int_c^d\int_a^b f(x,\ y)dxdy$ は，次のように書くこともある．

$$\int_c^d\int_a^b f(x,\ y)dxdy=\int_c^d\left\{\int_a^b f(x,\ y)dx\right\}dy=\int_c^d dy\int_a^b f(x,\ y)dx$$

（例）　$\displaystyle\int_0^1\int_0^1 xydydx=\int_0^1 dx\int_0^1 xydy$ とも書ける．

第6章

微分方程式

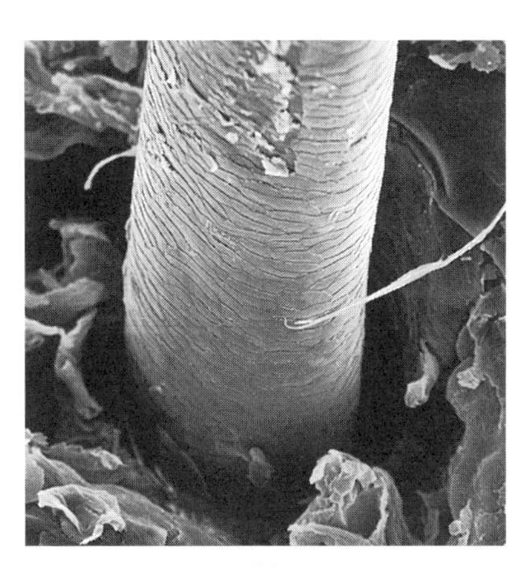

毛根
(電子顕微鏡写真)

●学習のポイント●

微分を含んだ方程式を解く練習を行う．これは非常に難しい．その代表である変数分離形，1階線形，2階線形について，初歩の範囲で学習する．

6・1　変数分離形

■要　　項■

次の(6·1)式の形の1階微分方程式を変数分離形という．

$$\frac{dy}{dx}=f(x)g(y) \tag{6·1}$$

(6·1)式を次のように変形して両辺をxで積分する．

$$\frac{1}{g(y)}\frac{dy}{dx}=f(x) \tag{6·2}$$

$$\therefore \quad \int\frac{1}{g(y)}\frac{dy}{dx}dx=\int f(x)dx \tag{6·3}$$

（注）(6·1)式を形式的に次のように分離してそれぞれの変数で積分してもよい．

$$\frac{1}{g(y)}dy=f(x)dx$$

$$\therefore \quad \int\frac{1}{g(y)}dy=\int f(x)dx$$

【例題 6-1】　次の問に答えなさい．

1.　$y'+2y=0$ を解きなさい．
2.　この微分方程式の解で，

「$x=0$のとき，$y=2$」　(6·4)

となるものを求めなさい．

【解】　この微分方程式は

$$\frac{dy}{dx}+2y=0$$

$$\frac{dy}{dx} = -2y$$

$$\frac{1}{y}dy = -2dx \tag{6·5}$$

(6·5)式は変数分離形であるから，両辺を各変数で積分する．

$$\int \frac{1}{y}dy = -2\int dx$$

$$\therefore \quad \log|y| = -2x + C_1$$

$$\therefore \quad y = \pm e^{-2x+C_1} = \pm e^{C_1} \cdot e^{-2x} \tag{6·6}$$

(6·6)式で，　$\pm e^{C_1} = C$ とおくと

$$y = Ce^{-2x} \quad (C\text{は任意定数}) \tag{6·7}$$

2. (6·7)式において，初期条件「$x=0$のとき，$y=2$」を代入する．

$$2 = Ce^{-0 \cdot x} \qquad \therefore \quad C = 2$$

したがって，(6·7)式は

$$y = 2e^{-2x}$$

（注）　1. のような任意定数Cを含むとき，この解を**一般解**という．

2. のような，ある条件(6·4)式をみたすとき，この解を**特殊解**という．

【例題 6-2】　$\dfrac{dy}{dx} = -\dfrac{y}{x}$ を解きなさい．

【解】　$\dfrac{dy}{dx} = -\dfrac{y}{x}$ を解いたとき，積分定数を$\log C$とする．

$$\frac{dy}{y} = -\frac{dx}{x} \qquad \int \frac{dy}{y} = -\int \frac{dx}{x} + \log C$$

故に，$\log y + \log x = \log C$

$$xy = C$$

これは図6・1のような双曲線群を表す．点(1, 1)を通るようにするには積分定数を決める．

$$1 \times 1 = C \qquad \therefore \quad C = 1$$

$$xy = 1$$

となって，ただ1つの双曲線が決まる．

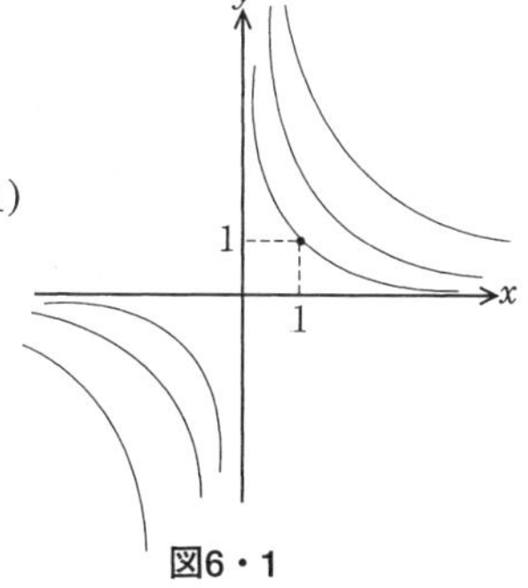

図6・1

【練習問題 1】　次の微分方程式を解きなさい．

1.　$y' = 2xy^2$　　2.　$xy' = y$

3.　$y'\cos x - \sin x = 0$　　4.　$(1+x)\cdot y' = 1+y$

5.　$yy' + x^2 = 0$　　6.　$x^2y' + y = 0$

7.　$y' = -2xy$　「$x=0$のとき，$y=1$」

8.　$2yy' = x+1$　「$x=2$のとき，$y=1$」

9.　$x^2y' + y = 0$　「$x=1$のとき，$y=e$」

10.　$y^3 + x^6y' = 0$　「$x=1$のとき，$y=\sqrt{2}$」

6・2　同次形

■要　　項■

次の(6·7)式の形の1階微分方程式を同次形という．

$$\frac{dy}{dx} = f\left(\frac{y}{x}\right) \qquad (6\cdot 8)$$

この微分方程式(6·8)式は，変数の変換

$\dfrac{y}{x} = v$　すなわち　$y = vx$

によって，変数分離形微分方程式になる．

【例題 6-3】　次の微分方程式を解きなさい．

$$y^2 + (x^2 - xy)y' = 0$$

【解】

$$y^2 + (x^2 - xy)y' = 0 \qquad (6\cdot 9)$$

(6·9)式の両辺をx^2で割る．

$$\left(\frac{y}{x}\right)^2 + \left\{1 - \left(\frac{y}{x}\right)\right\}y' = 0$$

と変形できるから，同次形である．

$\dfrac{y}{x} = v$とおく．

$$y = xv \qquad (6\cdot 10)$$

$(6 \cdot 10)$式の両辺をxで微分する.

$$y' = v + xv' \tag{6·11}$$

$(6 \cdot 10)$式, $(6 \cdot 11)$式を$(6 \cdot 9)$式へ代入する.

$$(xv)^2 + (x^2 - x \cdot xv) \cdot (v + xv') = 0$$

$$\therefore \quad v^2 + (1-v)(v + xv') = 0$$

$$v + x(1-v)v' = 0$$

$$v + x(1-v)\frac{dv}{dx} = 0$$

$$\frac{v-1}{v}dv = \frac{1}{x}dx$$

$$\left(1 - \frac{1}{v}\right)dv = \frac{1}{x}dx$$

$$\int\left(1 - \frac{1}{v}\right)dv = \int\frac{1}{x}dx$$

$$v - \log|v| = \log|x| + C$$

$$\log|x| + \log|v| = v + C$$

$$\therefore \quad xv = Ce^{v}$$

$$\frac{y}{x} = v$$

であるから, $y = vx$

$$y = Ce^{\frac{y}{x}}$$

【練習問題2】　次の同次形微分方程式を解きなさい.

1. $x + y + (x-y)\dfrac{dy}{dx} = 0$　　2. $x^2y' = y^2 + 2xy$

3. $y \cdot y' + x = 0$　　4. $xy \cdot y' = x^2 + y^2$

6・3　1階線形微分方程式

■要　　項■

$\dfrac{dy}{dx} + P(x)y = Q(x)$の解は次のようになる.

$$y = e^{-\int P(x)dx}\left\{\int Q(x) \cdot e^{\int P(x)dx}dx + C\right\}$$

この式の導き方を示しておく.

$\frac{dy}{dx}+P(x)y=Q(x)$ に $e^{\int P(x)dx}$ をかける.

$$\frac{dy}{dx}\cdot e^{\int P(x)dx}+P(x)\cdot y\cdot e^{\int P(x)dx}=Q(x)\cdot e^{\int P(x)dx}$$

$$\frac{d}{dx}(ye^{\int P(x)dx})=(y')\cdot e^{\int P(x)dx}+y\cdot(e^{\int P(x)dx})'$$

$$=\frac{dy}{dx}e^{\int P(x)dx}+P(x)\cdot ye^{\int P(x)dx}$$

$$\therefore\quad \frac{d}{dx}(ye^{\int P(x)dx})=Q(x)\cdot e^{\int P(x)dx}$$

$$\therefore\quad y\cdot e^{\int P(x)dx}=\int Q(x)\cdot e^{\int P(x)dx}dx+C$$

$$y=e^{-\int P(x)dx}\cdot\left(\int Q(x)\cdot e^{\int P(x)dx}dx+C\right)$$

【例題 6-4】　次の式を解きなさい.

1. $\frac{dy}{dx}+y=x$　　2. $\frac{dy}{dx}+x=y$

【解】　1. $P(x)=1,\ Q(x)=x$ である.

$$\therefore\quad y=e^{-\int dx}\cdot\left(\int x\cdot e^{\int dx}dx+C\right)=e^{-x}\cdot\left(\int xe^{x}dx+C\right)$$

$$=e^{-x}\{(x-1)e^{x}+C\}=Ce^{-x}+x-1$$

2. $\frac{dy}{dx}-y=-x$

$$P(x)=-1\qquad Q(x)=-x$$

$$y=e^{\int dx}\cdot\left(\int(-x)\cdot e^{-\int dx}dx+C\right)=e^{x}\left\{-\int xe^{-x}dx+C\right\}$$

$$=e^{x}\{C+e^{-x}(1+x)\}=Ce^{x}+(x+1)$$

【練習問題 3】　次の式を解きなさい.

1. $\frac{dy}{dx}+2y=3$　　2. $\frac{dy}{dx}+3y=2x$

6・4　2階線形微分方程式

■要　　項■

1.　$a\dfrac{d^2y}{dx^2}+b\dfrac{dy}{dx}+cy=0$　　（同次形の一般解＝基本解）

この特性方程式　$at^2+bt+c=0$ の二つの根が $\alpha,\ \beta$ であるとき，次のようになる．

1.　$\alpha,\ \beta$ のとき　$y=C_1e^{\alpha x}+C_2e^{\beta x}$

2.　$\alpha=\beta$ のとき　$y=(C_1+C_2x)e^{\alpha x}$

3.　$\alpha\pm j\beta$ のとき　$y=e^{\alpha x}(C_1\cos\beta x+C_2\sin\beta x)$

2.　$a\dfrac{d^2y}{dx^2}+b\dfrac{dy}{dx}+cy=f(x)$　　（非同次形の特殊解）

1.　$f(x)=n$ 次整式のとき

$\Longrightarrow$特殊解を n 次整式とおいて求める．

2.　$f(x)=ke^{rx}$ のとき

$\Longrightarrow$特殊解を Ae^{rx} とおいて求める．

3.　$f(x)=k\sin ax$　　または，$k\cos ax$ のとき

$\Longrightarrow$特殊解を $A\sin ax+B\cos ax$ とおいて求める．

（注）この方法では特殊解をうまく求められないときもある．

3.　一般解＝基本解＋特殊解

【例題 6-5】　次の式の基本解を求めなさい．

1.　$y''+5y'+6y=0$　　2.　$y''+2y'+y=0$

3.　$y''-2y'+5y=0$

【解】　1.　$t^2+5t+6=(t+2)(t+3)=0$

$\therefore\ t=-2,\ -3$　　$\therefore\ y=C_1e^{-2x}+C_2e^{-3x}$

2.　$t^2+2t+1=(t+1)^2=0$　　$\therefore\ t=-1$

$\therefore\ y=C_1e^{-x}+C_2xe^{-x}$

3.　$t^2-2t+5=0$　　$\therefore\ t=1\pm 2j$

$\therefore \quad y = e^x(C_1\cos 2x + C_2\sin 2x)$

【練習問題 4】　次の微分方程式を解きなさい．

1. $y'' - 5y' + 6y = 0$　　2. $y'' - y' - 6y = 0$

3. $y'' - 4y' + 4y = 0$　　4. $y'' - 4y' + 13y = 0$

5. $y'' + 2y' + 10 = 0$

【例題 6-6】　次の微分方程式の特殊解を求めなさい．

1. $y'' + 3y' + 2y = x^2$

2. $y'' - y' = e^{2x}$

3. $y'' - 2y' + y = \sin x$

【解】　1. 特殊解を $y = Ax^2 + Bx + C$ とおけば

$y' = 2Ax + B$，$y'' = 2A$ である

これらをもとの微分方程式に代入してA，B，Cを求める．

$A = \frac{1}{2}$，$B = -\frac{3}{2}$，$C = \frac{7}{4}$

$\therefore$　求める特殊解は

$y = \frac{1}{2}x^2 - \frac{3}{2}x + \frac{7}{4}$

2. 特殊解を $y = Ae^{2x}$　とおけば

$y' = 2Ae^{2x}$，$y'' = 4Ae^{2x}$　である

これらをもとの微分方程式に代入してAを求める．

$A = \frac{1}{2}$

$\therefore$　求める特殊解は

$y = \frac{1}{2}e^{2x}$

3. 特殊解を $y = A\sin x + B\cos x$　とおけば

$y' = A\cos x - B\sin x$，$y'' = -A\sin x - B\cos x$

これらより，$A = 0$，$B = \frac{1}{2}$

$\therefore$　求める特殊解は

$y = \frac{1}{2}\cos x$

【練習問題 5】　次の微分方程式の特殊解を求めなさい．

1.　$y''-y=5x^2$

2.　$y''+6y'+9y=5e^{2x}$

3.　$y''+3y'+2y=2\sin x$

【例題 6-7】　次の式を解きなさい．

1.　$y''+3y'+2y=3x+1$　　2.　$y''-3y'+2y=e^{2x}$

【解】　1.　$y''+3y'+2y=0$ の解は

$$y=C_1e^{-x}+C_2e^{-2x}$$

特殊解は，$y(x)=ax+b$ とおいて

$$y'=a,\ y''=0$$

$$\therefore\ 3a+2(ax+b)=3x+1$$

$$2ax+3a+2b=3x+1$$

$$\therefore\ \begin{cases}2a=3\\3a+2b=1\end{cases}\qquad\therefore\ \begin{cases}a=\dfrac{3}{2}\\b=-\dfrac{7}{4}\end{cases}$$

故に求める式は

$$y=C_1e^{-x}+C_2e^{-2x}+\frac{3}{2}x-\frac{7}{4}$$

2.　$y''-3y'+2y=0$ の解は

$$y=C_1e^{2x}+C_2e^{x}$$

特殊解は，$y=ae^{2x}$ とはならない．$y=axe^{2x}$ とおくことになる．

$$y'=ae^{2x}+2axe^{2x}$$

$$y''=6ae^{2x}+4axe^{2x}$$

$$6ae^{2x}+4axe^{2x}-3ae^{2x}-6axe^{2x}+2axe^{2x}=e^{2x}$$

$$3ae^{2x}=e^{2x}$$

$$\therefore\ 3a=1\qquad\therefore\ a=\frac{1}{3}$$

$$\therefore\ y=C_1e^{2x}+C_2e^{x}+\frac{1}{3}xe^{2x}$$

【練習問題6】　次の微分方程式を解きなさい.

1. $y''+5y'-6y=2x$
2. $y''-y'-6y=e^{4x}$
3. $y''-4y'-5y=\cos x$

6・5　微分方程式の応用

■要　　項■

微分方程式は，自然科学，社会科学へ応用される．基本的な問題を例題として扱おう．

【例題 6-8】　質量mの物体が重力によって落下し，この物体は落下速度に比例した空気の抵抗を受けているとする．このときt秒後の落下速度vを求めなさい（図6・2）.

【解】　加速度は$\dfrac{dv}{dt}$で表されるから，運動方程式を作ってみる.

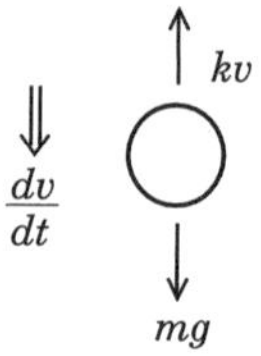

$$m\frac{dv}{dt}=mg-kv \tag{6·12}$$

(6·12)式を変形する.

$$\frac{dv}{dt}+\frac{k}{m}v=g \tag{6·13}$$

kv　$\dfrac{dv}{dt}$　mg

図6・2

(6·13)式は，1階線形微分方程式であるから，一般解は

$$v=Ce^{-\frac{k}{m}t}+\frac{m}{k}g \tag{6·14}$$

ここで，(6·14)式に初期条件「$t=0$のとき，$v=v_0$」を代入する.

$$v_0=C+\frac{m}{k}g$$

$$\therefore\quad C=v_0-\frac{m}{k}g$$

したがって，落下速度vは次の式で表わされる.

$$v=\left(v_0-\frac{mg}{k}\right)e^{-\frac{k}{m}t}+\frac{m}{k}g$$

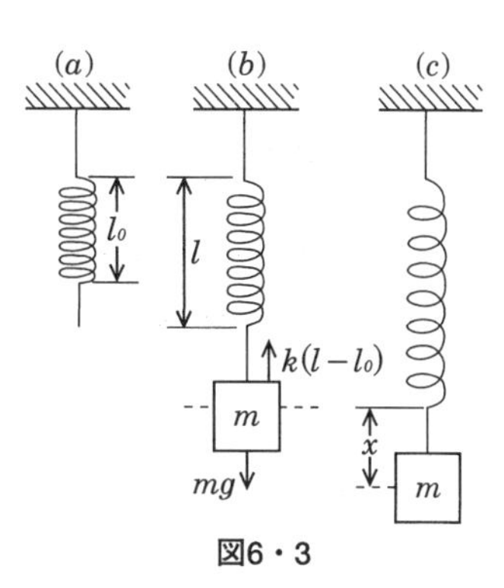

図6・3

【例題 6-9】　図6. 3(a)のように長さl_0のバネの先端に，質量mのおもりをつけて静かにつるしたときのバネの伸びを図6. 3(b)のようにlとする．

いま，力を加えてxまでバネを引き伸ばしたのち，放ったときのおもりはどのような運動をするか（図6・3）．

【解】　フックの法則により，バネの力は伸びxに比例する．

比例定数をkとすると

図6. 3(b)の静止の状態では

$$mg-k(l-l_0)=0 \tag{6·15}$$

xまでバネを引き伸ばして放ったとき，復元力は$F=-kx$である．

$$m\frac{d^2x}{dt^2}=-kx$$

$$\therefore\quad \frac{d^2x}{dt^2}+\frac{k}{m}x=0 \tag{6·16}$$

(6·16)式は，2階線形微分方程式で，特性方程式を考えて，解は

$$x=C_1\sin\sqrt{\frac{k}{m}}t+C_2\cos\sqrt{\frac{k}{m}}t$$

ここで，初期条件「$t=0$で$x=S_0$」より

$$C_1=0,\quad C_2=S_0$$

したがって

$$x=S_0\cos\sqrt{\frac{k}{m}}t$$

となり，おもりは正弦振動をする．

【例題 6-10】　図6・4のように長さlの糸の先端に，質量mのおもりをつけ，糸の一端Oを固定して，OAから微小角θだけずらして左右に振らせたときの運動のようすを式で表せ．

【解】　矢印の方向を運動の正方向とすると，振り子を振らせる力の成分は$mg\sin\theta$であるから，次のような微分方程式が得られる．

$$m\frac{d^2S}{dt^2}=-mg\sin\theta$$

$$\therefore\quad \frac{d^2S}{dt^2}+g\cdot\sin\theta=0 \qquad (6\cdot17)$$

ここで，θは微小角であるから，　$\sin\theta\fallingdotseq\theta$

また，　$\theta=\dfrac{S}{l}$であるから，(6･17)式は

$$\frac{d^2S}{dt^2}+\frac{g}{l}S=0 \qquad (6\cdot18)$$

(6･18)式は，2階線形微分方程式である．特性方程式を用いて解を求める．

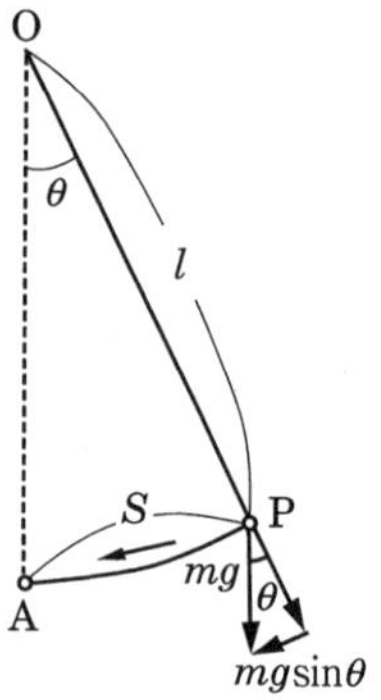

図6・4

$$S=C_1\cos\sqrt{\frac{g}{l}}t+C_2\sin\sqrt{\frac{g}{l}}t \qquad (6\cdot19)$$

(6･19)式を合成する．（p.94の三角関数の合成をみる．）

$$S=\mathrm{A}\sin\left(\sqrt{\frac{g}{l}}t+\varphi\right)$$

ただし　$\mathrm{A}=\sqrt{C_1^2+C_2^2}$，$\varphi=\tan^{-1}\dfrac{C_1}{C_2}$

（注）　この結果から，おもりは単振動をすることがわかる．このおもりが一往復するのに要する時間をTとすると一往復は単振動の2π[rad]であるから

$$\sqrt{\frac{g}{l}}T=2\pi$$

$$\therefore\quad T=2\pi\sqrt{\frac{l}{g}}$$

このTを，振り子の周期という．

【例題 6-11】　図6・5のRC直列回路でスイッチSを閉じたのち，流れる電流を計算しなさい．

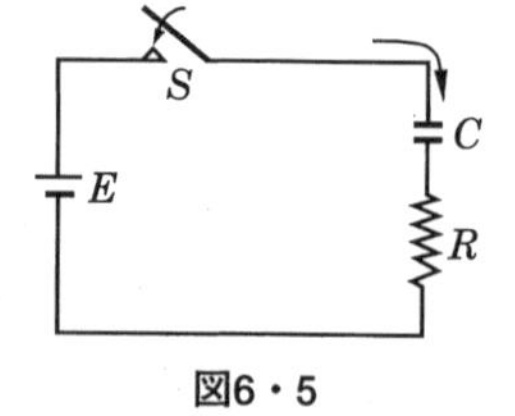

図6・5

【解】　コンデンサーCに蓄えられた電荷をqとすると，Iは充電電流なので

$$I=\frac{dq}{dt}$$

回路を一周させた電圧降下の総和は電力に等しいから

$$\frac{q}{C}+R\frac{dq}{dt}=E$$

すなわち　$$\frac{dq}{dt}+\frac{1}{CR}q=\frac{E}{R} \tag{6·20}$$

(6·20)式は，1階線形微分方程式である．

$$q=e^{-\frac{t}{CR}}\left(CEe^{\frac{t}{CR}}+K\right)$$

$$\therefore\quad q=Ke^{-\frac{t}{CR}}+CE$$

ここで，　$I=\dfrac{dq}{dt}$　であるから

$$I=-Ae^{-\frac{t}{CR}}$$

スイッチの瞬間は回路の電気抵抗だけに支配される電流が流れるので，初期条件から任意定数Aを求めると

「$t=0,\quad I=\dfrac{E}{R}$」

$$\therefore\quad A=-\frac{E}{R}$$

したがって　$I=\dfrac{E}{R}e^{-\frac{t}{CR}}$　となる

これは，時間の経過とともに充電電流は流れなくなることを示している．

【例題 6-12】　図6・6の回路で，100[Ω]の抵抗で，コイルのインダクタンスが1[H]であるRL回路がある．時間$t=0$において，この回路に100[V]の電圧を与え，回路を閉じたときの時間tにおける電流i[A]を求めなさい．

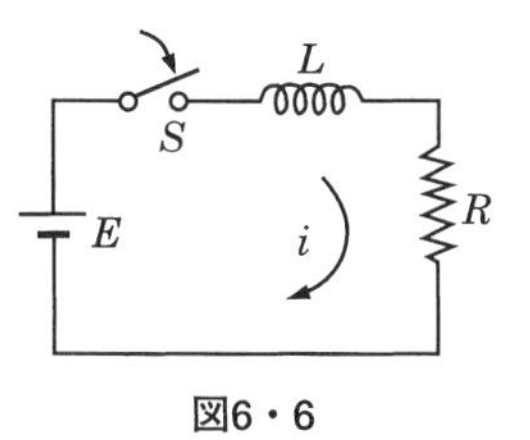

図6・6

【解】　キルヒホッフの法則により次の微分方程式が成り立つ．

$$\frac{di}{dt}+100i=100 \tag{6·21}$$

(6·21)式は，1階線形微分方程式であるから，一般解は

$$i=Ce^{-100t}+1$$

ここで　「$t=0$で，$i=0$」

であるから

$$C=-1$$

したがって求める解は

$$i=1-e^{-100t}$$

【例題 6-13】　人口の増加速度は，人口に比例するという．今の人口が2倍になるのは何年後か．

【解】　人口 $y(t)$ の増加速度 $\dfrac{dy}{dt}$ が人口に比例するというから，比例定数を a とすると，次の1階線形微分方程式が成り立つ．

$$\frac{dy}{dt}=ay$$

すなわち　$$\frac{dy}{dt}-ay=0 \qquad (6\cdot 22)$$

$(6\cdot 22)$式を解いて

$$y=Ce^{at}$$

ここで，$t=0$ のときの人口（現在の人口）を y_0 とすると

$C_1=y_0$ となるので　　$y=y_0e^{at}$

よって，$y=2y_0$ となるのは

$$2y_0=y_0e^{at}$$

$$\therefore\quad e^{at}=2$$

両辺の自然対数をとって

$$\log_e e^{at}=\log_e 2$$

$$\therefore\quad t=\frac{\log_e 2}{a}=\frac{0.6931}{a}\fallingdotseq\frac{7}{10a}\ \text{年後}$$

（参考）　医薬品の薬効や機械の性能などは使用中に次第に低下していく．

今，その性能の落ちの速度が性能に比例して落ちていくとする．その比例定数を k とすると，次のような微分方程式が成り立つ．

$$\frac{dy}{dt}=-ky \qquad (\text{ただし}\,k>0\,\text{とする})$$

この1階線形微分方程式を解くと

$$y=Ce^{-kt} \qquad (k>0)$$

この式は，$t=0$ のとき，$y=1$，$t\to\infty$ のとき，$y\to 0$ となる．

比例定数 k が大きいほど，性能の低下はひどい．

放射性物質（アイソトープ）の崩壊の場合にも，原子数 y は　$y=y_0e^{-kt}$　の形に，したがって自然崩壊する．

原子数が最初の半分になるとき，すなわち，$y=\frac{1}{2}$になるときのtの値は
$\frac{1}{2}=e^{-kt}$

$\therefore\ e^{kt}=2$　であるから

両辺の自然対数をとって

$$\log_e e^{kt}=\log_e 2$$

$$\therefore\ t=\frac{\log_e 2}{k}=\frac{0.6931}{k}\fallingdotseq\frac{7}{10k}$$

となる．このtの値を，半減期という．

■練習問題の解答

【練習問題 1】の答

1.　$y'=2xy^2$　　$\frac{dy}{dx}=2xy^2$

$\therefore\ \frac{1}{y^2}dy=2xdx$　　$\therefore\ \int\frac{1}{y^2}dy=\int 2xdx$

$\therefore\ -\frac{1}{y}=x^2+C$

したがって，$y=-\frac{1}{x^2+C}$

2.　$xy'=y$　　$x\frac{dy}{dx}=y$

$\therefore\ \frac{1}{y}dy=\frac{1}{x}dx$　　$\therefore\ \int\frac{1}{y}dy=\int\frac{1}{x}dx$

$\therefore\ \log|y|=\log|x|+\log C_1$　　$\therefore\ y=\pm e^{C_1}x$　　（$\pm e^{C_1}=C$とおく．）

$\therefore\ y=Cx$

3.　$y'\cos x-\sin x=0$　　$\frac{dy}{dx}\cos x=\sin x$

$\therefore\ dy=\frac{\sin x}{\cos x}dx$　　$\therefore\ dy=-\frac{(\cos x)'}{\cos x}dx$

$\therefore\ \int dy=-\int\frac{(\cos x)'}{\cos x}dx$　　$\therefore\ y=-\log|\cos x|+C$

4.　$(x+1)\cdot y'=1+y$　　$(x+1)\dfrac{dy}{dx}=1+y$

$\therefore\ \dfrac{1}{1+y}dy=\dfrac{1}{1+x}dx$　　$\therefore\ \displaystyle\int\frac{1}{1+y}dy=\int\frac{1}{1+x}dx$

$\therefore\ \log|1+y|=\log|1+x|+\log_e C_1$

$\therefore\ 1+y=\pm e^{C_1}(1+x)$　　$\therefore\ y=C(1+x)-1$　　（$\pm e^{C_1}=C$とおく.）

5.　$yy'+x^2=0$　　$y\dfrac{dy}{dx}=-x^2$

$\therefore\ ydy=-x^2dx$　　$\therefore\ \displaystyle\int ydy=-\int x^2dx$

$\therefore\ \dfrac{1}{2}y^2=-\dfrac{1}{3}x^3+C$　　$\therefore\ \dfrac{1}{2}y^2+\dfrac{1}{3}x^3=C$

6.　$x^2y'+y=0$　　$x^2\dfrac{dy}{dx}=-y$

$\therefore\ \dfrac{1}{y}dy=-\dfrac{1}{x^2}dx$　　$\therefore\ \displaystyle\int\frac{1}{y}dy=-\int\frac{1}{x^2}dx$

$\therefore\ \log|y|=\dfrac{1}{x}+C_1$　　$\therefore\ y=\pm e^{C_1}\cdot e^{\frac{1}{2}}$　　（$\pm e^{C_1}=C$とおく.）

$\therefore\ y=Ce^{\frac{1}{x}}$

7.「$x=0$のとき　$y=1$」　　(6·23)

$y'=-2xy$　　$\dfrac{dy}{dx}=-2xy$

$\therefore\ \dfrac{1}{y}dy=-2xdx$　　$\therefore\ \displaystyle\int\frac{1}{y}dy=-2\int xdx$

$\therefore\ \log|y|=-2\cdot\dfrac{1}{2}x^2+C_1$　　$\therefore\ y=\pm e^{C_1}\cdot e^{-x^2}$　　（$\pm e^{C_1}=C$とおく.）

$\therefore\ y=Ce^{-x^2}$　　(6·24)

(6·24)式に(6·23)式を代入する.

$1=C\cdot e^{-0}$　　$\therefore\ C=1$　　よって $y=e^{-x^2}$

8.「$x=2$のとき　$y=1$」　　(6·25)

$2yy'=x+1$　　$2y\dfrac{dy}{dx}=x+1$

$\therefore\ 2y\cdot dy=(x+1)dx$　　$\therefore\ \displaystyle\int 2ydy=\int(x+1)dx$

$\therefore\ y^2=\dfrac{1}{2}(x+1)^2+C$　　(6·26)

(6·26)式に(6·25)式を代入する.

$$1=\frac{9}{2}+C \qquad \therefore \quad C=-\frac{7}{2}$$

よって $y^2=\frac{1}{2}(x+1)^2-\frac{7}{2}$

9.「$x=1,\ y=e$」 (6・27)

$$x^2y'+y=0 \qquad x^2\frac{dy}{dx}+y=0$$

$$\therefore \quad \frac{1}{y}dy=-\frac{1}{x^2}dx \qquad \therefore \quad \int\frac{1}{y}dy=-\int\frac{1}{x^2}dx$$

$$\therefore \quad \log|y|=\frac{1}{x}+C_1 \qquad \therefore \quad y=\pm e^{C_1}e^{\frac{1}{x}}=Ce^{\frac{1}{x}} \qquad (\pm e^{C_1}=C) \qquad (6\cdot 28)$$

(6・28)式に(6・27)式を代入する.

$$e=C\cdot e \qquad \therefore \quad C=1$$

よって $y=e^{\frac{1}{x}}$

10.「$x=1,\ y=\sqrt{2}$」 (6・29)

$$y^3+x^6y'=0 \qquad y^3+x^6\frac{dy}{dx}=0$$

$$\therefore \quad \frac{1}{y^3}dy=-\frac{1}{x^6}dx \qquad \therefore \quad \int\frac{1}{y^3}dy=-\int\frac{1}{x^6}dx$$

$$\therefore \quad -\frac{1}{2}\cdot\frac{1}{y^2}=\frac{1}{5}\cdot\frac{1}{x^5}+C \qquad (6\cdot 30)$$

(6・30)式に(6・29)式を代入する. $-\frac{1}{4}=\frac{1}{5}+C \qquad \therefore \quad C=-\frac{9}{20}$

よって $-\frac{1}{2}\cdot\frac{1}{y^2}=\frac{1}{5}\cdot\frac{1}{x^5}-\frac{9}{20} \qquad \therefore \quad 10x^5+4y^2=9x^5y^2$

（注） 練習問題の1～6までのように，初期条件がないものを一般解という．練習問題の7～10までのように，初期条件があるものを特殊解という．

【練習問題 2】 の答

1. $x+y+(x-y)\frac{dy}{dx}=0$

$$\therefore \quad 1+\frac{y}{x}+\left(1-\frac{y}{x}\right)\frac{dy}{dx}=0$$

ここで $\frac{y}{x}=v$

とおくと $y=xv$

$\therefore \quad y'=v+xv'$

よって，$1+v+(1-v)(v+xv')=0$

$\therefore \quad (1+2v-v^2)+x(1-v)v'=0$

$\therefore \quad x(1-v)\dfrac{dv}{dx}=v^2-2v-1$

$\therefore \quad \dfrac{v-1}{v^2-2v-1}dv=-\dfrac{1}{x}dx$

$\therefore \quad \dfrac{1}{2}\displaystyle\int\dfrac{(v^2-2v-1)'}{v^2-2v-1}dv=-\int\dfrac{1}{x}dx$

$\therefore \quad \dfrac{1}{2}\log|v^2-2v-1|=-\log|x|+\log C$

$\therefore \quad v^2-2v-1=C\cdot\dfrac{1}{x^2} \qquad \therefore \quad \dfrac{y^2}{x^2}-2\cdot\dfrac{y}{x}-1=\dfrac{C}{x^2}$

よって，

$y^2-2xy-x^2=C$

2.　$x^2y'=y^2+2xy$　　　　(6·31)

(6·31)式を変形する．

$\therefore \quad y'=\left(\dfrac{y}{x}\right)^2+2\left(\dfrac{y}{x}\right)$

$\dfrac{y}{x}=v$

とおくと

$y=xv$

$y'=v+xv'$

これより

$v+xv'=v^2+2v$

$\therefore \quad \dfrac{1}{v^2+v}dv=\dfrac{1}{x}dx \qquad \therefore \quad \dfrac{1}{v(v+1)}dv=\dfrac{1}{x}dx$

$\therefore \quad \left(\dfrac{1}{v}-\dfrac{1}{v+1}\right)dv=\dfrac{1}{x}dx \qquad \therefore \quad \displaystyle\int\left(\dfrac{1}{v}-\dfrac{1}{v+1}\right)dv=\int\dfrac{1}{x}dx$

$\therefore \quad \log\left|\dfrac{v}{v+1}\right|=\log|x|+\log C$

$$\frac{v}{v+1}=Cx \qquad \frac{\frac{y}{x}}{\frac{y}{x}+1}=Cx$$

よって　$y=Cx(x+y)$

3.　$y\cdot y'+x=0$

$$\therefore\ \frac{y}{x}\cdot y'+1=0$$

$$\frac{y}{x}=v$$

とおく.

$$y=xv$$

$$\therefore\ y'=v+xv'$$

$$\therefore\ v(v+xv')+1=0 \qquad \therefore\ v^2+xvv'=-1$$

$$\therefore\ xv\frac{dv}{dx}=-v^2-1 \qquad \therefore\ \frac{v}{v^2+1}dv=-\frac{1}{x}dx$$

$$\therefore\ \int\frac{v}{v^2+1}dv=-\int\frac{1}{x}dx \qquad \therefore\ \frac{1}{2}\int\frac{(v^2+1)'}{v^2+1}dv=-\int\frac{1}{x}dx$$

$$\therefore\ \frac{1}{2}\log|v^2+1|=-\log|x|+\log C$$

$$\therefore\ v^2+1=\frac{C}{x^2} \qquad \therefore\ \left(\frac{y^2}{x^2}\right)+1=\frac{C}{x^2} \qquad \therefore\ x^2+y^2=C$$

4.　$xy\cdot y'=x^2+y^2$

$$\therefore\ \left(\frac{y}{x}\right)y'=1+\left(\frac{y}{x}\right)^2$$

$$\frac{y}{x}=v$$

とおくと

$$y=xv$$

$$y'=v+xv'$$

$$\therefore\ v(v+xv')=1+v^2 \qquad \therefore\ xv\frac{dv}{dx}=1$$

$$\therefore\ v\cdot dv=\frac{1}{x}dx \qquad \therefore\ \int v\cdot dv=\int\frac{1}{x}dx$$

$$\therefore\ \frac{1}{2}v^2=\log|x|+C \qquad \therefore\ \frac{1}{2}\left(\frac{y}{x}\right)^2=\log|x|+C$$

$$\therefore\ y^2=2x^2(\log|x|+C)$$

【練習問題 3】の答

1.　$P(x)=2 \qquad Q(x)=3$

$$\therefore \quad y=e^{-2\int dx}\left(\int 3e^{2\int dx}dx+C\right)=e^{-2x}\left(\int 3e^{2x}dx+C\right)$$

$$=e^{-2x}\left(\frac{3}{2}e^{2x}+C\right)=Ce^{-2x}+\frac{3}{2}$$

2.　$P(x)=3 \qquad Q(x)=2x$

$$y=e^{-3\int dx}\left(\int (2x)e^{\int 3dx}dx+C\right)$$

$$=e^{-3x}\left(2\int xe^{3x}dx+C\right)=e^{-3x}\left(e^{3x}\left(\frac{2}{3}x-\frac{2}{9}\right)+C\right)$$

$$=Ce^{-3x}+\frac{2}{3}\left(x-\frac{1}{3}\right)$$

【練習問題 4】の答

1.　$t^2-5t+6=(t-2)(t-3)=0 \qquad \therefore \quad t=2,\ 3$

$y=C_1e^{2x}+C_2e^{3x}$

2.　$t^2-t-6=(t-3)(t+2)=0 \qquad \therefore \quad t=3,\ -2$

$y=C_1e^{3x}+C_2xe^{-2x}$

3.　$t^2-4t+4=(t-2)^2=0 \qquad \therefore \quad t=2$

$y=(C_1+C_2x)e^{2x}$

4.　$t^2-4t+13=0 \qquad \therefore \quad t=2\pm 3j$

$y=e^{2x}(C_1\cos 3x+C_2\sin 3x)$

5.　$t^2+2t+10=0 \qquad \therefore \quad t=-1\pm 3j$

$y=e^{-x}(C_1\cos 3x+C_2\sin 3x)$

【練習問題 5】の答

1.　特殊解を $y=Ax^2+Bx+C$　とおく．

$$y'=2Ax+B,\ \ y''=2A$$

これらの式をもとの微分方程式に代入する．

$$A=-5,\ \ B=0,\ \ C=-10$$

$\therefore$　求める特殊解は

$$y=-5x^2-10$$

2. 特殊解を $y = Ae^{2x}$ とおく．

$$y' = 2Ae^{2x}, \quad y'' = 4Ae^{2x}$$

これらの式をもとの微分方程式に代入する．

$$A = \frac{1}{5}$$

∴ 求める特殊解は

$$y = \frac{1}{5}e^{2x}$$

3. 特殊解を $y = A\sin x + B\cos x$ とおく．

$$y' = A\cos x - B\sin x, \quad y'' = -A\sin x - B\cos x$$

これらの式をもとの微分方程式に代入する．

$$A = \frac{1}{5}, \quad B = -\frac{3}{5}$$

∴ 求める特殊解は

$$y = \frac{1}{5}\sin x - \frac{3}{5}\cos x$$

【練習問題 6】の答

1. $y'' + 5y' - 6y = 0$ の解は

$$y = C_1 e^{-6x} + C_2 e^{x}$$

特殊解は　$y = ax + b$ とおく．

$$y' = a, \; y'' = 0$$

$$5a - 6(ax + b) = 2x$$

$$5a - 6ax - 6b = 2x$$

$$\therefore \; -6a = 2 \qquad \therefore \; a = -\frac{1}{3}$$

$$5a - 6b = 0 \qquad \therefore \; b = -\frac{5}{18}$$

$$\therefore \; y = C_1 e^{-6x} + C_2 e^{x} - \frac{1}{3}x - \frac{5}{18}$$

2. $y'' + y' - 6y = 0$ の解は

$$y = C_1 e^{2x} + C_2 e^{-3x}$$

特殊解は　$y = ae^{4x}$ とおく．

$$y' = 4ae^{4x},\ y'' = 16ae^{4x}$$

$$16ae^{4x} - 4ae^{4x} - 6ae^{4x} = e^{4x}$$

$$\therefore\quad 6ae^{4x} = e^{4x} \quad a = \frac{1}{6}$$

$$\therefore\quad y = C_1e^{-2x} + C_2e^{3x} + \frac{1}{6}e^{4x}$$

3.　$y'' - 4y' - 5y = 0$ の解は

$$y = C_1e^{-x} + C_2e^{5x}$$

特殊解は

$y = a\cos x + b\sin x$ とおく．

$$y' = -a\sin x + b\cos x$$

$$y'' = -a\cos x - b\sin x$$

$$(-6a - 4b)\cos x + (4a - 6b)\sin x = \cos x$$

$$\begin{cases} 6a + 4b = -1 \\ 4a - 6b = 0 \end{cases}$$

$$\therefore\quad a = -\frac{3}{26},\ b = -\frac{1}{13}$$

$$\therefore\quad y = C_1e^{-x} + C_2e^{5x} - \frac{3}{26}\cos x - \frac{1}{13}\sin x$$

第7章

ラプラス変換

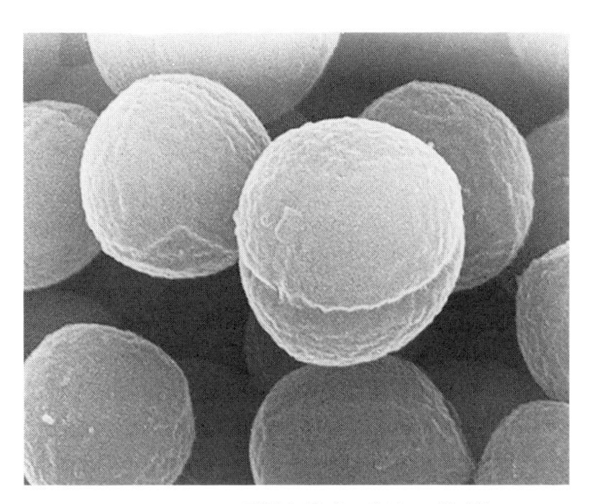

メチシリン耐性黄色ブドウ球菌
(電子顕微鏡写真)

●学習のポイント●

ラプラス変換は積分変換の一種で，さらに難しくなる．初歩の範囲をこえないように細心の注意を払った．定積分を行い，定数sの関数を求める．これを応用して微分方程式を代数演算によって解く方法を学習する．

7・1　ラプラス変換と逆変換

■要　　項■

$t>0$において定義された変数tの1価関数$f(t)$について，次に示す式により定義される関数$F(s)$を関数$f(t)$のラプラス変換といい，

$$F(s) \equiv \int_0^\infty e^{-st} \cdot f(t)dt \tag{7·1}$$

と書く$(s>0)$．

式7·1において，$f(t)$をt関数，$F(s)$をs関数という．関数$f(t)$をラプラス変換したものが$F(s)$であるということを

$$F(s) = L\{f(t)\} \tag{7·2}$$

と書くことにする．

また，$F(s)$が与えられている場合，それから$f(t)$を求めることをラプラス逆変換といい，

$$f(t) = L^{-1}\{F(s)\} \tag{7·3}$$

と書き表す．

（注）　ラプラス変換は，次の図7·1のようにイメージするとわかりやすい．また，次の性質も使う．

$$\lim_{t\to\infty} e^{-st} = 0,\ \lim_{t\to\infty} te^{-st} = 0$$

$$\int_0^\infty e^{-x}dx = [-e^{-x}]_0^\infty = -(e^{-\infty} - e^0) = 1$$　この式が基本になる．

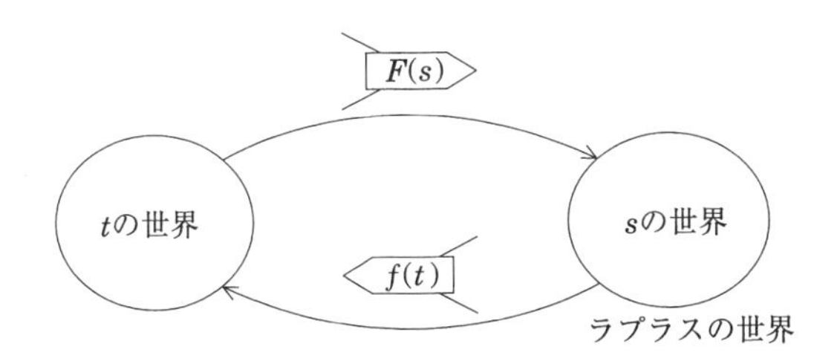

図7・1 ラプラス変換

今，tの世界からsの世界に行くときは，次のようなロケットに乗らなければいけない．それが次のロケットである．

$$F(s)=\int_0^\infty e^{-st}\cdot f(t)dt \tag{7·4}$$

(7·4)式を“ロケット1号”と呼ぼう．このロケット1号により，ラプラスの世界に行き，また逆変換により，tの世界にもどってこられるのである（図7・1）．

<参考>

(7·1)式における変数sは，ラプラス変数と呼ばれるものであって，一般に複素数であり，

$$s=\sigma+j\omega \tag{7·5}$$

と表される．式7·5において，σは，包絡定数と呼ばれるものであって，ωは角周波数である．

また，$f(t)$を原関数，$F(s)$を像関数，e^{-st}を核ということもある．

【例題7-1】 次のラプラス変換を求めなさい．

1. $f(t)=1\ (t>0)$ 2. $f(t)=c$

【解】 1. “ロケット1号”(7·4)式を使う．

$$L\{f(t)\}=L\{1\}$$
$$=\int_0^\infty e^{-st}\cdot 1dt=\int_0^\infty e^{-st}\cdot dt$$
$$=\left[-\frac{1}{s}\cdot e^{-st}\right]_0^\infty=\left(\lim_{t\to\infty}\frac{-1}{s}\cdot e^{-st}\right)-\left(-\frac{1}{s}\right)$$
$$=\frac{1}{s}\ (s>0)$$

2. “ロケット1号”(7·4)式により，

$$
\begin{aligned}
L\{f(t)\} &= L\{c\} \\
&= \int_0^{\infty} e^{-st}\cdot c\,dt = c\int_0^{\infty} e^{-st}\cdot dt \\
&= c\left[-\frac{1}{s}e^{-st}\right]_0^{\infty} = 0-\left(-\frac{c}{s}\right) \\
&= \frac{c}{s}\quad (s>0)
\end{aligned}
$$

【例題 7-2】　次のラプラス変換を求めなさい．

1. $f(t)=t$　　2. $f(t)=ct^n$

【解】　1. $L\{f(t)\}=L\{t\}$

$$
= \int_0^{\infty} e^{-st}\cdot t\,dt \tag{7·6}
$$

(7·6)式に部分積分を用いる．

$$
\begin{aligned}
(7\cdot6)\text{式} &= \left[-\frac{1}{s}e^{-st}\cdot t\right]_0^{\infty} - \int_0^{\infty}\left(-\frac{1}{s}e^{-st}\right)\cdot 1dt \\
&= \frac{1}{s}\int_0^{\infty} e^{-st}\cdot dt = \frac{1}{s}\cdot\left[-\frac{1}{s}\cdot e^{-st}\right]_0^{\infty} = \frac{1}{s}\cdot\frac{1}{s} \\
&= \frac{1}{s^2}
\end{aligned}
$$

2. $L\{f(t)\}=L\{ct^n\}$

$$
\begin{aligned}
&= cL\{t^n\} = c\int_0^{\infty} e^{-st}\cdot t^n dt \\
&= c\left\{\left[-\frac{1}{s}e^{-st}\cdot t^n\right]_0^{\infty} - \int_0^{\infty}\left(-\frac{1}{s}e^{-st}\cdot nt^{n-1}\right)dt\right\} \\
&= c\int_0^{\infty}\frac{1}{s}e^{-st}\cdot nt^{n-1}dt \\
&= c\cdot\frac{n}{s}\int_0^{\infty} e^{-st}\cdot t^{n-1}dt
\end{aligned} \tag{7·7}
$$

(7·7)式において，部分積分をくり返し用いる．

$$
(7\cdot7)\text{式} = c\cdot\left\{\underbrace{\frac{n}{s}\cdot\frac{n-1}{s}\cdots\cdots\frac{2}{s}\cdot\frac{1}{s}}_{n\text{個}}\cdot\frac{1}{s}\int_0^{\infty} e^{-st}\cdot dt\right\}
$$

$$= c \cdot \frac{n!}{s^n} \cdot \frac{1}{s} = c \cdot \frac{n!}{s^{n+1}}$$

（注）　(7·7)式において

$$st = x \tag{7·8}$$

とおく．

$$dt = \frac{1}{s}dx, \quad \begin{array}{c||c} t & 0 \to \infty \\ \hline x & 0 \to \infty \end{array}$$

$$(7·7)\text{式} = c \cdot \frac{n}{s}\int_0^\infty e^{-x}\left(\frac{x}{s}\right)^{n-1} \cdot \frac{1}{s}dx$$

$$= c \cdot \frac{n}{s^{n+1}}\int_0^\infty e^{-x}x^{n-1}dx \tag{7·9}$$

(7·9)式において，

$$\int_0^\infty e^{-x}x^{n-1}dx = \Gamma(n) \ (n>0)$$

と書いて，これをガンマ関数と呼ぶ．ガンマ関数はnが整数のとき，

$$\Gamma(n) = (n-1)! \tag{7·10}$$

という性質がある．

$$\therefore \quad (7·7)\text{式} = c \cdot \frac{n}{s^{n+1}}\Gamma(n) = c \cdot \frac{n}{s^{n+1}}(n-1)!$$

$$= c \cdot \frac{n!}{s^{n+1}}$$

＜参考＞　nが任意の正の数である場合を考えると，結局

$$L\{ct^n\} = cL\{t^n\}$$

$$= \begin{cases} c \cdot \dfrac{n!}{s^{n+1}} & (n\text{が正整数の場合}) \\ c \cdot \dfrac{\Gamma(n+1)}{s^{n+1}} & (n\text{が任意の正の数の場合}) \end{cases}$$

である．

【練習問題 1】　次の式をラプラス変換しなさい．

1. $L\{3\}$　　2. $L\{8\}$

3. $L\{5t\}$　　4. $L\{20t\}$

5. $L\{6t^2\}$

【例題 7-3】　$f(t)=ce^{kt}$ $(t>0)$ のラプラス変換を求めなさい．

【解】

$$
\begin{aligned}
L\{f(t)\} &= L\{ce^{kt}\} = cL\{e^{kt}\} \\
&= c\int_0^\infty e^{-st}\cdot e^{kt}dt = c\int_0^\infty e^{-(s-k)t}\cdot dt \\
&= c\cdot\left[-\frac{e^{-(s-k)t}}{s-k}\right]_0^\infty = 0-\left(-\frac{c}{s-k}\right) \\
&= \frac{c}{s-k}
\end{aligned}
$$

【練習問題 2】　次のラプラス変換を求めなさい．

1.　$L\{e^{-6t}\}$　　2.　$L\{e^{6t}\}$

3.　$L\{3e^{-10t}\}$　　4.　$L\{5e^{3t}\}$

5.　$L\{10e^{-5t}\}$

【例題 7-4】　次のラプラス変換を求めなさい．

1.　$f(t)=\sin\omega t$　　2.　$f(t)=\cos\omega t$

【解】　1.　$L\{f(t)\}=L\{\sin\omega t\}$

$$
=\int_0^\infty e^{-st}\cdot\sin\omega t\,dt \tag{7·11}
$$

であるが，いま

$$
I=\int_0^\infty e^{-st}\cdot\sin\omega t\,dt \tag{7·12}
$$

とおくと，部分積分法により

$$
\begin{aligned}
I &= \left[-\frac{1}{s}e^{-st}\cdot\sin\omega t\right]_0^\infty + \int_0^\infty \frac{1}{s}e^{-st}\cdot\omega\cos\omega t\,dt \\
&= \frac{\omega}{s}\int_0^\infty e^{-st}\cdot\cos\omega t\,dt \\
&= \frac{\omega}{s}\left\{\left[-\frac{1}{s}e^{-st}\cdot\cos\omega t\right]_0^\infty + \frac{1}{s}\int_0^\infty e^{-st}\cdot(-\omega)\sin\omega t\,dt\right\} \\
&= \frac{\omega}{s}\left\{\frac{1}{s}-\frac{\omega}{s}\int_0^\infty e^{-st}\cdot\sin\omega t\,dt\right\} = \frac{\omega}{s}\left(\frac{1}{s}-\frac{\omega}{s}I\right)
\end{aligned}
$$

$$
\therefore\quad I\left(1+\frac{\omega^2}{s^2}\right)=\frac{\omega}{s^2}
$$

となる．

$$\therefore \quad I=\frac{\frac{\omega}{s^2}}{\left(1+\frac{\omega^2}{s^2}\right)}=\frac{\omega}{s^2}\cdot\frac{s^2}{s^2+\omega^2}=\frac{\omega}{s^2+\omega^2}$$

$$\therefore \quad L\{\sin\omega t\}=\frac{\omega}{s^2+\omega^2}$$

2. 部分積分法を同様に用いる.

$$L\{f(t)\}=L\{\cos\omega t\}$$
$$=\int_0^\infty e^{-st}\cdot\cos\omega t dt$$

いま,　$I=\int_0^\infty e^{-st}\cdot\cos\omega t dt$

とおく.

$$\therefore \quad I=\int_0^\infty e^{-st}\cdot\cos\omega t dt$$
$$=\left[-\frac{1}{s}e^{-st}\cdot\cos\omega t\right]_0^\infty-\int_0^\infty\frac{\omega}{s}e^{-st}\cdot\sin\omega t dt$$
$$=\left[-\frac{1}{s}e^{-st}\cdot\cos\omega t\right]_0^\infty+\left[\frac{\omega}{s^2}e^{-st}\cdot\sin\omega t\right]_0^\infty-\int_0^\infty\frac{\omega^2}{s^2}e^{-st}\cdot\cos\omega t dt$$

$$\therefore \quad I\cdot\left(1+\frac{\omega^2}{s^2}\right)=\left[-\frac{1}{s}e^{-st}\cdot\cos\omega t\right]_0^\infty+\left[\frac{\omega}{s^2}e^{-st}\cdot\sin\omega t\right]_0^\infty$$
$$=0-\left(-\frac{1}{s}\right)=\frac{1}{s}$$

$$\therefore \quad I\cdot\left(1+\frac{\omega^2}{s^2}\right)=\frac{1}{s} \qquad \therefore \quad I=\frac{\frac{1}{s}}{\left(1+\frac{\omega^2}{s^2}\right)}=\frac{1}{s}\cdot\frac{s^2}{s^2+\omega^2}=\frac{s}{s^2+\omega^2}$$

$$\therefore \quad L\{\cos\omega t\}=\frac{s}{s^2+\omega^2}$$

【練習問題 3】　次のラプラス変換を求めなさい.

1. $L\{\sin 3t\}$　　2. $L\{4\sin 2t\}$
3. $L\{\cos 4t\}$　　4. $L\{5\cos 6t\}$
5. $L\{\sin \pi t\}$

【練習問題 4】　次の式のラプラス変換を求めなさい.

1. $f(t)=4t+e^{-3t}$　　2. $f(t)=e^{5t}$
3. $f(t)=4t^2$　　4. $f(t)=t^2-3t+2$

5.　$f(t)=2\sin\omega t$

7・2　$e^{at}\cdot f(t)$のラプラス変換

■要　　項■

関数$f(t)$のラプラス変換を$F(s)$とすると

$$F(s)=L\{f(t)\} \tag{7·13}$$

で表されるとする.

1.　$L\{f(at)\}=\dfrac{1}{a}F\left(\dfrac{s}{a}\right)$　$(a>0)$　(7·14)

2.　$L\{e^{at}f(t)\}=F(s-a)$　(7·15)

（証明）　1．$L\{f(at)\}=\int_0^{\infty}e^{-st}\cdot f(at)\,dt$

$$at=x$$

とおく.

$$dt=\frac{1}{a}dx$$

$$L\{f(at)\}=\int_0^{\infty}e^{-\frac{s}{a}x}f(x)\cdot\frac{1}{a}dx$$

$$=\frac{1}{a}\int_0^{\infty}e^{-\left(\frac{s}{a}\right)x}\cdot f(x)dx$$

$$=\frac{1}{a}F\left(\frac{s}{a}\right)$$（ラプラス変換の相似性）

2.　$L\{e^{at}\cdot f(t)\}=\int_0^{\infty}e^{-st}\cdot e^{at}f(t)dt$

$$=\int_0^{\infty}e^{-(s-a)t}\cdot f(t)dt$$

$$=F(s-a)$$（像関数の移動）

【例題 7-5】　次の計算をしなさい.

1.　$f(t)=t$ のとき，$L\{f(at)\}$

2.　$f(t)=\sin\omega t$ のとき，$L\{e^{at}\cdot\sin\omega t\}$

【解】　1. $L\{t\}=\int_0^{\infty} e^{-st}\cdot t\,dt$

$$=\frac{1}{s^2}$$

$$L\{f(at)\}=\int_0^{\infty} e^{-st}\cdot at\,dt$$

$$=\frac{1}{a}F\left(\frac{s}{a}\right)=\frac{1}{a}\cdot\frac{1}{\left(\frac{s}{a}\right)^2}$$

$$=\frac{a}{s^2}$$

2. $L\{e^{at}\cdot f(t)\}=F(s-a)$

であり，また

$$L\{\sin\omega t\}=\frac{\omega}{s^2+\omega^2}$$

であるから，

$$L\{e^{at}\cdot\sin\omega t\}=\frac{\omega}{(s-a)^2+\omega^2}$$

【練習問題 5】　次の問に答えなさい．

1. $f(t)=\cos\omega t$ のとき，$L\{f(at)\}$ を求めなさい．
2. $f(t)=t$ のとき，$L\{e^{at}\cdot f(t)\}$ を求めなさい．

7・3　微分のラプラス変換

■要　　項■

関数$f(t)$が連続とすると，次の式が成りたつ．

$$L\{f'(t)\}=sF(s)-f(0) \tag{7·16}$$

ただし，$F(s)=L\{f(t)\}$

さらに，(7·16)式を拡張して，次の式が成り立つ．

$$L\{f^{(n)}(t)\}=s^nF(s)-s^{n-1}f(0)-s^{n-2}f'(0) - \cdots\cdots - f^{(n-1)}(0) \tag{7·17}$$

（注）(7·17)式において，$f^{(n)}(t)$ は，関数 $f(t)$ をn回微分してできるn次導関数のことである．

（証明）　$f(t)$ が連続であるので

$$L\{f'(t)\}=\int_0^\infty e^{-st}\cdot f'(t)\,dt$$

$$=[f(t)\cdot e^{-st}]_0^\infty-\int_0^\infty f(t)\cdot(-s)e^{-st}dt$$

$$=\lim_{t\to\infty}f(t)\cdot e^{-st}-f(0)+s\int_0^\infty e^{-st}\cdot f(t)dt$$

$$=s\int_0^\infty e^{-st}\cdot f(t)dt-f(0)$$

$$=sF(s)-f(0) \tag{7·18}$$

さらに，

$$L\{f^{(n)}(t)\}=\int_0^\infty e^{-st}\cdot f^{(n)}(t)dt$$

$$=[f^{(n-1)}(t)\cdot e^{-st}]_0^\infty-\int_0^\infty f^{(n-1)}(t)\cdot(-s)e^{-st}\cdot dt$$

$$=\lim_{t\to\infty}f^{(n-1)}(t)\cdot e^{-st}-f^{(n-1)}(0)+s\int_0^\infty e^{-st}\cdot f^{(n-1)}(t)dt$$

$$=sL\{f^{(n-1)}(t)\}-f^{(n-1)}(0) \tag{7·19}$$

(7·19)式から，同様に繰り返して

$$L\{f^{(n)}(t)\}=-f^{(n-1)}(0)-sf^{(n-2)}(0)+s^2L\{f^{(n-2)}(t)\}$$

$$=\cdots\cdots\cdots\cdot$$

$$\therefore\quad L\{f^{(n)}(t)\}=s^nF(s)-s^{n-1}f(0)-s^{n-2}f'(0)-\cdots\cdots\cdots-f^{(n-1)}(0) \tag{7·20}$$

が成り立つ．

（注）　(7·18)式と(7·19)，(7·20)式を求める際に，

$$\lim_{t\to\infty}e^{-st}\cdot f(t)=\lim_{t\to\infty}e^{-st}\cdot f'(t)=\cdots\cdots$$

$$=\lim_{t\to\infty}e^{-st}\cdot f^{(n-1)}(t)=0$$

であることを利用した．

【例題 7-6】　次の問に答えなさい．

1.　$f(t)=3t^2$ の第1次導関数のラプラス変換を求めなさい．

2.　$f(t)=3t^2$ の第2次導関数を求め，そのラプラス変換を求めなさい．

【解】　1.　$f(t)=3t^2$ (7·21)

$$f'(t)=6t \tag{7·22}$$

(7·21)式，(7·22)式より　$f(0)=f'(0)=0$

である．

$$\therefore\quad L\{f'(t)\}=sL\{f(t)\}-f(0)$$

より

$$L\{f'(t)\}=sL\{3t^2\}$$

$$=3sL\{t^2\}=3s\cdot\frac{2}{s^3}$$

$$=\frac{6}{s^2}$$

2.　$f(t)=3t^2$

(7·21)式より　$f'(t)=6t$

さらに(7·22)式より　$f''(t)=6$

(7·21)式，(7·22)式より「$f(0)=f'(0)=0$」

$$\therefore\quad L\{f''(t)\}=s^2L\{f(t)\}-sf(0)-f'(0)$$

したがって

$$L\{f''(t)\}=s^2L\{3t^2\}=3s^2L\{t^2\}$$

$$=3s^2\cdot\frac{2}{s^3}=\frac{6}{s}$$

7・4　積分のラプラス変換

■要　　項■

関数$f(t)$が連続とすると，次の式が成り立つ．

1.　$$L\left\{\int_0^t f(t)dt\right\}=\frac{1}{s}F(s) \tag{7·23}$$

2.　$$L\{tf(t)\}=-\frac{dF(s)}{ds} \tag{7·24}$$

1. 原関数の積分は像関数をsで割る．
2. 原関数にtをかけることは，像関数を1回微分して(−1)をかける．ということになる．

（証明）

$$\int_0^t f(t)dt \equiv g(t)$$

とする．

$$g'(t) = f(t)$$

$$g(0) = 0$$

であるので

$$F(s) = L\{f(t)\} = L\{g'(t)\}$$

$$= sL\{g(t)\} - g(0)$$

$$\therefore \quad F(s) = sL\{g(t)\} \qquad \therefore \quad L\{g(t)\} = \frac{1}{s}F(s)$$

すなわち　$L\left\{\int_0^t f(t)dt\right\} = \frac{1}{s}F(s)$

が成り立つ．

また，$F(s) = \int_0^\infty e^{-st} \cdot f(t)dt$

$$\therefore \quad \frac{dF(s)}{ds} = \frac{\partial}{\partial s}\int_0^\infty e^{-st} \cdot f(t)dt = \int_0^\infty (-t)e^{-st} \cdot f(t)dt$$

$$= -\int_0^\infty te^{-st} \cdot f(t)dt = -L\{tf(t)\}$$

これより

$$\therefore \quad L\{tf(t)\} = -\frac{dF(s)}{ds}$$

が成り立つ．

（注）　微分することを，繰り返し行うと，一般に次のようになる

$$L\{t^n f(t)\} = (-1)^n \cdot \frac{d^{(n)}F(s)}{ds^{(n)}}$$

が成り立つ．

【例題 7-6】　$f(t) = \sin\omega t$ のとき，$L\{t\sin\omega t\}$ を求めなさい．

【解】　$L\{\sin\omega t\} = \dfrac{\omega}{s^2 + \omega^2}$

であるので

$$L\{tf(t)\} = -\frac{dF(s)}{ds}$$

より，

$$L\{t\sin\omega t\}=-\frac{d}{ds}\left\{\frac{\omega}{s^2+\omega^2}\right\}=\frac{2\omega s}{(s^2+\omega^2)^2}$$

【練習問題 6】　次の式をラプラス変換しなさい．

1. $f(t)=e^{5t}$ のとき，$L\{t\cdot e^{5t}\}$
2. $f(t)=e^{-t}$ のとき，$L\{t\cdot e^{-t}\}$
3. $f(t)=\cos\omega t$ のとき，$L\{t\cdot\cos\omega t\}$
4. $f(t)=\sin t\cdot\cos t$ のとき，$L\{t\sin t\cdot\cos t\}$

7・5　ラプラス逆変換

■要　　項■

Sの関数$F(s)$が逆に与えられたとき，$L\{f(t)\}=F(s)$ となるような元の関数$f(t)$を求めることを考える．

このとき

$$f(t)=L^{-1}\{F(s)\} \tag{7·25}$$

のように書き，$f(t)$ と$F(s)$ のラプラス逆変換という．

記号はL^{-1}を使う．

ここでは，次のラプラス変換表を使って考えてみる（表6・1）.

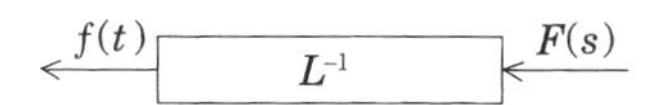

表6・1　ラプラス変換表

$f(t)$	$L\{f(t)\}=F(s)$
1	$\frac{1}{s}$
t	$\frac{1}{s^2}$
t^n	$\frac{n!}{s^{n+1}}$
e^{at}	$\frac{1}{s-a}$

te^{at}	$\dfrac{1}{(s-a)^2}$
$\sin\omega t$	$\dfrac{\omega}{s^2+\omega^2}$
$\cos\omega t$	$\dfrac{s}{s^2+\omega^2}$
$t\sin\omega t$	$\dfrac{2\omega s}{(s^2+\omega^2)^2}$
$t\cos\omega t$	$\dfrac{s^2-\omega^2}{(s^2+\omega^2)^2}$
$e^{at}\sin\omega t$	$\dfrac{\omega}{(s^2-a)^2+\omega^2}$
$e^{at}\cos\omega t$	$\dfrac{s-a}{(s-a)^2+\omega^2}$
＊ $f'(t)$	$sL\{f(t)\}-f(0)$
＊ $f''(t)$	$s^2L\{f(t)\}-sf(0)-f'(0)$

（注）＊は微分方程式を解くとき，大切な式である．

【例題 7-8】　次のラプラス逆変換を求めなさい．

1. $\dfrac{1}{2s-1}$　　2. $\dfrac{1}{s^2-16}$

3. $\dfrac{s}{s^2-2s+5}$　　4. $\dfrac{1}{s^2+\omega^2}$

【解】　ラプラス変換表を使う．

1. $$L^{-1}\left\{\frac{1}{2s-1}\right\}=\frac{1}{2}L^{-1}\left\{\frac{1}{s-\frac{1}{2}}\right\}=\frac{1}{2}e^{\frac{1}{2}t}$$

2. $$L^{-1}\left\{\frac{1}{s^2-16}\right\}=L^{-1}\left\{\frac{1}{s-4}-\frac{1}{s+4}\right\}\times\frac{1}{8}$$
$$=\frac{1}{8}L^{-1}\left\{\frac{1}{s-4}\right\}-\frac{1}{8}L^{-1}\left\{\frac{1}{s+4}\right\}=\frac{1}{8}e^{4t}-\frac{1}{8}e^{-4t}$$

3. $$L^{-1}\left\{\frac{s}{s^2-2s+5}\right\}=L^{-1}\left\{\frac{(s-1)+2\times\frac{1}{2}}{(s-1)^2+4}\right\}$$
$$=L^{-1}\left\{\frac{(s-1)}{(s-1)^2+4}\right\}+\frac{1}{2}L^{-1}\left\{\frac{2}{(s-1)^2+4}\right\}$$
$$=e^t\cdot\cos 2t+\frac{1}{2}e^t\cdot\sin 2t$$

4. $$L^{-1}\left\{\frac{1}{s^2+\omega^2}\right\}=\frac{1}{\omega}L^{-1}\left\{\frac{\omega}{s^2+\omega^2}\right\}=\frac{1}{\omega}\sin\omega t$$

【練習問題 7】　次の式のラプラス逆変換を求めなさい.

1. $\dfrac{5}{s}$　　2. $\dfrac{2}{s^3}$　　3. $\dfrac{1}{s+3}$

4. $\dfrac{1}{s^2+1}$　　5. $\dfrac{1}{s^2-2s+2}$　　6. $\dfrac{s+1}{s^2+2s+2}$

7. $\dfrac{s-1}{s(s+1)}$　　8. $\dfrac{1}{s^2(s-1)}$

7・6　微分方程式への応用

■要　　項■

ラプラス変換は定数係数の線形微分方程式を要領よく解く方法である. ラプラス変換を行うことによって, 初期条件を入れると微分方程式が簡単な代数方程式になる. これから解の像関数を求める. さらにこのラプラス逆変換を行うことにより, もとの微分方程式を解くことができる.

現実の世界：微分方程式＋初期条件　→　L–変換　→　ラプラスの世界：代数方程式　——→　代数方程式の解　→　L^{-1}–変換　→　特殊解

【例題 7-9】　次の微分方程式を (　) 内の初期条件のもとで解きなさい.

1. $y'-3y=5$　　($x=0$ のとき, $y=2$)

2. $y'-y=e^x$　　($x=0$ のとき, $y=3$)

【解】　1. $y'-3y=5$　　(7·26)

「$x=0$ のとき, $y=2$」　　(7·27)

(7·26) 式の両辺をラプラス変換する.

$$sY(s)-y(0)-3Y(s)=\frac{5}{s} \tag{7·28}$$

(7·27) 式の初期条件を (7·28) 式へ代入する.

$$sY(s)-2-3Y(s)=\frac{5}{s}$$

$$Y(s)(s-3)=\frac{5}{s}+2$$

$$\therefore \quad Y(s)=\frac{5}{s(s-3)}+\frac{2}{s-3}$$

$$=\frac{5}{3}\left(\frac{1}{s-3}-\frac{1}{s}\right)+\frac{2}{s-3} \qquad (7\cdot 29)$$

(7·29)式の両辺をラプラス逆変換すると

$$y(x)=L^{-1}\left\{\frac{5}{3}\left(\frac{1}{s-3}-\frac{1}{s}\right)\right\}+L^{-1}\left\{\frac{2}{s-3}\right\}$$

$$=\frac{5}{3}e^{3x}-\frac{5}{3}+2e^{3x}=\frac{11}{3}e^{3x}-\frac{5}{3}$$

2.　$y'-y=e^{x}$　(7·30)

「$x=0$のとき，$y=3$」　(7·31)

(7·30)式の両辺をラプラス変換する．

$$L\{y'-y\}=L\{e^{x}\}$$

$$\therefore \quad sY(s)-y(0)-Y(s)=\frac{1}{s-1} \qquad (7\cdot 32)$$

(7·32)式に初期条件(7·31)式を代入する．

$$sY(s)-3-Y(s)=\frac{1}{s-1}$$

$$\therefore \quad Y(s)(s-1)=\frac{1}{s-1}+3$$

$$\therefore \quad Y(s)=\frac{1}{(s-1)^{2}}+\frac{3}{s-1} \qquad (7\cdot 33)$$

(7·33)式の両辺をラプラス逆変換して

$$L^{-1}\{Y(s)\}=L^{-1}\left\{\frac{1}{(s-1)^{2}}\right\}+L^{-1}\left\{\frac{3}{s-1}\right\}$$

$$\therefore \quad y(x)=xe^{x}+3e^{x}=e^{x}(x+3)$$

【練習問題8】　次の微分方程式を(　)内の初期条件のもとで解きなさい．

1.　$y'-y=e^{x}$　$(x=0,\ y(0)=1)$
2.　$y'-y=e^{x}$　$(x=0,\ y(0)=2)$
3.　$y'+y=e^{-x}$　$(x=0,\ y(0)=1)$

【練習問題 9】　放射性物質は現在の原子数に比例し，次の式に従い壊変する．

$$\frac{dN}{dt} = -\lambda N$$

ただし，λは壊変定数である．壊変定数を0.2（1/秒）として$t=0$のとき，$N=100$という初期条件のもとに，ラプラス変換を用いて解きなさい．

【例題 7-10】　次の微分方程式を（　）内の初期条件のもとで解きなさい．

1.　$y'' + y = 0$　　$(y(0) = a,\ y'(0) = b)$

2.　$y'' - y' - 12y = 0$　$(y(0) = 0,\ y'(0) = 0)$

【解】　1.　$y'' + y = 0$　(7·34)

「$y(0) = a,\ y'(0) = b$」　(7·35)

(7·34)式の両辺をラプラス変換する．

$$L\{y'' + y\} = 0$$

すなわち

$$L\{y''\} + L\{y\} = 0$$

ここで，$L\{y''\}$は

$$L\{y''\} = s^2Y(s) - sy(0) - y'(0) \tag{7·36}$$

(7·36)式に初期条件(7·35)式を代入する．

$$L\{y''\} = s^2Y(s) - sa - b$$

よって(7·36)式は，

$$s^2Y(s) - as - b + Y(s) = 0$$

$$\therefore\ Y(s) = \frac{as+b}{s^2+1}$$

$$= \frac{as}{s^2+1} + \frac{b}{s^2+1} \tag{7·37}$$

(7·37)式をラプラス逆変換する．

$$y(x) = L^{-1}\left\{\frac{as}{s^2+1} + \frac{b}{s^2+1}\right\}$$

$$= aL^{-1}\left\{\frac{s}{s^2+1}\right\} + bL^{-1}\left\{\frac{1}{s^2+1}\right\}$$

$$= a\cos x + b\sin x$$

2.　$y'' - y' - 12y = 2$　　(7·38)

$$「y(0) = 0,\ y'(0) = 0」 \tag{7·39}$$

(7·38)式の両辺をラプラス変換する．

$$L\{y''\} - L\{y'\} - 12L\{y\} = L\{2\}$$

初期条件は，(7·39)式であるから，まとめる．

$$(s^2 - s - 12)Y(s) = \frac{2}{s}$$

$$\therefore\quad Y(s) = \frac{2}{s(s^2 - s - 12)}$$

$$= \frac{2}{s(s+3)(s-4)}$$

$$= \frac{A}{s} + \frac{B}{s+3} + \frac{C}{s-4} \tag{7·40}$$

として，未定係数法により(7·40)式のA, B, Cを求める．

$$A = \left[\frac{2}{(s+3)(s-4)}\right]_{s=0} = -\frac{1}{6}$$

$$B = \left[\frac{2}{s(s-4)}\right]_{s=-3} = \frac{2}{21}$$

$$C = \left[\frac{2}{s(s+3)}\right]_{s=4} = \frac{1}{14}$$

$$\therefore\quad Y(s) = \frac{-\frac{1}{6}}{s} + \frac{\frac{2}{21}}{s+3} + \frac{\frac{1}{14}}{s-4} \tag{7·41}$$

よって(7·41)式をラプラス逆変換する．

$$y(x) = -\frac{1}{6}L^{-1}\left\{\frac{1}{s}\right\} + \frac{2}{21}L^{-1}\left\{\frac{1}{s+3}\right\} + \frac{1}{14}L^{-1}\left\{\frac{1}{s-4}\right\}$$

$$\therefore\quad y = \frac{2}{21}e^{-3x} + \frac{1}{14}e^{4x} - \frac{1}{6}$$

【練習問題 10】　次の微分方程式をラプラス変換により解きなさい．

1.　$y'' + 6y' + 9y = 0\quad (y(0) = a,\ y'(0) = b)$

2.　$y'' + 4y' + 13y = 0\quad (y(0) = 0,\ y'(0) = 1)$

7・7　線形微分方程式の一般解

■要　　項■

> ラプラス変換を使って，線形微分方程式の**一般解**を求めることもできる．その場合，初期条件を前もって設定する．
>
> $$y(0) \equiv A,\ \ y'(0) \equiv B$$
>
> とおいて，解く．

【例題 7-11】　$y''+y'-6y=0$　をラプラス変換によって解きなさい．

【解】　未知関数の $x=0$ における初期条件．

すなわち，$y(0)$，$y'(0)$ をそれぞれ

$$「y(0) \equiv A,\ \ y'(0) \equiv B」 \tag{7·42}$$

とおく．

与えられた線形微分方程式の両辺をラプラス変換する．

$$L\{y''+y'-6y\}=0$$

$$\therefore\ \ L\{y''\}+L\{y'\}-6L\{y\}=0 \tag{7·43}$$

(7·43)式において，

$$\left.\begin{aligned} L\{y''\} &= s^2Y\{s\}-sy(0)-y'(0) \\ L\{y'\} &= sY\{s\}-y(0) \end{aligned}\right\} \tag{7·44}$$

(7·44)式に初期条件(7·42)式を代入する．

$$\left.\begin{aligned} L\{y''\} &= s^2Y\{s\}-sA-B \\ L\{y'\} &= sY\{s\}-A \end{aligned}\right\} \tag{7·45}$$

(7·45)式を(7·43)式に代入する．

$$s^2Y\{s\}-sA-B+sY\{s\}-A-6Y\{s\}=0$$

$$\therefore\ \ (s^2+s-6)Y\{s\}=A(s+1)+B$$

$$\therefore\ \ Y\{s\}=\frac{A(s+1)+B}{s^2+s-6}$$

$$=\frac{A(s+1)+B}{(s+3)(s-2)}$$

$$\equiv \frac{C_1}{s+3}+\frac{C_2}{s-2} \qquad \left(C_1=\frac{1}{5}(2A-B) \quad C_2=\frac{1}{5}(3A+B) \right)$$

ここで，C_1，C_2は初期条件が与えられていないので任意定数である．したがって，逆変換をして

$$y(x)=C_1e^{-3x}+C_2e^{2x} \quad \text{（一般解）}$$

となる．

【練習問題11】　次の式をラプラス変換によって解きなさい．

1.　$y''-k^2y=0$　　k：定数，$y(0)=A$，$y'(0)=B$

2.　$y'-2y=3e^{-x}$　　$y(0)=A$

7・8　ラプラス変換の過渡現象への応用

■要　　項■

ひとつの閉じた電気回路において，ある電気的な定常状態から，他の電気的定常状態に移るとき，その回路の電気的状態は時間の経過とともに急激に変化する特異な状態になる．この特異な状態を**過渡状態**といい，そのとき観察される現象を**過渡現象**という．

過渡現象は，閉回路において，開かれていた回路のスイッチを閉じて閉回路ができたときに生じるが，スイッチを閉じた瞬間の回路の微分方程式を解くとき，ラプラス変換を用いると簡単に解くことができる．

【例題 7-12】　図7・2に示すような自己インダクタンスL[H]と抵抗R[Ω]との直列接続回路に起電力V[V]を加えて，$t=0$において，スイッチを閉じたとき，生ずる電流iを求めなさい．

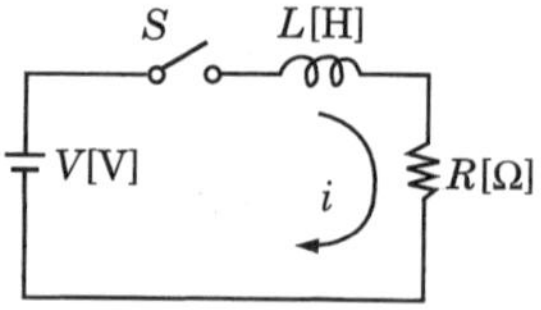

図7・2

【解】　キルヒホッフの法則により，回路の微分方程式は，

$$L\frac{di}{dt}+Ri=V \tag{7·46}$$

(7·46)式をラプラス変換する．$\mathscr{L}\{i(t)\}=I(s)$ とし，本題に限り $\mathscr{L}$ を使う．

$$\mathscr{L}\left\{L\frac{di}{dt}+Ri\right\}=\mathscr{L}\{V\}$$

$$\therefore\quad L\mathscr{L}\left\{\frac{di}{dt}\right\}+R\mathscr{L}\{i\}=V\mathscr{L}\{1\}$$

$$\therefore\quad L\cdot\{sI(s)-i(0)\}+RI(s)=\frac{V}{s}$$

$t=0$ において $i=0$ であるから $i(0)=0$　である．

$$\therefore\quad Ls\cdot I(s)+RI(s)=\frac{V}{s}$$

$$\therefore\quad I(s)(Ls+R)=\frac{V}{s}$$

$$\therefore\quad I(s)=\frac{\frac{V}{s}}{Ls+R}$$

$$\therefore\quad I(s)=\frac{V}{s(Ls+R)}$$

$$=\frac{V}{L}\cdot\frac{1}{s\left(s+\frac{R}{L}\right)}$$

$$=\frac{V}{R}\left(\frac{1}{s}-\frac{1}{s+\frac{R}{L}}\right)$$

(7·47)式をラプラス逆変換する．

$$i=\frac{V}{R}\left(1-e^{-\left(\frac{R}{L}\right)t}\right)$$

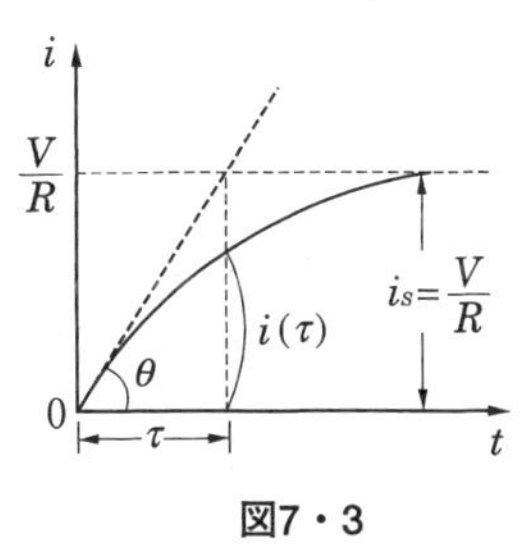

図7・3

（注）　電流 i の変化の様子を図示すると図7・3のようになる．

回路を流れる電流は，ゼロから次第に増加して定常電流　$i_s=\frac{V}{R}$　に近づく．

$t=0$ において，この曲線に接線を引いて定常電流と交わる時間を τ（タウ）とする．

曲線の接線の傾き $\tan\theta$ は

$$\tan\theta=\left(\frac{di}{dt}\right)_{t=0}$$

$$= \left[\frac{d}{dt} \left\{ \frac{V}{R} \left(1 - e^{-\left(\frac{R}{L}\right)t} \right) \right\} \right]_{t=0}$$

$$= \left(\frac{V}{L} e^{-\left(\frac{R}{L}\right)t} \right)_{t=0}$$

$$= \frac{V}{L} \tag{7·48}$$

ここで，図7・3より　$\tan\theta = \dfrac{i_S}{\tau}$　(7·49)

(7·48)式と(7·49)式より

$$\frac{V}{L} = \frac{i_S}{\tau}$$

$$\therefore \quad \tau = \frac{V}{L} i_S$$

$$= \frac{L}{V} \cdot \frac{V}{R}$$

$$= \frac{L}{R}$$

このτのことを，時定数 (time constant) という．

$t=\tau$のときの電流は

$$i(\tau) = \frac{V}{R} \left(1 - e^{-\left(\frac{R}{L}\right)t} \right)$$

$$= \frac{V}{R} \left(1 - e^{-\left(\frac{R}{L}\right)\cdot\frac{L}{R}} \right)$$

$$= \frac{V}{R} (1 - e^{-1})$$

$$= 0.6321 \frac{V}{R}$$

となり，定常電流の約63%の電流値になる．

【例題 7-13】　図7・4のようなRC直列回路に起電力Vを加えたとき，回路を流れる電流iとコンデンサーCにたくわえられる電荷qの変化の様子を求めなさい．

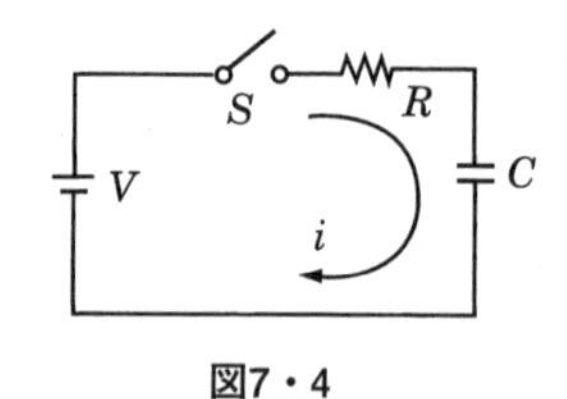

図7・4

【解】　スイッチSを閉じた場合の回路の方程式は，

$$Ri + \frac{1}{C} \int i dt = V \tag{7·50}$$

ここで，初期条件は　$t=0$　において　$i=0$　である．

∴　(7·50)式をラプラス変換する．

$$RI(s)+\frac{1}{C}\frac{I(s)}{s}=\frac{V}{s}$$

$$\therefore\quad I(s)=\frac{\frac{V}{s}}{R+\frac{1}{Cs}} \tag{7·51}$$

(7·51)式を変形する．

$$I(s)=\frac{\frac{V}{R}}{s+\frac{1}{CR}} \tag{7·52}$$

(7·52)式をラプラス逆変換する．

$$i=\frac{V}{R}e^{-\left(\frac{1}{CR}\right)t}$$

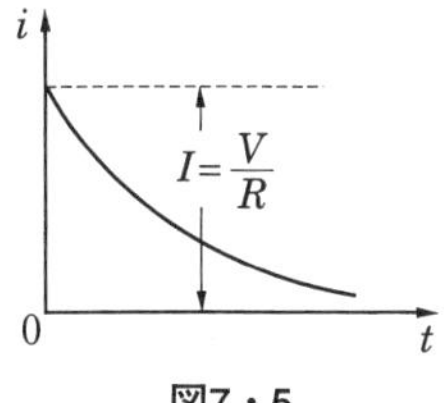

図7・5

電圧の変化は図7・5のようになる．

またもとの回路の方程式(7·50)式を電荷qで書きかえる．

$$R\frac{dq}{dt}+\frac{1}{C}q=V \tag{7·53}$$

(7·53)式をラプラス変換する．

$$R\{sQ(s)-q(0)\}+\frac{1}{C}Q(s)=\frac{V}{s}$$

$t=0$において，$q=0$であると考える．

$$RsQ(s)+\frac{1}{C}Q(s)=\frac{V}{s}$$

$$\therefore\quad Q(s)=CV\left(\frac{1}{s}-\frac{1}{s+\frac{1}{CR}}\right) \tag{7·54}$$

(7·54)式をラプラス逆変換する．

$$q=CV\left(1-e^{-\frac{t}{CR}}\right)$$

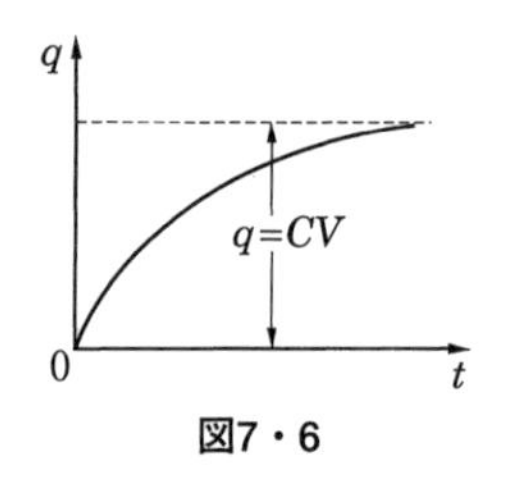

図7・6

コンデンサCの電荷qの変化は，図7・6のようになる．

【例題 7-14】　図7・7に示す回路に電流が流れているとする．$t=0$において急にスイッチS_1を閉じると同時にS_2を開き，この回路に加えられていた起電力Vを取り除いたとき，電流がどのようになるか示しなさい．

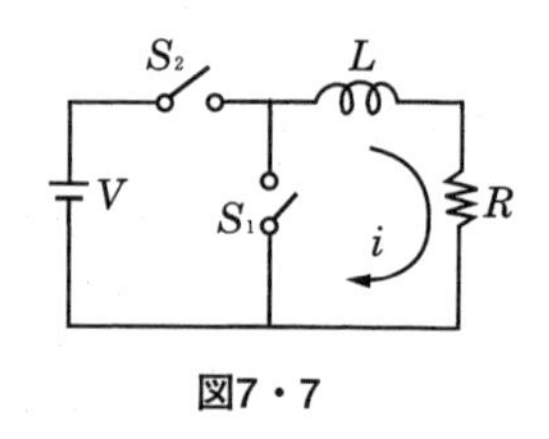

図7・7

【解】　スイッチS_1が閉じ，S_2が開いた瞬間，$t=0$からのちにおける回路の方程式は

$$L\frac{di}{dt}+Ri=0 \tag{7·55}$$

(7·55)式の両辺をラプラス変換する．

$$L\{sI(s)-i(0)\}+RI(s)=0$$

$t=0$のとき　$i=I=\dfrac{V}{R}$　であるから，

$$I(s)(sL+R)=LI$$

$$\therefore\quad I(s)=\frac{LI}{sL+R}=\frac{I}{s+\dfrac{R}{L}} \tag{7·56}$$

(7·56)式をラプラス逆変換する．

$$i=Ie^{-\left(\frac{R}{L}\right)t}$$

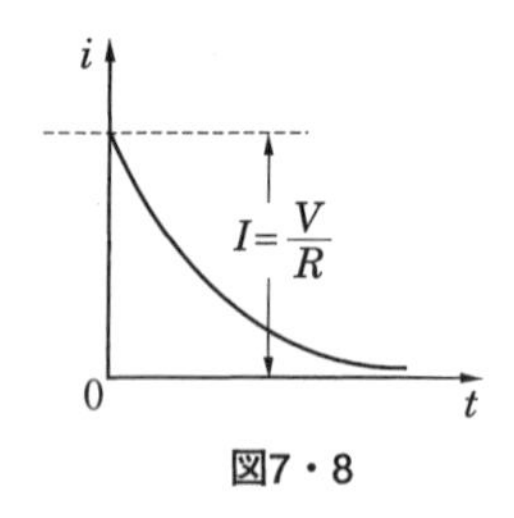

図7・8

電流iは図7・8に示すように，時間とともに減少してゼロに近づく．

この場合の時定数は　$\tau=\dfrac{L}{R}$　である．

■練習問題の解答

【練習問題 1】の答

1. $L\{3\}=\int_0^\infty e^{-st}\cdot 3dt=\frac{3}{s}$ 2. $L\{8\}=8\int_0^\infty e^{-st}dt=8\left[-\frac{1}{s}\cdot e^{-st}\right]_0^\infty=\frac{8}{s}$

3. $L\{5t\}=5L\{t\}=5\int_0^\infty t\cdot e^{-st}dt=\frac{5}{s^2}$

4. $L\{20t\}=20\times\frac{1}{s^2}=\frac{20}{s^2}$ 5. $L\{6t^2\}=6\cdot\frac{2}{s^3}=\frac{12}{s^3}$

【練習問題 2】の答

1. $L\{e^{-6t}\}=\int_0^\infty e^{-st}\cdot e^{-6t}dt=\int_0^\infty e^{-(s+6)t}\cdot dt=\frac{1}{s+6}$

2. $L\{e^{6t}\}=\frac{1}{s-6}$ 3. $L\{3e^{-10t}\}=3L\{e^{-10t}\}=\frac{3}{s+10}$

4. $L\{5e^{3t}\}=5L\{e^{3t}\}=\frac{5}{s-3}$

5. $L\{10e^{-5t}\}=10L\{e^{-5t}\}=\frac{10}{s+5}$

【練習問題 3】の答

1. $L\{\sin 3t\}=\int_0^\infty e^{-st}\cdot\sin 3t\,dt=\frac{3}{s^2+3^2}$

2. $L\{4\sin 2t\}=4\cdot\frac{2}{s^2+2^2}=\frac{8}{s^2+2^2}$ 3. $L\{\cos 4t\}=\frac{s}{s^2+4^2}$

4. $L\{5\cos 6t\}=\frac{5s}{s^2+6^2}$ 5. $L\{\sin\pi t\}=\frac{\pi}{s^2+\pi^2}$

【練習問題 4】の答

1. $\int_0^\infty e^{-st}\cdot(4t+e^{-3t})dt=\int_0^\infty 4te^{-st}dt+\int_0^\infty e^{-(s+3)t}dt=\frac{4}{s^2}+\frac{1}{s-3}=\frac{(s-2)(s+6)}{s^2(s-3)}$

2. $\int_0^\infty e^{-st}\cdot e^{5t}dt=\int_0^\infty e^{-(s-5)t}dt=\left[-\frac{1}{s-5}e^{-(s-5)t}\right]_0^\infty=\frac{1}{s-5}$

3. $\int_0^\infty e^{-st}\cdot 4t^2dt=\left[-\frac{1}{s}e^{-st}\cdot 4t^2\right]_0^\infty+\frac{1}{s}\int_0^\infty e^{-st}\cdot 8t\,dt$

$=\frac{1}{s}\left\{\left[-\frac{1}{s}e^{-st}\cdot 8\cdot t\right]_0^\infty+\frac{1}{s}\int_0^\infty e^{-st}\cdot 8dt\right\}=\frac{8}{s^2}\int_0^\infty e^{-st}dt$

$=\frac{8}{s^2}\left[-\frac{1}{s}e^{-st}\right]_0^\infty=\frac{8}{s^3}$

4. $\int_0^\infty e^{-st}\cdot(t^2-3t+2)dt$

$$=\int_0^\infty e^{-st}\cdot t^2dt-3\int_0^\infty e^{-st}\cdot tdt+2\int_0^\infty e^{-st}dt=\frac{2}{s^3}-\frac{3}{s^2}+\frac{2}{s}=\frac{(2s+1)(s-2)}{s^3}$$

5. $\int_0^\infty e^{-st}\cdot 2\sin\omega tdt=\frac{2\omega}{s^2+\omega^2}$

【練習問題5】の答

1. $L\{f(t)\}=L\{\cos\omega t\}=\frac{s}{s^2+\omega^2}=F(s)$

$$L\{f(at)\}=\frac{1}{a}F\left(\frac{s}{a}\right)$$

$$L\{f(at)\}=\frac{1}{a}F\left(\frac{s}{a}\right)=\frac{1}{a}\cdot\frac{\left(\frac{s}{a}\right)}{\left(\frac{s}{a}\right)^2+\omega^2}=\frac{s}{s^2+a^2\omega^2}$$

2. $L\{f(t)\}=L\{t\}=\frac{1}{s^2}=F(s)$　であり，また，

$L\{e^{at}\cdot f(t)\}=F(s-a)$　であるから

$$L\{e^{at}\cdot f(t)\}=\frac{1}{(s-a)^2}$$

【練習問題6】の答

1. $L\{t\}=\frac{1}{s^2}$　であるので，　$L\{te^{5t}\}=\frac{1}{(s-5)^2}$

2. $L\{t\}=\frac{1}{s^2}$　であるので，　$L\{te^{-t}\}=\frac{1}{(s+1)^2}$

3. $L\{\cos\omega t\}=\frac{s}{s^2+\omega^2}\cdots\cdot(1)$

$$\therefore\quad L\{t\cos\omega t\}=-\frac{d}{ds}\left(\frac{s}{s^2+\omega^2}\right)=-\frac{s^2+\omega^2-2s^2}{(s^2+\omega^2)^2}=\frac{s^2-\omega^2}{(s^2+\omega^2)^2}$$

4. $L\{\sin 2t\}=\frac{2}{s^2+2^2}\cdots\cdot(1)$

$$\therefore\quad L\{t\sin t\cos t\}=L\left\{\frac{1}{2}t\sin 2t\right\}$$

$$=\frac{1}{2}L\{t\sin 2t\}=\frac{1}{2}\left\{-\frac{d}{ds}\left(\frac{2}{s^2+2^2}\right)\right\}$$

$$=-\frac{1}{2}\cdot\frac{2\cdot(-2s)}{(s^2+2^2)^2}=\frac{2s}{(s^2+2^2)^2}$$

【練習問題7】の答

1. $L^{-1}\left\{\frac{5}{s}\right\}=5$　　2. $L^{-1}\left\{\frac{2}{s^3}\right\}=L^{-1}\left\{\frac{2\cdot 1}{s^{2+1}}\right\}=t^2$

3. $L^{-1}\left\{\dfrac{1}{s+3}\right\}=e^{-3t}$　　4. $L^{-1}\left\{\dfrac{1}{s^2+1}\right\}=\sin t$

5. $L^{-1}\left\{\dfrac{1}{s^2-2s+2}\right\}=L^{-1}\left\{\dfrac{1}{(s-1)^2+1}\right\}=e^t\sin t$

6. $L^{-1}\left\{\dfrac{s+1}{s^2+2s+2}\right\}=L^{-1}\left\{\dfrac{s+1}{(s+1)^2+1}\right\}=e^{-t}\cos t$

7. $L^{-1}\left\{\dfrac{s-1}{s(s+1)}\right\}=L^{-1}\left\{\dfrac{2}{s+1}-\dfrac{1}{s}\right\}=2e^{-t}-1$

8. $L^{-1}\left\{\dfrac{1}{s^2(s-1)}\right\}=L^{-1}\left\{\dfrac{1}{s-1}+\dfrac{-1}{s^2}+\dfrac{-1}{s}\right\}=e^t-t-1$

【練習問題 8】の答

1. 両辺をラプラス変換する．

$$sY(s)-y(0)-Y(s)=\frac{1}{s-1}$$

$$\therefore\quad Y(s)(s-1)=\frac{1}{s-1}+1$$

$$\therefore\quad Y(s)=\frac{1}{(s-1)^2}+\frac{1}{s-1}$$

∴　両辺をラプラス逆変換する．

$$y(x)=L^{-1}\left\{\frac{1}{(s-1)^2}+\frac{1}{s-1}\right\}=xe^x+e^x$$

2. (1) と同様にして求める．　$y(x)=xe^x+2e^x$

3. (1) と同様にして求める．　$y(x)=xe^{-x}+e^{-x}$

【練習問題 9】の答

$$N'+0.2N=0 \tag{7·57}$$

(7·57) 式をラプラス変換する．

$$L\{N'\}+0.2L\{N\}=0$$

$$\therefore\quad s\cdot n(s)-100+0.2n(s)=0$$

$$\therefore\quad n(s)(s+0.2)=100$$

$$\therefore\quad n(s)=\frac{100}{s+0.2} \tag{7·58}$$

(7·58) 式をラプラス逆変換する．　$N=100e^{-0.2t}$

【練習問題10】の答

1．両辺をラプラス変換をする．

$$L\{y''\}+6L\{y'\}+9L\{y\}=0$$

初期条件を考えて，まとめる．

$$s^2Y(s)-sa-b+6sY(s)-6a+9Y(s)=0$$

$$\therefore\quad (s^2+6s+9)Y(s)=as+6a+b$$

$$\therefore\quad Y(s)=\frac{as+6a+b}{s^2+6s+9}=\frac{a(s+3)+3a+b}{(s+3)^2}$$

$$=\frac{a}{a+3}+\frac{3a+b}{(s+3)^2}$$

ラプラス逆変換によりもとへもどす．

$$y(x)=ae^{-3x}+(3a+b)xe^{-3x}$$

2．両辺をラプラス変換する．

$$L\{y''\}+4L\{y'\}+13L\{y\}=0$$

これより，

$$(s^2+4s+13)Y(s)=1$$

$$\therefore\quad Y(s)=\frac{1}{s^2+4s+13}=\frac{1}{3}\cdot\frac{3}{(s+2)^2+3^2}$$

ラプラス逆変換によりもとへもどす．　$y(x)=\dfrac{1}{3}e^{-2x}\cdot\sin 3x$

【練習問題11】の答

1．　$y''-k^2y=0$ 　　(7·59)

未知関数の$x=0$における初期条件を

「$y(0)=A,\ y'(0)=B$」　　(7·60)

とおく．

(7·59)式の両辺をラプラス変換する．

$$L\{y''-k^2y\}=0$$

$$\therefore\quad L\{y''\}-k^2L\{y\}=0 \qquad (7\cdot 61)$$

ここで　$L\{y''\}=s^2Y\{s\}-sy(0)-y'(0)$　　(7·62)

(7·62)式に(7·61)式を代入して

$$L\{y''\}=s^2Y\{s\}-sA-B \tag{7·63}$$

(7·63)式を(7·61)式へ代入する．

$$s^2Y\{s\}-sA-B-k^2Y\{s\}=0$$

$$\therefore \quad (s^2-k^2)Y\{s\}=sA+B$$

$$\therefore \quad Y\{s\}=\frac{sA+B}{s^2-k^2}$$

$$=\frac{sA+B}{(s+k)(s-k)}$$

$$=\frac{C_1}{s+k}+\frac{C_2}{s-k}$$

ただし，$C_1=\dfrac{Ak-B}{2k}$，$C_2=\dfrac{Ak+B}{2k}$

これをラプラス逆変換する．

$$y=C_1e^{-kx}+C_2e^{kx}$$

2．$y'-2y=3e^{-x}$ (7·64)

未知関数の$x=0$における初期条件を

$$y(0)=A \tag{7·65}$$

とおく．

(7·64)式の両辺のラプラス変換を求める．

$$L\{y'-2y\}=L\left\{3e^{-x}\right\}$$

$$\therefore \quad L\{y'\}-2L\{y\}=3L\left\{e^{-x}\right\} \tag{7·66}$$

$$L\{y'\}=sY\{s\}-y(0) \tag{7·67}$$

(7·67)式に初期条件(7·65)式を代入する．

$$L\{y'\}=sY\{s\}-A$$

また　$L\left\{e^{-x}\right\}=\dfrac{1}{s+1}$

より(7·66)式は

$$sY\{s\}-A-2Y\{s\}=\frac{3}{s+1}$$

$$\therefore \quad Y\{s\}=\frac{A}{s-2}+\frac{3}{(s+1)(s-2)}$$

部分分数に分解する．

$$\frac{3}{(s+1)(s-2)}=\frac{1}{s-2}-\frac{1}{s+1}$$

$$Y\{s\}=\frac{A}{s-2}+\frac{1}{s-2}-\frac{1}{s+1}$$

$$=(A+1)\cdot\frac{1}{s-2}-\frac{1}{s+1}$$

$$=\frac{C}{s-2}-\frac{1}{s+1}$$

$A+1=C$とおいた．

これをラプラス逆変換する．

$$y=Ce^{2x}-e^{-x} \qquad (7\cdot 68)$$

<参考>　答えが正しいかどうかを確認する方法．

(7·68)式は原式の(7·64)式を満しているかどうかを吟味する．

(7·68)式を１回微分する．

$$y'=2Ce^{2x}+e^{-x} \qquad (7\cdot 69)$$

故に

$(7\cdot 69)$式$-2\times(7\cdot 68)$式$=3e^{-x}$

となって一般解は(7·68)式である．

第8章

ベクトルと行列

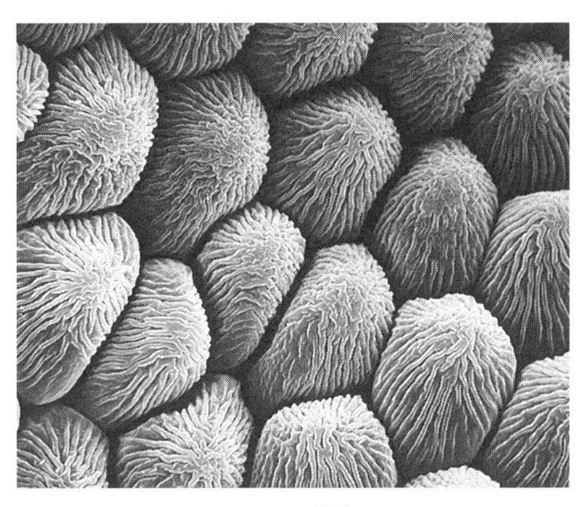

バラの花弁
(電子顕微鏡写真)

●学習のポイント●

ベクトルの演算練習を行う．ベクトルの扱い方について学習し，成分表示，内積などについて学習する．

行列については，その性質がどうなっているのか，演算はどうすればよいのかを学習する．また，行列式とはどんなものか，そして，その応用についても学習する．

8・1　ベクトル

■要　　項■

1. ベクトル

大きさと方向を持つ量をベクトルという．

2. 有向線分

線分ABで，点Aから点Bに向かう向きを決めた線分を有向線分という．

Aを始点，Bを終点という．$\overrightarrow{AB}$, $\vec{a}$, $\mathbf{A}$‥ などで表す．

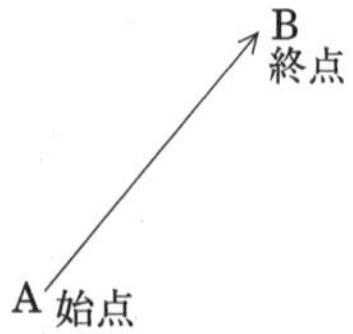

B 終点

A 始点

図8・1　ベクトル

$\overrightarrow{AB}$の長さを$\overline{AB}$，あるいは$|a|$で表し，大きさ，または絶対値という．

3. ベクトルの相当

ベクトルは平行移動しても変わらない．

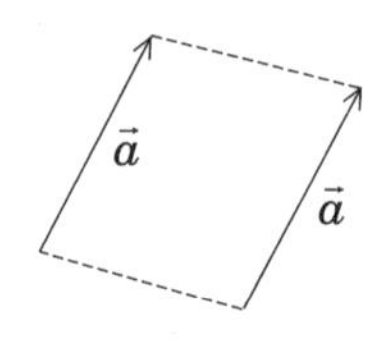

図8・2

8・2　ベクトルの算法

■要　　項■

1. ベクトルの加法

　加法　$\vec{a}+\vec{b}$

　減法　$\vec{a}-\vec{b}$

　実数倍　$k\vec{a}$

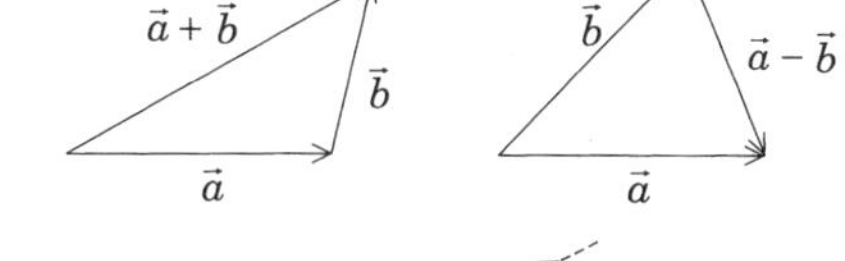

$\vec{a}$　$k\vec{a}$

図8・3

2. ベクトルの基本法則

　$\vec{a}+\vec{b}=\vec{b}+\vec{a}$　交換法則

　$(\vec{a}+\vec{b})+\vec{c}=\vec{a}+(\vec{b}+\vec{c})$　結合法則

　$k(l\vec{a})=(kl)\vec{a}$　k，l実数

　$k(\vec{a}+\vec{b})=k\vec{a}+k\vec{b}$　実数倍

3. 単位ベクトル

　大きさ1のベクトル $\vec{e}$ を単位ベクトル，

　大きさ0のベクトルを零ベクトルという．

【例題 8-1】　次の計算をしなさい．

1. $3(\vec{a}+2\vec{b})-2(3\vec{a}-2\vec{b})$
2. $3\vec{a}+2\vec{x}=\vec{x}+\vec{a}-2\vec{b}$ を満たす $\vec{x}$ を求める．

【解】

1. $3(\vec{a}+2\vec{b})-2(3\vec{a}-2\vec{b})=3\vec{a}+6\vec{b}-6\vec{a}+4\vec{b}=-3\vec{a}+10\vec{b}$
2. $3\vec{a}+2\vec{x}=\vec{x}+\vec{a}-2\vec{b}$　　$\vec{x}=-2\vec{a}-2\vec{b}$

【練習問題 1】　次の計算をしなさい．

1. $3(2\vec{a}+\vec{b})-2(\vec{a}+3\vec{b})$
2. $2(\vec{a}-\vec{b})-(\vec{a}+\vec{b})$
3. $5(2\vec{a}-3\vec{b})+2(-4\vec{a}+3\vec{b})-(4\vec{a}-3\vec{b})$
4. $3(\vec{x}-2\vec{b})-2(\vec{x}-3\vec{a})=0$　　$\vec{x}$ を求める．
5. $\begin{cases} 2\vec{x}-5\vec{y}=\vec{a} \\ 3\vec{x}-2\vec{y}=\vec{b} \end{cases}$　　$\vec{x}$，$\vec{y}$ を求める．

8・3　ベクトルの成分表示

■要　　項■

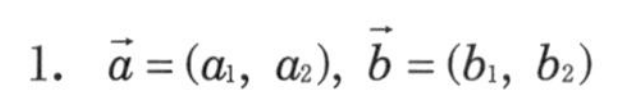

1. $\vec{a}=(a_1,\ a_2),\ \vec{b}=(b_1,\ b_2)$
2. $|a|=\sqrt{a_1^2+a_2^2}$
3. $(a_1,\ a_2)+(b_1,\ b_2)$
   $=(a_1+b_1,\ a_2+b_2)$
4. $k(a_1,\ a_2)=(ka_1,\ ka_2)$
5. 平行条件　$\vec{b}=m\vec{a}$　$a_1b_2=a_2b_1$

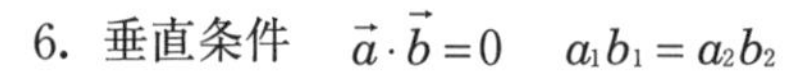

6. 垂直条件　$\vec{a}\cdot\vec{b}=0$　$a_1b_1=a_2b_2$

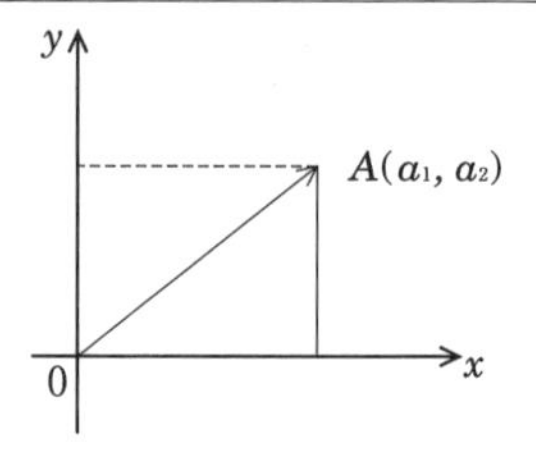

図8・4

【例題 8-2】　$\vec{a}=(1,\ 2),\ \vec{b}=(-2,\ 3),\ \vec{c}=(-1,\ -4)$ のとき，次のベクトルを成分表示で表しなさい．

1. $\vec{a}-\vec{b}-\vec{c}$　　2. $2\vec{a}-3\vec{b}-\vec{c}$

【解】　1. $\vec{a}-\vec{b}-\vec{c}=(1,\ 2)-(-2,\ 3)-(-1,\ -4)$

$$=(1,\ 2)+(2,\ -3)+(1,\ 4)$$

$$=(1+2,\ 2-3)+(1,\ 4)$$

$$=(3,\ -1)+(1,\ 4)=(3+1,\ -1+4)=(4,\ 3)$$

2. $2\vec{a}-3\vec{b}-\vec{c}=2(1,\ 2)-3(-2,\ 3)-(-1,\ -4)$

$$=(2,\ 4)+(6,\ -9)+(1,\ 4)$$

$$=(2+6,\ 4-9)+(1,\ 4)=(8,\ -5)+(1,\ 4)$$

$$=(8+1,\ -5+4)=(9,\ -1)$$

【例題 8-3】　$\vec{a}=(3,\ -1),\ \vec{b}=(2,\ 1),\ \vec{c}=(3,\ 2)$ とする．$\vec{a}+t\vec{b}$ と $\vec{c}$ が平行になるtの値を求めなさい．

【解】　$\vec{a}+t\vec{b}=(3,\ -1)+t(2,\ 1)=(3+2t,\ -1+t)$

$\vec{c}=(3,\ 2)$ と平行であるから

$$(3+2t)2=3(-1+t)\qquad 6+4t=-3+3t$$

$$\therefore\ \ t=-6-3\qquad \therefore\ \ t=-9$$

【練習問題 2】　1.　$\vec{a}=(2,\ -1)$, $\vec{b}=(3,\ -2)$ のとき，次のベクトルを求めなさい．

(1)　$3\vec{a}-2\vec{b}$　　(2)　$5\vec{a}+\vec{b}$　　(3)　$4\vec{a}-\vec{b}$

(4)　$\vec{a}-\vec{b}$　　(5)　$\vec{a}+2\vec{b}$

2.　$\vec{a}=(3,\ 2)$, $\vec{b}=(2,\ -2)$, $\vec{c}=(2,\ 4)$ であるとき，$\vec{c}=k\vec{a}+l\vec{b}$ となる実数 k, l を求めなさい．

3.　ベクトル $\vec{a}=(x,\ 1)$, $\vec{b}=(2,\ 4)$ に対し $\vec{a}-3\vec{b}$ と $\vec{a}-\vec{b}$ が平行になるように x の値を求めなさい．

4.　$\vec{a}=(3,\ -2)$, $\vec{b}=(-2,\ 1)$ のとき，ベクトル $\vec{c}=(5,\ 3)$ を $k\vec{a}+l\vec{b}$ の形に表しなさい．

8・4　ベクトルの内積

■要　項■

内積　$\vec{a}\cdot\vec{b}=|a|\cdot|b|\cdot\cos\theta$　$(0\leqq\theta\leqq180°)$

$\vec{a}\cdot\vec{b}=a_1b_1+a_2b_2$

なす角　$\cos\theta=\dfrac{\vec{a}\cdot\vec{b}}{|a||b|}=\dfrac{a_1b_1+a_2b_2}{\sqrt{a_1^2+a_2^2}\cdot\sqrt{b_1^2+b_2^2}}$

内積の演算

$\vec{a}\cdot\vec{b}=\vec{b}\cdot\vec{a}$　　交換法則

$\vec{a}\cdot(\vec{b}+\vec{c})=\vec{a}\cdot\vec{b}+\vec{a}\cdot\vec{c}$　　結合法則

【例題 8-4】　次の内積を求めなさい．

1.　$\vec{a}=(3,\ 2)$　　$\vec{b}=(-2,\ 3)$

2.　$\vec{a}=(2,\ 1)$　　$\vec{b}=(-3,\ 4)$

【解】　1.　$\vec{a}\cdot\vec{b}=3\times(-2)+2\times3=0$

2.　$\vec{a}\cdot\vec{b}=2\times(-3)+1\times4=-2$

【例題 8-5】　次のベクトルのなす角を求めなさい．

$\vec{a}=(3,\ 2)$　　$\vec{b}=(-2,\ 3)$

【解】　$\cos\theta=\dfrac{3\times(-2)+2\times3}{\sqrt{3^2+2^2}\cdot\sqrt{(-2)^2+3^2}}=\dfrac{0}{\sqrt{13}\sqrt{13}}=0$

$0\leqq\theta\leqq180^\circ$ から　　$\theta=90^\circ$

【練習問題 3】　次のベクトルの内積を求めなさい．

1. $\vec{a}=(2,\ 3)$　　$\vec{b}=(4,\ -2)$
2. $\vec{a}=(4,\ -3)$　　$\vec{b}=(3,\ 4)$
3. $\vec{a}=(4,\ -2)$　　$\vec{b}=(2,\ 2)$
4. $\vec{a}=(-2,\ 3)$　　$\vec{b}=(1,\ -1)$
5. $\vec{a}=(3,\ -2,\ 1)$　　$\vec{b}=(2,\ 3,\ -1)$

【練習問題 4】　次のベクトルのなす角を求めなさい．

1. $\vec{a}=(3,\ 1)$　　$\vec{b}=(1,\ -3)$
2. $\vec{a}=(1,\ 3,\ 1)$　　$\vec{b}=(5,\ -3,\ 4)$
3. $\vec{a}=(1,\ 2,\ 1)$　　$\vec{b}=(2,\ 1,\ -1)$

【練習問題 5】　$\mathrm{A}(2,\ -3)$, $\mathrm{B}(-3,\ 4)$ とするとき，次の計算をしなさい．

1. $\overrightarrow{\mathrm{AB}}$　　2. $\left|\overrightarrow{\mathrm{AB}}\right|$

【練習問題 6】　次の問に答えなさい．

1. 定点Aを通り，ベクトル $\vec{c}$ に平行な直線の式を求めなさい．
2. $\mathrm{A}(2,\ 2)$ を通り，$(1,\ -1)$ に平行な直線を t を用いて表しなさい．

【練習問題 7】　次の問に答えなさい．

1. 二点A，Bを通る直線の式を求めなさい．
2. $\mathrm{A}(1,\ -4)$, $\mathrm{B}(-3,\ 2)$ を通る直線の式を求めなさい．

8・5　行　列

■要　　項■

行列：$m \times n$ 個の数を長方形に並べたもの

$$A=\begin{pmatrix} a_{11} & a_{12} \cdots\cdots a_{1n} \\ \vdots & \\ a_{m1} & \cdots\cdots \quad a_{mn} \end{pmatrix} \quad \cdots m\text{行}, \ n\text{列の行列} \ (m, \ n)\text{行列}$$

正方行列：$m=n$ のとき (m, n) 行列を n 次の正方行列という.

8・6　行列の加算・減算

■要　　項■

$$A=\begin{pmatrix} a_{11} & a_{12} \\ a_{21} & a_{22} \end{pmatrix}, \quad B=\begin{pmatrix} b_{11} & b_{12} \\ b_{21} & b_{22} \end{pmatrix}$$

$$A+B=\begin{pmatrix} a_{11} & a_{12} \\ a_{21} & a_{22} \end{pmatrix}+\begin{pmatrix} b_{11} & b_{12} \\ b_{21} & b_{22} \end{pmatrix}$$

$$=\begin{pmatrix} a_{11}+b_{11} & a_{12}+b_{12} \\ a_{21}+b_{21} & a_{22}+b_{22} \end{pmatrix}$$

$$=B+A$$

$$A-B=\begin{pmatrix} a_{11} & a_{12} \\ a_{21} & a_{22} \end{pmatrix}-\begin{pmatrix} b_{11} & b_{12} \\ b_{21} & b_{22} \end{pmatrix}$$

$$=\begin{pmatrix} a_{11}-b_{11} & a_{12}-b_{12} \\ a_{21}-b_{21} & a_{22}-b_{22} \end{pmatrix}$$

・定数倍 (λ を定数とする)

$$\lambda A=\lambda\begin{pmatrix} a_{11} & a_{12} \\ a_{21} & a_{22} \end{pmatrix}=\begin{pmatrix} \lambda a_{11} & \lambda a_{12} \\ \lambda a_{21} & \lambda a_{22} \end{pmatrix}$$

【例題 8-6】　次の問に答えなさい．

$$A=\begin{pmatrix}1 & 2\\3 & 4\end{pmatrix}\qquad B=\begin{pmatrix}5 & 6\\7 & 8\end{pmatrix}$$ とする．

(1)　$A+B$を計算しなさい．

(2)　$B-A$を計算しなさい．

(3)　$5A$を計算しなさい．

【解】　(1)　$$A+B=\begin{pmatrix}1 & 2\\3 & 4\end{pmatrix}+\begin{pmatrix}5 & 6\\7 & 8\end{pmatrix}=\begin{pmatrix}1+5 & 2+6\\3+7 & 4+8\end{pmatrix}$$

$$=\begin{pmatrix}6 & 8\\10 & 12\end{pmatrix}$$

(2)　$$B-A=\begin{pmatrix}5 & 6\\7 & 8\end{pmatrix}-\begin{pmatrix}1 & 2\\3 & 4\end{pmatrix}=\begin{pmatrix}5-1 & 6-2\\7-3 & 8-4\end{pmatrix}$$

$$=\begin{pmatrix}4 & 4\\4 & 4\end{pmatrix}$$

(3)　$$5A=5\begin{pmatrix}1 & 2\\3 & 4\end{pmatrix}=\begin{pmatrix}5\times1 & 5\times2\\5\times3 & 5\times4\end{pmatrix}$$

$$=\begin{pmatrix}5 & 10\\15 & 20\end{pmatrix}$$

【練習問題 8】　次の方程式を満す行列Aを求めなさい．

1.　$$\begin{pmatrix}1 & 2\\3 & 4\end{pmatrix}+A=3\begin{pmatrix}2 & 4\\3 & 5\end{pmatrix}$$

2.　$$\begin{pmatrix}1 & 2 & 3\\5 & 4 & 3\end{pmatrix}-2A=\begin{pmatrix}1 & 0 & 1\\3 & 0 & 1\end{pmatrix}$$

8・7　行列の積

■要　　項■

・(1, 2) 行列×(2, 1) 行列

$$(a\quad b)\begin{pmatrix}x\\y\end{pmatrix}=ax+by$$

・(2, 2) 行列×(2, 1) 行列

$$\begin{pmatrix} a & b \\ c & d \end{pmatrix}\begin{pmatrix} x \\ y \end{pmatrix}=\begin{pmatrix} ax+by \\ cx+dy \end{pmatrix}$$

・(2, 2) 行列×(2, 2) 行列

$$\begin{pmatrix} a & b \\ c & d \end{pmatrix}\begin{pmatrix} x & t \\ y & u \end{pmatrix}=\begin{pmatrix} ax+by & at+bu \\ cx+dy & ct+du \end{pmatrix}$$

・(3, 3) 行列×(3, 3) 行列

$$\begin{pmatrix} a_1 & b_1 & c_1 \\ a_2 & b_2 & c_2 \\ a_3 & b_3 & c_3 \end{pmatrix}\begin{pmatrix} x_1 & y_1 & t_1 \\ x_2 & y_2 & t_2 \\ x_3 & y_3 & t_3 \end{pmatrix}$$

$$=\begin{pmatrix} a_1x_1+b_1x_2+c_1x_3 & a_1y_1+b_1y_2+c_1y_3 & a_1t_1+b_1t_2+c_1t_3 \\ a_2x_1+b_2x_2+c_2x_3 & a_2y_1+b_2y_2+c_2y_3 & a_2t_1+b_2t_2+c_2t_3 \\ a_3x_1+b_3x_2+c_3x_3 & a_3y_1+b_3y_2+c_3y_3 & a_3t_1+b_3t_2+c_3t_3 \end{pmatrix}$$

・単位行列

Aをn次の正方行列とするとき

$$AX=XA=A$$

を満たす行列Xを単位行列という．

$$(2,\ 2)\text{単位行列：}\begin{pmatrix} 1 & 0 \\ 0 & 1 \end{pmatrix},\quad (n,\ n)\text{単位行列：}\underbrace{\begin{pmatrix} 1 & 0 & \cdots & 0 \\ 0 & 1 & 0 & \vdots \\ \vdots & & \ddots & 0 \\ 0 & \cdots & 0 & 1 \end{pmatrix}}_{n\text{個}}\Bigg\} n\text{個}$$

※　行列では一般には，

$AB=BA$　は成立しない

8・8　行列の基本性質

■要　　項■

・ $A+B=B+A$

・ $(AB)C=A(BC)$

・$(A+B)C=AC+BC$

・$C(A+B)=CA+CB$

・一般に$AB \fallingdotseq BA$

・$A \fallingdotseq 0$，$B \fallingdotseq 0$でも　$AB=0$となる場合がある．

・$(A+B)^2=(A+B)(A+B)$

$$=A^2+AB+BA+B^2$$

※　$(A+B)^2=A^2+2AB+B^2$

となるのは，$A \cdot B = B \cdot A$が成立するときのみで，一般には成り立たない．

正方行列：(n, n)型行列のことをn次の正方行列という．

零行列　：成分がすべて0の行列
(θ)

$$\theta = \begin{pmatrix} 0 & \cdots & 0 \\ \vdots & \ddots & \vdots \\ 0 & \cdots & 0 \end{pmatrix}$$

単位行列：対角線の各成分が1で，他の成分がすべて0のn次正方行列
(E)

$$E = \begin{pmatrix} 1 & 0 & \cdots & 0 \\ 0 & 1 & \ddots & \vdots \\ \vdots & 0 & \ddots & \vdots \\ 0 & \cdots & \cdots & 1 \end{pmatrix}$$

転置行列：(m, n)行列Aの行と列を入れかえて得られる(n, m)行列
(${}^tA$)

例

$${}^tA = \begin{pmatrix} a_1 & a_2 & a_3 \\ b_1 & b_2 & b_3 \end{pmatrix} \leftrightarrow A = \begin{pmatrix} a_1 & b_1 \\ a_2 & b_2 \\ a_3 & b_3 \end{pmatrix}$$

逆行列　：$AX=XA=E$（単位行列）を満す行列XをAの逆行列といいA^{-1}で表す．
(A^{-1})

直交行列：正方行列Aが

$$A^tA = A \cdot A^t = E$$

を満たすとき，Aを直交行列という．

対角行列：正方行列Aにおいて，対角線の成分以外の成分がすべて0である行列を対角行列という．

8・9　回転行列

■要　項■

・ $R=\begin{pmatrix}\cos\theta & -\sin\theta \\ \sin\theta & \cos\theta\end{pmatrix}$

は平面上の点 $P(x,\ y)$ を原点のまわりに角度 θ 回転させる行列を表す.

$$P \to P':\begin{pmatrix}x' \\ y'\end{pmatrix}=\begin{pmatrix}\cos\theta & -\sin\theta \\ \sin\theta & \cos\theta\end{pmatrix}\begin{pmatrix}x \\ y\end{pmatrix}$$

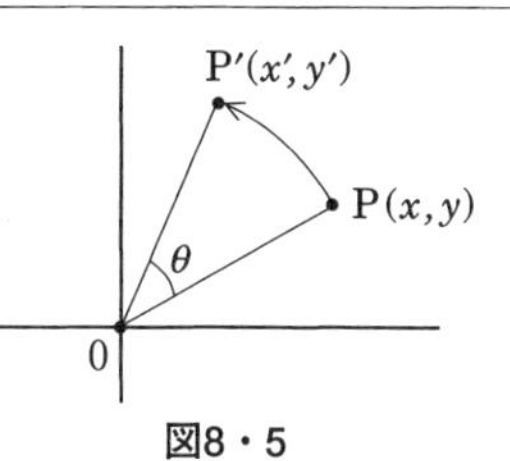

図8・5

同様に

$$R'=\begin{pmatrix}\cos\theta & -\sin\theta & 0 \\ \sin\theta & \cos\theta & 0 \\ 0 & 0 & 1\end{pmatrix}$$

は，点 $P(x,\ y,\ z)$ を z 軸のまわりに角度 θ 回転させる行列を表す.

【例題 8-7】　次の計算をしなさい.

1. $(2\quad 1)\begin{pmatrix}3 \\ -1\end{pmatrix}$　　2. $\begin{pmatrix}1 & 2 \\ 3 & 4\end{pmatrix}\begin{pmatrix}-5 \\ 6\end{pmatrix}$

3. $\begin{pmatrix}1 & 2 \\ 3 & 4\end{pmatrix}\begin{pmatrix}4 & 3 \\ 2 & 1\end{pmatrix}$　　4. $\begin{pmatrix}1 & 3 & -3 \\ 0 & -1 & 2 \\ 2 & 0 & 1\end{pmatrix}\begin{pmatrix}3 \\ 2 \\ 2\end{pmatrix}$

【解】　1. $2\cdot 3+1\cdot(-1)=6-1=5$

2. $\begin{pmatrix}1\cdot(-5)+2\cdot 6 \\ 3\cdot(-5)+4\cdot 6\end{pmatrix}=\begin{pmatrix}-5+12 \\ -15+24\end{pmatrix}=\begin{pmatrix}7 \\ 9\end{pmatrix}$

3. $\begin{pmatrix}1\cdot 4+2\cdot 2 & 1\cdot 3+2\cdot 1 \\ 3\cdot 4+4\cdot 2 & 3\cdot 3+4\cdot 1\end{pmatrix}=\begin{pmatrix}4+4 & 3+2 \\ 12+8 & 9+4\end{pmatrix}=\begin{pmatrix}8 & 5 \\ 20 & 13\end{pmatrix}$

4. $\begin{pmatrix}3+6-6 \\ 0-2+4 \\ 6+0+2\end{pmatrix}=\begin{pmatrix}3 \\ 2 \\ 8\end{pmatrix}$

【例題 8-8】　行列 $A=\begin{pmatrix}\cos\theta & -\sin\theta \\ \sin\theta & \cos\theta\end{pmatrix}$ は，$\theta=\dfrac{\pi}{2}$ のとき平面上の点 $(1,\ 0)$ を $(0,\ 1)$ に回転させることを示しなさい.

【解】　$\begin{pmatrix} x' \\ y' \end{pmatrix} = \begin{pmatrix} \cos\theta & -\sin\theta \\ \sin\theta & \cos\theta \end{pmatrix} \begin{pmatrix} x \\ y \end{pmatrix}$

これに $\begin{pmatrix} x \\ y \end{pmatrix} = \begin{pmatrix} 1 \\ 0 \end{pmatrix}$，$\theta = \dfrac{\pi}{2}$ を代入すると，

$$\begin{pmatrix} x' \\ y' \end{pmatrix} = \begin{pmatrix} \cos\frac{\pi}{2} & -\sin\frac{\pi}{2} \\ \sin\frac{\pi}{2} & \cos\frac{\pi}{2} \end{pmatrix} \begin{pmatrix} 1 \\ 0 \end{pmatrix}$$

$$= \begin{pmatrix} 0 & -1 \\ 1 & 0 \end{pmatrix} \begin{pmatrix} 1 \\ 0 \end{pmatrix} = \begin{pmatrix} 0 \\ 1 \end{pmatrix}$$

図8・6

【練習問題 9】　次の計算をしなさい．

1. $\begin{pmatrix} 1 & -1 \\ 2 & 2 \\ 1 & -3 \end{pmatrix} + \begin{pmatrix} -1 & 5 \\ 1 & 4 \\ -1 & 3 \end{pmatrix}$

2. $\begin{pmatrix} 1 & 5 & 2 \\ 1 & -1 & 3 \end{pmatrix} + \begin{pmatrix} -2 & 0 & 1 \\ 0 & 1 & 3 \end{pmatrix}$

3. $\begin{pmatrix} 1 & -1 & 3 \\ 0 & 2 & 1 \\ -1 & 2 & 1 \end{pmatrix} - \begin{pmatrix} 3 & -2 & 1 \\ 1 & 0 & 1 \\ -1 & 4 & 3 \end{pmatrix}$

4. $3\begin{pmatrix} 1 & -1 \\ -1 & 2 \end{pmatrix} + 2\begin{pmatrix} 5 & 4 \\ 4 & -3 \end{pmatrix}$

5. $(1 \quad 3 \quad 6)\begin{pmatrix} 5 \\ -6 \\ 1 \end{pmatrix}$

6. $\begin{pmatrix} 3 & 1 & 3 \\ -2 & 0 & 1 \\ 1 & -1 & -2 \end{pmatrix} \begin{pmatrix} 2 \\ -1 \\ 1 \end{pmatrix}$

7. $(2 \quad 3)\begin{pmatrix} -1 & -1 \\ 2 & 1 \end{pmatrix}$

8. $\begin{pmatrix} 1 & 2 \\ 3 & 4 \end{pmatrix} \begin{pmatrix} 0 & 3 & 2 \\ 1 & -1 & 0 \end{pmatrix}$

9. $\begin{pmatrix} 3 & 0 & 0 \\ 0 & 3 & 0 \\ 0 & 0 & 3 \end{pmatrix} \begin{pmatrix} 1 & 2 & 3 \\ -1 & 2 & -1 \\ 3 & -2 & -1 \end{pmatrix}$

10. $\begin{pmatrix} 1 & 0 & 1 \\ 0 & 1 & 0 \\ 1 & 0 & 1 \end{pmatrix} \begin{pmatrix} 1 & 0 & 1 \\ 0 & -1 & 0 \\ 1 & 0 & 1 \end{pmatrix}$

【練習問題 10】　$A = \begin{pmatrix} 0 & 1 & 0 \\ 0 & 0 & 1 \\ 0 & 0 & 0 \end{pmatrix}$ に対して A^2，A^3 を計算しなさい．

【練習問題 11】　$A = \begin{pmatrix} x & 0 & 0 \\ 0 & y & 0 \\ 0 & 0 & z \end{pmatrix}$ のとき A^2，A^3 を計算しなさい．

【練習問題 12】　$\begin{pmatrix} \cos\theta & -\sin\theta \\ \sin\theta & \cos\theta \end{pmatrix} \begin{pmatrix} \cos\phi & -\sin\phi \\ \sin\phi & \cos\phi \end{pmatrix}$ を計算しなさい．

8・10 行列式

■要　項■

・正方行列Aの行列式を$|A|$と表す.

・(2, 2) 行列の行列式

$$A=\begin{pmatrix} a_{11} & a_{12} \\ a_{21} & a_{22} \end{pmatrix}$$

$$|A|=\begin{vmatrix} a_{11} & a_{12} \\ a_{21} & a_{22} \end{vmatrix}=a_{11}a_{22}-a_{12}a_{21}$$

・(3, 3) 行列の行列式

$$A=\begin{pmatrix} a_{11} & a_{12} & a_{13} \\ a_{21} & a_{22} & a_{23} \\ a_{31} & a_{32} & a_{33} \end{pmatrix}$$

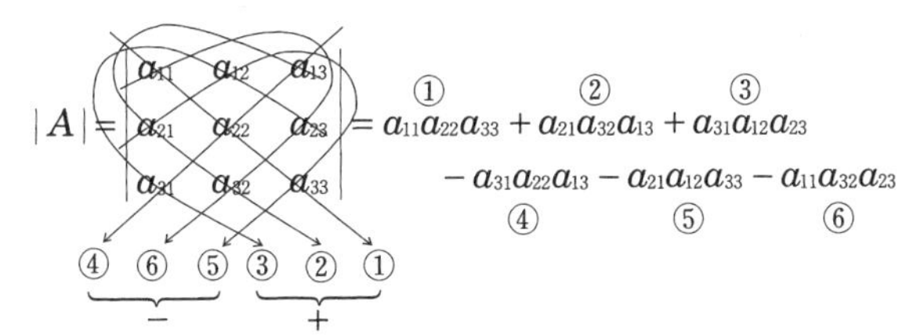

$$= \overset{①}{a_{11}a_{22}a_{33}} + \overset{②}{a_{21}a_{32}a_{13}} + \overset{③}{a_{31}a_{12}a_{23}}$$
$$- \underset{④}{a_{31}a_{22}a_{13}} - \underset{⑤}{a_{21}a_{12}a_{33}} - \underset{⑥}{a_{11}a_{32}a_{23}}$$

(注) この方法で求められるのは(2, 2), (3, 3) 行列の場合のみ.

・(別解) より一般的な求め方

$$|A|=\begin{vmatrix} a_{11} & a_{12} & a_{13} \\ a_{21} & a_{22} & a_{23} \\ a_{31} & a_{32} & a_{33} \end{vmatrix}$$

$$=(-1)^{1+1}a_{11}|A_{11}|+(-1)^{2+1}a_{21}|A_{21}|+(-1)^{3+1}a_{31}|A_{31}|$$

$$=a_{11}\begin{vmatrix} a_{22} & a_{23} \\ a_{32} & a_{33} \end{vmatrix}-a_{21}\begin{vmatrix} a_{12} & a_{13} \\ a_{32} & a_{33} \end{vmatrix}+a_{31}\begin{vmatrix} a_{12} & a_{13} \\ a_{22} & a_{23} \end{vmatrix}$$

ただし, $|A_{ij}|$は元の行列Aの第i行, 第j列を除いて得られる行列の行列式を表す.

8・11　行列式の基本性質

■要　　項■

・
$$\lambda\begin{vmatrix} a_1 & b_1 & c_1 \\ a_2 & b_2 & c_2 \\ a_3 & b_3 & c_3 \end{vmatrix}=\begin{vmatrix} \lambda a_1 & b_1 & c_1 \\ \lambda a_2 & b_2 & c_2 \\ \lambda a_3 & b_3 & c_3 \end{vmatrix}=\begin{vmatrix} \lambda a_1 & \lambda b_1 & \lambda c_1 \\ a_2 & b_2 & c_2 \\ a_3 & b_3 & c_3 \end{vmatrix}=\cdots$$

・
$$\begin{vmatrix} a_1 & b_1+c_1 & d_1 \\ a_2 & b_2+c_2 & d_2 \\ a_3 & b_3+c_3 & d_3 \end{vmatrix}=\begin{vmatrix} a_1 & b_1 & d_1 \\ a_2 & b_2 & d_2 \\ a_3 & b_3 & d_3 \end{vmatrix}+\begin{vmatrix} a_1 & c_1 & d_1 \\ a_2 & c_2 & d_2 \\ a_3 & c_3 & d_3 \end{vmatrix}$$

・
$$\begin{vmatrix} a_1 & b_1 & c_1 \\ a_2 & b_2 & c_2 \\ a_3 & b_3 & c_3 \end{vmatrix}=-\begin{vmatrix} a_1 & c_1 & b_1 \\ a_2 & c_2 & b_2 \\ a_3 & c_3 & b_3 \end{vmatrix}\cdots\cdot\text{2つの列の入れ換え}$$

$$=-\begin{vmatrix} a_1 & b_1 & c_1 \\ a_3 & b_3 & c_3 \\ a_2 & b_2 & c_2 \end{vmatrix}\cdots\cdot\text{2つの行の入れ換え}$$

・
$$\begin{vmatrix} a_1 & b_1+\lambda c_1 & c_1 \\ a_2 & b_2+\lambda c_2 & c_2 \\ a_3 & b_3+\lambda c_3 & c_3 \end{vmatrix}=\begin{vmatrix} a_1 & b_1 & c_1 \\ a_2 & b_2 & c_2 \\ a_3 & b_3 & c_3 \end{vmatrix}$$

$$\begin{vmatrix} a_1 & b_2 & c_1 \\ a_2+\lambda c_3 & b_2+\lambda b_3 & c_2+\lambda c_3 \\ a_3 & b_3 & c_3 \end{vmatrix}=\begin{vmatrix} a_1 & b_1 & c_1 \\ a_2 & b_2 & c_2 \\ a_3 & b_3 & c_3 \end{vmatrix}$$

1つの行または列に，その他の行または列の定数倍を加えても行列式の値は変わらない

・
$$\begin{vmatrix} a_1 & b_1 & a_1 \\ a_2 & b_2 & a_2 \\ a_3 & b_3 & a_3 \end{vmatrix}=0$$

$$\begin{vmatrix} a_1 & b_1 & c_1 \\ a_2 & b_2 & c_2 \\ a_1 & b_1 & c_1 \end{vmatrix}=0$$

2つの列ないし行が等しい行列式の値は0である.

$$|A|\cdot|B|=|A\cdot B|$$

$$|{}^tA|=|A|$$

$$\begin{vmatrix} A & 0 \\ 0 & B \end{vmatrix}=|A|\cdot|B|$$

$$\begin{vmatrix} A & C \\ 0 & B \end{vmatrix} = |A| \cdot |B|$$

【例題 8-9】 次の行列の行列式を求めなさい.

1. $A = \begin{pmatrix} 1 & -1 \\ 2 & 3 \end{pmatrix}$ 2. $A = \begin{pmatrix} 1 & 2 & -1 \\ 1 & 0 & 2 \\ -2 & 1 & -1 \end{pmatrix}$

【解】 1. $|A| = \begin{vmatrix} 1 & -1 \\ 2 & 3 \end{vmatrix} = 1 \cdot 3 - (-1) \cdot 2 = 3 + 2 = 5$

2. $|A| = 1 \cdot 0 \cdot (-1) + 2 \cdot 2 \cdot (-2) + (-1) \cdot 1 \cdot 1$

$\quad - \{(-1) 0 (-2) + 2 \cdot 1 \cdot (-1) + 1 \cdot 2 \cdot 1\}$

$= -8 - 1 - (-2 + 2) = -9$

【練習問題 13】 次の行列式を計算しなさい.

1. $\begin{vmatrix} 2 & -2 \\ 4 & 5 \end{vmatrix}$ 2. $\begin{vmatrix} 7 & -5 \\ -3 & 2 \end{vmatrix}$ 3. $\begin{vmatrix} 3 & 1 \\ 0 & -1 \end{vmatrix}$

4. $\begin{vmatrix} 1 & 2 & 5 \\ 0 & -2 & 1 \\ 0 & -1 & 3 \end{vmatrix}$ 5. $\begin{vmatrix} 1 & 3 & 0 \\ 0 & 1 & -1 \\ -2 & 0 & 3 \end{vmatrix}$ 6. $\begin{vmatrix} 1 & 0 & -1 \\ 0 & 1 & 0 \\ -1 & 0 & 1 \end{vmatrix}$

【例題 8-10】 次の行列の行列式を求めなさい.

1. $A = \begin{pmatrix} 9 & 75 \\ 8 & 150 \end{pmatrix}$ 2. $A = \begin{pmatrix} 1 & 2 & 3 \\ 2 & 8 & 6 \\ 3 & -4 & 9 \end{pmatrix}$

3. $A = \begin{pmatrix} 1 & 3 & 5 \\ 0 & 1 & 2 \\ 1 & 2 & 4 \end{pmatrix}$

【解】 1. $|A| = \begin{vmatrix} 9 & 75 \\ 8 & 150 \end{vmatrix} = \begin{vmatrix} 9 & 75 \cdot 1 \\ 8 & 75 \cdot 2 \end{vmatrix} = 75 \begin{vmatrix} 9 & 1 \\ 8 & 2 \end{vmatrix} = 75(18 - 8) = 750$

2. $|A| = \begin{vmatrix} 1 & 2 & 3 \\ 2 & 8 & 6 \\ 3 & -4 & 9 \end{vmatrix} = 3 \begin{vmatrix} 1 & 2 & 1 \\ 2 & 8 & 2 \\ 3 & -4 & 3 \end{vmatrix} = 0$

第1列と第3列が同じ

3. $|A| = \begin{vmatrix} 1 & 3 & 5 \\ 0 & 1 & 2 \\ 1 & 2 & 4 \end{vmatrix}$ -1
第1行から第3行を引いても行列式の値は同じである.

$= \begin{vmatrix} 0 & 1 & 1 \\ 0 & 1 & 2 \\ 1 & 2 & 4 \end{vmatrix}$

$= \begin{vmatrix} 1 & 1 \\ 1 & 2 \end{vmatrix} = 2-1 = 1$

【練習問題 14】　次の行列式を計算しなさい.

1. $\begin{vmatrix} 1 & 2 & 1 \\ -4 & 3 & -2 \\ -1 & 1 & 2 \end{vmatrix}$　2. $\begin{vmatrix} 1 & 2 & 4 \\ 2 & 4 & 8 \\ -1 & 0 & 5 \end{vmatrix}$　3. $\begin{vmatrix} 1 & 2 & 3 \\ 1 & 4 & 9 \\ 1 & 8 & 27 \end{vmatrix}$

4. $\begin{vmatrix} 1 & 4 & 9 & 25 \\ 0 & 2 & 4 & 8 \\ 0 & 0 & 3 & 9 \\ 0 & 0 & 0 & 4 \end{vmatrix}$　5. $\begin{vmatrix} 1 & 5 & 8 & 0 \\ 0 & 1 & -1 & 2 \\ 2 & 6 & -1 & 3 \\ 0 & 1 & 0 & -1 \end{vmatrix}$　6. $\begin{vmatrix} 1 & 2 & -1 & 0 \\ 1 & 2 & -3 & 1 \\ 0 & -1 & 2 & -1 \\ 0 & 1 & 0 & 1 \end{vmatrix}$

7. $\begin{vmatrix} 1 & -1 & 0 & 0 \\ 2 & 1 & 0 & 0 \\ 0 & 0 & 3 & 2 \\ 0 & 0 & -1 & 1 \end{vmatrix}$　8. $\begin{vmatrix} 1 & 1 & -1 & 1 \\ -1 & 2 & -2 & 1 \\ 0 & 0 & 1 & 2 \\ 0 & 0 & -1 & 3 \end{vmatrix}$

【練習問題 15】　次の行列式を計算しなさい.

1. $\begin{vmatrix} \cos\theta & -\sin\theta \\ \sin\theta & \cos\theta \end{vmatrix}$　2. $\begin{vmatrix} 1 & x & x^2 \\ 1 & y & y^2 \\ 1 & z & z^2 \end{vmatrix}$

【練習問題 16】　次の行列式を計算しなさい.

$\begin{vmatrix} a & 1 & 0 & 1 \\ b & -1 & 1 & 2 \\ c & 0 & 2 & 1 \\ d & 1 & -1 & 0 \end{vmatrix}$

【練習問題 17】　行列の性質 $|A|\cdot|B| = |A\cdot B|$ を用いて $(a_1^2+b_1^2)\cdot(a_2^2+b_2^2) = (a_1a_2+b_1b_2)^2+(a_1b_2+b_1a_2)^2$ となることを示しなさい.

【練習問題 18】　平面上の 2 点 $P_1(a_1,\ b_1)$, $P_2(a_2,\ b_2)$を原点とを結んでできる三角形の面積は

$$S=\frac{1}{2}\begin{vmatrix} a_1 & b_1 \\ a_2 & b_2 \end{vmatrix}$$

$(S>0)$と表されることを示しなさい.

8・12　逆行列

■要　　項■

行列Aが

$$A\cdot X=X\cdot A=E \quad (E：単位行列)$$

を満すとき，XをAの逆行列といい

$X=A^{-1}$と書く

・ $A=\begin{pmatrix} a & b \\ c & d \end{pmatrix}$の逆行列$A^{-1}$

$$A^{-1}=\frac{1}{ad-bc}\begin{pmatrix} d & -b \\ -c & a \end{pmatrix}$$

逆行列が存在するための条件$\Rightarrow ad-bc \fallingdotseq 0$　すなわち$|A| \fallingdotseq 0$

・ $A=\begin{pmatrix} a_{11} & a_{12} & a_{13} \\ a_{21} & a_{22} & a_{23} \\ a_{31} & a_{32} & a_{33} \end{pmatrix}$の逆行列

$$A^{-1}=\frac{1}{|A|}\begin{pmatrix} \alpha_{11} & \alpha_{21} & \alpha_{31} \\ \alpha_{12} & \alpha_{22} & \alpha_{32} \\ \alpha_{13} & \alpha_{23} & \alpha_{33} \end{pmatrix}$$

ただし,

$$\alpha_{ij}=(-1)^{i+j}|A_{ij}|$$

$|A_{ij}|$は元の行列のi行，j列を除いて得られる行列の行列式

【例題 8-11】　$A=\begin{pmatrix}1 & 2\\ 3 & 4\end{pmatrix}$の逆行列を求めなさい.

【解】　$A^{-1}=\dfrac{1}{ad-bc}\begin{pmatrix}d & -b\\ -c & a\end{pmatrix}$より

$ad-bc=1\cdot4-2\cdot3=4-6=-2$

$\therefore\quad A^{-1}=-\dfrac{1}{2}\begin{pmatrix}4 & -2\\ -3 & 1\end{pmatrix}=\begin{pmatrix}-2 & 1\\ \dfrac{3}{2} & -\dfrac{1}{2}\end{pmatrix}$

【例題 8-12】　$A=\begin{pmatrix}2 & 1 & 2\\ 0 & -2 & -1\\ 1 & 4 & 1\end{pmatrix}$の逆行列を求めなさい.

【解】　$|A|=2\begin{vmatrix}-2 & -1\\ 4 & 1\end{vmatrix}+\begin{vmatrix}1 & 2\\ -2 & -1\end{vmatrix}=2(-2+4)+(-1+4)=2\cdot2+3=7$

$|A|\fallingdotseq0$だからAは逆行列をもつ.

$\alpha_{ij}=(-1)^{i+j}|A_{ij}|$　より

$\alpha_{11}=\begin{vmatrix}-2 & -1\\ 4 & 1\end{vmatrix}=-2+4=2$　　$\alpha_{12}=-\begin{vmatrix}0 & -1\\ 1 & 1\end{vmatrix}=-(0+1)=-1$　　$\alpha_{13}=\begin{vmatrix}0 & -2\\ 1 & 4\end{vmatrix}=+2$

$\alpha_{21}=-\begin{vmatrix}1 & 2\\ 4 & 1\end{vmatrix}=-(+1-8)=7$　　$\alpha_{22}=\begin{vmatrix}2 & 2\\ 1 & 1\end{vmatrix}=0$　　$\alpha_{23}=-\begin{vmatrix}2 & 1\\ 1 & 4\end{vmatrix}=-(8-1)=-7$

$\alpha_{31}=\begin{vmatrix}1 & 2\\ -2 & -1\end{vmatrix}=-1+4=3$　　$\alpha_{32}=-\begin{vmatrix}2 & 2\\ 0 & -1\end{vmatrix}=+2$　　$\alpha_{33}=\begin{vmatrix}2 & 1\\ 0 & -2\end{vmatrix}=-4$

$\therefore\quad A^{-1}=\dfrac{1}{7}\begin{pmatrix}2 & 7 & 3\\ -1 & 0 & 2\\ 2 & -7 & -4\end{pmatrix}$

【練習問題 19】　次の行列の逆行列を求めなさい.

1. $\begin{vmatrix} 1 & -1 \\ 2 & 3 \end{vmatrix}$　　2. $\begin{vmatrix} 1 & 3 \\ 0 & -1 \end{vmatrix}$

3. $\begin{vmatrix} 1 & 1 & 1 \\ 1 & -1 & 1 \\ 1 & 1 & -1 \end{vmatrix}$　　4. $\begin{vmatrix} 1 & 0 & 1 \\ 0 & 1 & -1 \\ 0 & 0 & 1 \end{vmatrix}$

【練習問題 20】　次の行列の逆行列を求めなさい.

1. $\begin{vmatrix} 1 & a & b \\ 0 & 1 & a \\ 0 & 0 & 1 \end{vmatrix}$　　2. $\begin{vmatrix} x & 0 & 0 \\ 0 & y & 0 \\ 0 & 0 & z \end{vmatrix}$

3. $\begin{vmatrix} \cos\theta & -\sin\theta & 0 \\ \sin\theta & \cos\theta & 0 \\ 0 & 0 & 1 \end{vmatrix}$

8・13　連立方程式と行列

■要　　項■

連立方程式

$$\begin{cases} a_1x + b_1y = c_1 \\ a_2x + b_2y = c_2 \end{cases}$$

は行列を用いて表すと

$$\begin{pmatrix} a_1 & b_1 \\ a_2 & b_2 \end{pmatrix}\begin{pmatrix} x \\ y \end{pmatrix} = \begin{pmatrix} c_1 \\ c_2 \end{pmatrix} \cdots\cdots(1)$$

$A = \begin{pmatrix} a_1 & b_1 \\ a_2 & b_2 \end{pmatrix}$ とし，A の逆行列 A^{-1} を (1) の左側からかけると，

$$A^{-1}A\begin{pmatrix} x \\ y \end{pmatrix} = \begin{pmatrix} x \\ y \end{pmatrix} = A^{-1}\begin{pmatrix} c_1 \\ c_2 \end{pmatrix}$$

$$\therefore \begin{pmatrix} x \\ y \end{pmatrix} = A^{-1}\begin{pmatrix} c_1 \\ c_2 \end{pmatrix}$$

ここで，Aの逆行列A^{-1}

$$A^{-1}=\frac{1}{|A|}\begin{pmatrix} b_2 & -b_1 \\ -a_2 & a_1 \end{pmatrix}=\frac{1}{a_1b_2-b_1a_2}\begin{pmatrix} b_2 & -b_1 \\ -a_2 & a_1 \end{pmatrix}$$

を代入すると，

$$\therefore \begin{pmatrix} x \\ y \end{pmatrix}=\frac{1}{a_1b_2-b_1a_2}\begin{pmatrix} b_2 & -b_1 \\ -a_2 & a_1 \end{pmatrix}\begin{pmatrix} c_1 \\ c_2 \end{pmatrix}$$

【例題 8-13】 $\begin{cases} -x+2y=-5 \\ 2x-3y=-1 \end{cases}$ を解きなさい．

【解】

$$\begin{pmatrix} -1 & 2 \\ 2 & -3 \end{pmatrix}\begin{pmatrix} x \\ y \end{pmatrix}=\begin{pmatrix} -5 \\ -1 \end{pmatrix}$$

$$A=\begin{pmatrix} -1 & 2 \\ 2 & -3 \end{pmatrix} \qquad |A|=3-4=-1$$

$$A^{-1}=\frac{1}{|A|}\begin{pmatrix} -3 & -2 \\ -2 & -1 \end{pmatrix}=-1\begin{pmatrix} -3 & -2 \\ -2 & -1 \end{pmatrix}=\begin{pmatrix} 3 & 2 \\ 2 & 1 \end{pmatrix}$$

$$\therefore \begin{pmatrix} x \\ y \end{pmatrix}=A^{-1}\begin{pmatrix} -5 \\ -1 \end{pmatrix}=\begin{pmatrix} 3 & 2 \\ 2 & 1 \end{pmatrix}\begin{pmatrix} -5 \\ -1 \end{pmatrix}$$

$$=\begin{pmatrix} -15-2 \\ -10-1 \end{pmatrix}$$

$$=\begin{pmatrix} -17 \\ -11 \end{pmatrix}$$

$$\therefore \quad x=-17,\ y=-11$$

8・14　n個の未知数に関する連立一次方程式

■要　　項■

$$\begin{cases} a_{11}x_1+a_{12}x_2+\cdots+a_{1n}x_n=b_1 \\ \vdots \qquad\qquad\qquad \vdots \qquad \vdots \\ a_{n1}x_1+a_{n2}x_2+\cdots+a_{nn}x_n=b_n \end{cases} \quad \cdots\cdots(1)$$

$$A=\begin{pmatrix} a_{11} & \cdots\cdots & a_{1n} \\ a_{21} & & \vdots \\ \vdots & & \vdots \\ a_{n1} & \cdots\cdots & a_{nn} \end{pmatrix}$$

を用いると，上式は

$$A\cdot\begin{pmatrix} x_1 \\ x_2 \\ \vdots \\ x_n \end{pmatrix}=\begin{pmatrix} b_1 \\ b_2 \\ \vdots \\ b_n \end{pmatrix}$$

と表せる．Aの逆行列A^{-1}を用いると(1)の解は

$$\begin{pmatrix} x_1 \\ \vdots \\ x_n \end{pmatrix}=A^{-1}\begin{pmatrix} b_1 \\ \vdots \\ b_n \end{pmatrix}=\frac{1}{|A|}\begin{pmatrix} \alpha_{11} & \cdots\cdots & \alpha_{n1} \\ \vdots & & \vdots \\ \alpha_{1n} & \cdots\cdots & \alpha_{nn} \end{pmatrix}\begin{pmatrix} b_1 \\ \vdots \\ b_n \end{pmatrix} \quad \cdots\cdots(2)$$

ただし，

$$\alpha_{ij}=(-1)^{i+j}|A_{ij}|$$

$|A_{ij}|$はAの第i行，第j列をとり除いた行列の行列式

・クラーメル(Cramer)の公式

(2)はさらに次のように表現することもできる

$$x_j=\frac{1}{|A|}\begin{vmatrix} a_{11}\cdots & b_1\cdots & a_{1n} \\ a_{21}\cdots & b_2\cdots & a_{2n} \\ \vdots & \vdots & \vdots \\ a_{x1}\cdots & b_n\cdots & a_{nn} \end{vmatrix} \quad \text{(Cramerの公式)}$$

↑
第j列

連立方程式

$$\begin{cases} a_{11}x_1+a_{12}x_2+\cdots\cdots+a_{1n}x_n=0 \\ \vdots \\ a_{n1}x_1+a_{n2}x_2+\cdots\cdots+a_{nn}x_n=0 \end{cases}$$

が，$x_1=x_2=\cdots=x_n=0$ 以外の解をもつ条件は，係数のつくる行列

$$A=\begin{pmatrix} a_{11} & \cdots\cdots & a_{1n} \\ \vdots & & \vdots \\ a_{n1} & \cdots\cdots & a_{nn} \end{pmatrix}$$

の行列式 $|A|$ が0であること.

$$|A|=0$$

【例題 8-14】 $\begin{cases} x_1+2x_2=5 \\ -x_1+3x_2=2 \end{cases}$ をCramerの公式を用いて解きなさい.

【解】 $\begin{pmatrix} 1 & 2 \\ -1 & 3 \end{pmatrix}\begin{pmatrix} x_1 \\ x_2 \end{pmatrix}=\begin{pmatrix} 5 \\ 2 \end{pmatrix}$

$$|A|=\begin{vmatrix} 1 & 2 \\ -1 & 3 \end{vmatrix}=3+2=5$$

$$x_1=\frac{1}{|A|}\begin{vmatrix} 5 & 2 \\ 2 & 3 \end{vmatrix}=\frac{1}{5}(15-4)=\frac{11}{5}$$

$$x_2=\frac{1}{|A|}\begin{vmatrix} 1 & 5 \\ -1 & 2 \end{vmatrix}=\frac{1}{5}(2+5)=\frac{7}{5}$$

$$\therefore \begin{cases} x_1=\dfrac{11}{5} \\ x_2=\dfrac{7}{5} \end{cases}$$

【練習問題 21】 次の連立方程式を解きなさい.

1. $\begin{cases} x+y=5 \\ -x+y=3 \end{cases}$　　2. $\begin{cases} 4x+y=5 \\ -3x+2y=8 \end{cases}$

3. $\begin{cases} x+y+z=8 \\ x-y-z=-2 \\ -x+y-z=2 \end{cases}$　　4. $\begin{cases} 2x-y+z=2 \\ x+y-2z=9 \\ -x+2y-z=3 \end{cases}$

【練習問題 22】 次の連立方程式を解きなさい.

$$\begin{cases} x+y+z+u=6 \\ x-y+z+u=10 \\ x+y-z+u=0 \\ x+y+z-u=4 \end{cases}$$

【練習問題 23】　回転行列　$R(\theta)=\begin{pmatrix}\cos\theta & -\sin\theta\\ \sin\theta & \cos\theta\end{pmatrix}$ に対して $R(\theta)$ の逆行列 $R^{-1}(\theta)$ が $R^{-1}(\theta)=R(-\theta)$ の関係を満すことを確かめなさい.

【練習問題 24】　3点 $(x_1,\ y_1)$, $(x_2,\ y_2)$, $(x_3,\ y_3)$ が同一直線上にあるための条件は

$$\begin{vmatrix}1 & x_1 & y_1\\ 1 & x_2 & y_2\\ 1 & x_3 & y_3\end{vmatrix}=0$$

であることを示しなさい.

■練習問題の解答

【練習問題 1】の答

1. $3(2\vec{a}+\vec{b})-2(\vec{a}+3\vec{b})=6\vec{a}+3\vec{b}-2\vec{a}-6\vec{b}$

   $=(6-2)\vec{a}+(3-6)\vec{b}=4\vec{a}-3\vec{b}$

2. $2(\vec{a}-\vec{b})-(\vec{a}+\vec{b})=2\vec{a}-2\vec{b}-\vec{a}-\vec{b}$

   $=(2-1)\vec{a}+(-2-1)\vec{b}=\vec{a}-3\vec{b}$

3. $5(2\vec{a}-3\vec{b})+2(-4\vec{a}+3\vec{b})-(4\vec{a}-3\vec{b})$

   $=10\vec{a}-15\vec{b}-8\vec{a}+6\vec{b}-4\vec{a}+3\vec{b}$

   $=(10-8-4)\vec{a}+(-15+6+3)\vec{b}=-2\vec{a}-6\vec{b}$

4. $3(\vec{x}-2\vec{b})-2(\vec{x}-3\vec{a})=0$

   $3\vec{x}-6\vec{b}-2\vec{x}+6\vec{a}=0$

   $(3-2)\vec{x}=-6\vec{a}+6\vec{b}$　　$\therefore$　$\vec{x}=-6\vec{a}+6\vec{b}$

5. $\begin{cases}2\vec{x}-5\vec{y}=\vec{a}\\ 3\vec{x}-2\vec{y}=\vec{b}\end{cases}$

   連立方程式を解く

   $\vec{x}=-\dfrac{1}{11}(2\vec{a}-5\vec{b})$　　$\vec{y}=-\dfrac{1}{11}(3\vec{a}-2\vec{b})$

【練習問題 2】の答

1. (1)　$3\vec{a}-2\vec{b}=3(2,\ -1)-2(3,\ -2)$

$=(6,\ -3)+(-6,\ 4)=(6-6,\ -3+4)=(0,\ 1)$

(2)　$5\vec{a}+\vec{b}=5(2,\ -1)+(3,\ -2)=(10,\ -5)+(3,\ -2)$

$=(10+3,\ -5-2)=(13,\ -7)$

(3)　$4\vec{a}-\vec{b}=4(2,\ -1)-(3,\ -2)$

$=(8,\ -4)+(-3,\ 2)=(8-3,\ -4+2)=(5,\ -2)$

(4)　$\vec{a}-\vec{b}=(2,\ -1)-(3,\ -2)=(2,\ -1)+(-3,\ 2)$

$=(2-3,\ -1+2)=(-1,\ 1)$

(5)　$\vec{a}+2\vec{b}=(2,\ -1)+2(3,\ -2)$

$=(2,\ -1)+(6,\ -4)=(2+6,\ -1-4)=(8,\ -5)$

2.　$k\vec{a}+l\vec{b}=k(3,\ 2)+l(2,\ -2)$

$=(3k+2l,\ 2k-2l)=(2,\ 4)$

$\therefore\quad \begin{cases} 3k+2l=2 \\ 2k-2l=4 \end{cases}\qquad \therefore\quad 5k=6\qquad \therefore\quad k=\dfrac{6}{5}$

$10l=-8\qquad \therefore\quad l=-\dfrac{8}{10}=-\dfrac{4}{5}$

3.　$\vec{a}-3\vec{b}=(x,\ 1)-3(2,\ 4)=(x-6,\ -11)$

$\vec{a}-\vec{b}=(x,\ 1)-(2,\ 4)=(x-2,\ -3)$

$(\vec{a}-3\vec{b})$ と $(\vec{a}-\vec{b})$ が平行になるのは

$(\vec{a}-3\vec{b})=k(\vec{a}-\vec{b})$ である．

$\therefore\quad (x-6,\ -11)=k(x-2,\ -3)$

$\begin{cases} x-6=k(x-2) \\ -11=-3k \end{cases}$

$\therefore\quad k=\dfrac{11}{3}\qquad \therefore\quad x-6=\dfrac{11}{3}(x-2)\qquad \therefore\quad x=\dfrac{1}{2}$

4.　$k\vec{a}+l\vec{b}=k(3,\ -2)+l(-2,\ 1)=(3k-2l,\ -2k+l)$

$=(5,\ 3)$

$$\therefore \quad \begin{cases} 3k-2l=5 \\ -2k+l=3 \end{cases} \quad \therefore \quad k=-11,\ \ l=-19$$

$$\therefore \quad \vec{c}=-11\vec{a}-19\vec{b}$$

【練習問題 3】の答

1. $\vec{a}\cdot\vec{b}=2\times4+3\times(-2)=2$
2. $\vec{a}\cdot\vec{b}=4\times3+(-3)\times4=0$
3. $\vec{a}\cdot\vec{b}=4\times2+(-2)\times2=4$
4. $\vec{a}\cdot\vec{b}=(-2)\times1+3\times(-1)=-5$
5. $\vec{a}\cdot\vec{b}=3\times2+(-2)\times3+1\times(-1)=-1$

【練習問題 4】の答

1. $\cos\theta=\dfrac{3\times1+1\times(-3)}{\sqrt{3^2+1^2}\cdot\sqrt{1^2+(-3)^2}}=\dfrac{0}{10}=0 \qquad \therefore \quad \theta=90^\circ$

2. $\cos\theta=\dfrac{1\times5+3\times(-3)+1\times4}{\sqrt{1^2+3^2+1^2}\cdot\sqrt{5^2+(-3)^2+4^2}}=\dfrac{0}{\sqrt{11}\cdot\sqrt{50}}=0$

   $\therefore \quad \theta=90^\circ$

3. $\cos\theta=\dfrac{1\times2+2\times1+1\times(-1)}{\sqrt{1^2+2^2+1^2}\cdot\sqrt{2^2+1^2+(-1)^2}}=\dfrac{3}{\sqrt{6}\cdot\sqrt{6}}=\dfrac{1}{2}$

   $\cos\theta=\cos60^\circ \qquad \therefore \quad \theta=60^\circ$

【練習問題 5】の答

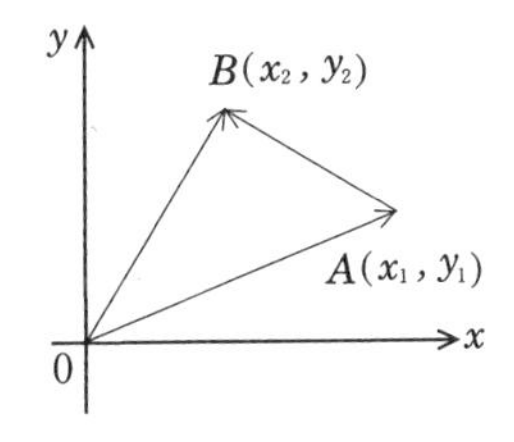

図8・7

1. $\overrightarrow{\mathrm{AB}}=(x_2,\ y_2)-(x_1,\ y_1)$

   $=(x_2-x_1,\ y_2-y_1)$

であるから

$\overrightarrow{\mathrm{AB}}=(-3,\ 4)-(2,\ -3)$

$=(-3-2,\ 4+3)$

$=(-5,\ 7)$

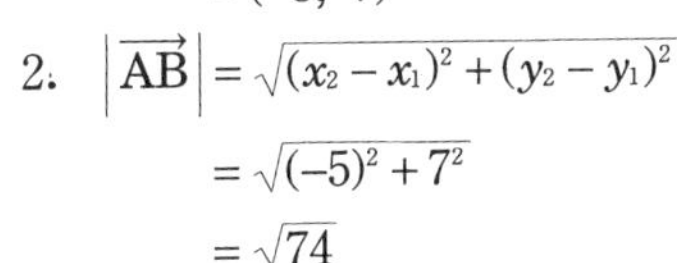

2. $\left|\overrightarrow{\mathrm{AB}}\right|=\sqrt{(x_2-x_1)^2+(y_2-y_1)^2}$

   $=\sqrt{(-5)^2+7^2}$

   $=\sqrt{74}$

【練習問題 6】の答

1. $\overrightarrow{\mathrm{AP}} \,/\!/\, \overrightarrow{\mathrm{OC}}$

$\therefore \quad \overrightarrow{\mathrm{AP}} = t \cdot \overrightarrow{\mathrm{OC}}$

$\overrightarrow{\mathrm{AP}} = \overrightarrow{\mathrm{OP}} - \overrightarrow{\mathrm{OA}} = t \cdot \overrightarrow{\mathrm{OC}}$

$\vec{p} - \vec{a} = t \cdot \vec{c}$

$\therefore \quad \vec{p} = \vec{a} + t\vec{c}$

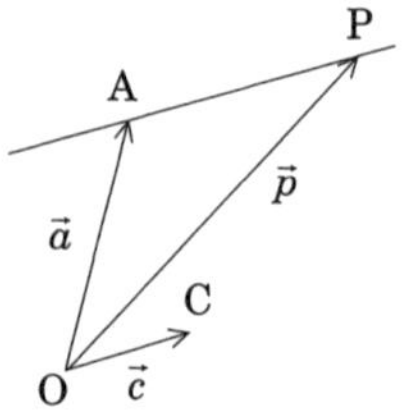

図8・8

2. $\vec{p}$ 上の点を $(x,\ y)$ とすると

$(x,\ y) = (2,\ 2) + t(1,\ -1) = (2+t,\ 2-t)$

$$\therefore \quad \begin{cases} x = 2 + t \\ y = 2 - t \end{cases}$$

【練習問題 7】の答

1. $\overrightarrow{\mathrm{AP}} = t \cdot \overrightarrow{\mathrm{AB}}$

$\overrightarrow{\mathrm{AP}} = \overrightarrow{\mathrm{OP}} - \overrightarrow{\mathrm{OA}} = t\left(\overrightarrow{\mathrm{OB}} - \overrightarrow{\mathrm{OA}}\right)$

$\therefore \quad \vec{p} - \vec{a} = t(\vec{b} - \vec{a})$

$\therefore \quad \vec{p} = (1-t)\vec{a} + t \cdot \vec{b}$

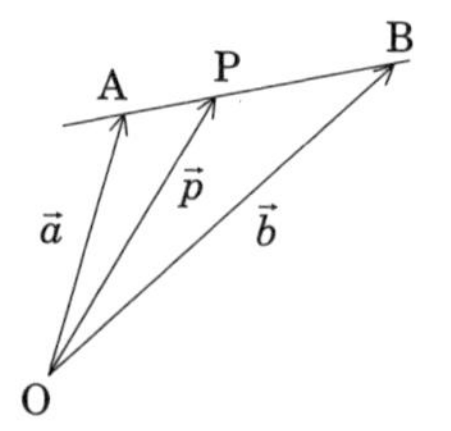

図8・9

2. $(x,\ y) = (1-t)(1,\ -4) + t(-3,\ 2)$

$= ((1-t)1 - 3t,\ (1-t)\cdot(-4) + 2t)$

$= (1-4t,\ -4+6t)$

$$\therefore \quad \begin{cases} x = 1 - 4t \\ y = -4 + 6t \end{cases}$$

【練習問題 8】の答

1. $A = \begin{pmatrix} 6 & 12 \\ 9 & 15 \end{pmatrix} - \begin{pmatrix} 1 & 2 \\ 3 & 4 \end{pmatrix} = \begin{pmatrix} 5 & 10 \\ 6 & 11 \end{pmatrix}$

2. $2A = \begin{pmatrix} 1 & 2 & 3 \\ 5 & 4 & 3 \end{pmatrix} - \begin{pmatrix} 1 & 0 & 1 \\ 3 & 0 & 1 \end{pmatrix}$

$= \begin{pmatrix} 0 & 2 & 2 \\ 2 & 4 & 2 \end{pmatrix}$

$A = \frac{1}{2}\begin{pmatrix} 0 & 2 & 2 \\ 2 & 4 & 2 \end{pmatrix} = \begin{pmatrix} 0 & 1 & 1 \\ 1 & 2 & 1 \end{pmatrix}$

【練習問題 9】の答

1. $$\begin{pmatrix} 1-1 & -1+5 \\ 2+1 & 2+4 \\ 1-1 & -3+3 \end{pmatrix} = \begin{pmatrix} 0 & 4 \\ 3 & 6 \\ 0 & 0 \end{pmatrix}$$

2. $$\begin{pmatrix} 1-2 & 5+0 & 2+1 \\ 1+0 & -1+1 & 3+3 \end{pmatrix} = \begin{pmatrix} -1 & 5 & 3 \\ 1 & 0 & 6 \end{pmatrix}$$

3. $$\begin{pmatrix} 1-3 & -1-(-2) & 3-1 \\ 0-1 & 2-0 & 1-1 \\ -1-(-1) & 2-4 & 1-3 \end{pmatrix} = \begin{pmatrix} -2 & 1 & 2 \\ -1 & 2 & 0 \\ 0 & -2 & -2 \end{pmatrix}$$

4. $$3\begin{pmatrix} 1 & -1 \\ -1 & 2 \end{pmatrix} + 2\begin{pmatrix} 5 & 4 \\ 4 & -3 \end{pmatrix} = \begin{pmatrix} 3 & -3 \\ -3 & 6 \end{pmatrix} + \begin{pmatrix} 10 & 8 \\ 8 & -6 \end{pmatrix}$$
$$= \begin{pmatrix} 3+10 & -3+8 \\ -3+8 & 6-6 \end{pmatrix} = \begin{pmatrix} 13 & 5 \\ 5 & 0 \end{pmatrix}$$

5. $$(1 \quad 3 \quad 6)\begin{pmatrix} 5 \\ -6 \\ 1 \end{pmatrix} = 1\times5+3\times(-6)+6\times1 = -7$$

6. $$\begin{pmatrix} 3 & 1 & 3 \\ -2 & 0 & 1 \\ 1 & -1 & -2 \end{pmatrix}\begin{pmatrix} 2 \\ -1 \\ 1 \end{pmatrix} = \begin{pmatrix} 3\times2+1\times(-1)+3\times1 \\ (-2)\times2+0\times1+1\times1 \\ 1\times2+(-1)\times(-1)+(-2)\times1 \end{pmatrix} = \begin{pmatrix} 6-1+3 \\ -4+0+1 \\ 2+1-2 \end{pmatrix} = \begin{pmatrix} 8 \\ -3 \\ 1 \end{pmatrix}$$

7. $$(2 \quad 3)\begin{pmatrix} -1 & -1 \\ 2 & 1 \end{pmatrix} = (2\times(-1)+3\times2 \quad 2\times(-1)+3\times1)$$
$$= (-2+6 \quad -2+3) = (4 \quad 1)$$

8. $$\begin{pmatrix} 1 & 2 \\ 3 & 4 \end{pmatrix}\begin{pmatrix} 0 & 3 & 2 \\ 1 & -1 & 0 \end{pmatrix} = \begin{pmatrix} 1\times0+2\times1 & 1\times3+2\times(-1) & 1\times2+2\times0 \\ 3\times0+4\times1 & 3\times3+4\times(-1) & 3\times2+4\times0 \end{pmatrix}$$
$$= \begin{pmatrix} 2 & 3-2 & 2 \\ 4 & 9-4 & 6 \end{pmatrix} = \begin{pmatrix} 2 & 1 & 2 \\ 4 & 5 & 6 \end{pmatrix}$$

9. $$\begin{pmatrix} 3 & 0 & 0 \\ 0 & 3 & 0 \\ 0 & 0 & 3 \end{pmatrix}\begin{pmatrix} 1 & 2 & 3 \\ -1 & 2 & -1 \\ 3 & -2 & -1 \end{pmatrix} = 3\cdot\begin{pmatrix} 1 & 0 & 0 \\ 0 & 1 & 0 \\ 0 & 0 & 1 \end{pmatrix}\begin{pmatrix} 1 & 2 & 3 \\ -1 & 2 & -1 \\ 3 & -2 & -1 \end{pmatrix}$$
$$= \begin{pmatrix} 3\times1+0\times(-1)+0\times3 & 3\times2+0\times2+0\times(-2) & 3\times3+0\times(-1)+0\times(-1) \\ 0\times1+3\times(-1)+0\times3 & 0\times2+3\times2+0\times(-2) & 0\times3+3\times(-1)+0\times(-1) \\ 0\times1+0\times(-1)+3\times3 & 0\times2+0\times2+3\times(-2) & 0\times3+0\times(-1)+3\times(-1) \end{pmatrix}$$

$$=\begin{pmatrix} 3 & 6 & 9 \\ -3 & 6 & -3 \\ 9 & -6 & -3 \end{pmatrix}$$

10. $$\begin{pmatrix} 1 & 0 & 1 \\ 0 & 1 & 0 \\ 1 & 0 & 1 \end{pmatrix}\begin{pmatrix} 1 & 0 & 1 \\ 0 & -1 & 0 \\ 1 & 0 & 1 \end{pmatrix}=\begin{pmatrix} 2 & 0 & 2 \\ 0 & -1 & 0 \\ 2 & 0 & 2 \end{pmatrix}$$

【練習問題 10】の答

$$A^2=\begin{pmatrix} 0 & 1 & 0 \\ 0 & 0 & 1 \\ 0 & 0 & 0 \end{pmatrix}\begin{pmatrix} 0 & 1 & 0 \\ 0 & 0 & 1 \\ 0 & 0 & 0 \end{pmatrix}=\begin{pmatrix} 0 & 0 & 1 \\ 0 & 0 & 0 \\ 0 & 0 & 0 \end{pmatrix}$$

$$A^3=A^2\cdot A=\begin{pmatrix} 0 & 0 & 1 \\ 0 & 0 & 0 \\ 0 & 0 & 0 \end{pmatrix}\begin{pmatrix} 0 & 1 & 0 \\ 0 & 0 & 1 \\ 0 & 0 & 0 \end{pmatrix}=\begin{pmatrix} 0 & 0 & 0 \\ 0 & 0 & 0 \\ 0 & 0 & 0 \end{pmatrix}$$

$=0$・・・・成分がすべて0である行列を零行列といい，0で表す．

※　nを自然数としたとき，行列の場合，$A\fallingdotseq 0$でも$A^n=0$となることがある．（$A^n=0$であっても$A=0$とは限らない．）

【練習問題 11】の答

$$A^2=\begin{pmatrix} x & 0 & 0 \\ 0 & y & 0 \\ 0 & 0 & z \end{pmatrix}\begin{pmatrix} x & 0 & 0 \\ 0 & y & 0 \\ 0 & 0 & z \end{pmatrix}=\begin{pmatrix} x^2 & 0 & 0 \\ 0 & y^2 & 0 \\ 0 & 0 & z^2 \end{pmatrix}$$

$$A^3=A^2\cdot A=\begin{pmatrix} x^2 & 0 & 0 \\ 0 & y^2 & 0 \\ 0 & 0 & z^2 \end{pmatrix}\begin{pmatrix} x & 0 & 0 \\ 0 & y & 0 \\ 0 & 0 & z \end{pmatrix}$$

$$=\begin{pmatrix} x^3 & 0 & 0 \\ 0 & y^3 & 0 \\ 0 & 0 & z^3 \end{pmatrix}$$

一般に，$\begin{pmatrix} x & 0 & 0 \\ 0 & y & 0 \\ 0 & 0 & z \end{pmatrix}^n=\begin{pmatrix} x^n & 0 & 0 \\ 0 & y^n & 0 \\ 0 & 0 & z^n \end{pmatrix}$が成り立つ．

【練習問題 12】の答

$$\begin{pmatrix} \cos\theta & -\sin\theta \\ \sin\theta & \cos\theta \end{pmatrix}\begin{pmatrix} \cos\phi & -\sin\phi \\ \sin\phi & \cos\phi \end{pmatrix}$$

$$=\begin{pmatrix} \cos\theta\cos\phi-\sin\theta\sin\phi & -\cos\theta\sin\phi-\sin\theta\cos\phi \\ \sin\theta\cos\phi+\cos\theta\sin\phi & -\sin\theta\sin\phi+\cos\theta\cos\phi \end{pmatrix}$$

$$=\begin{pmatrix} \cos\theta\cos\phi-\sin\theta\sin\phi & -(\sin\theta\cos\phi+\cos\theta\sin\phi) \\ \sin\theta\cos\phi+\cos\theta\sin\phi & \cos\theta\cos\phi-\sin\theta\sin\phi \end{pmatrix}$$

$$=\begin{pmatrix} \cos(\theta+\phi) & -\sin(\theta+\phi) \\ \sin(\theta+\phi) & \cos(\theta+\phi) \end{pmatrix}$$

【練習問題 13】の答

1. $\begin{vmatrix} 2 & -2 \\ 4 & 5 \end{vmatrix}=2\cdot5-(-2)\cdot4=10+8=18$

2. $\begin{vmatrix} 7 & -5 \\ -3 & 2 \end{vmatrix}=7\cdot2-(-5)\cdot(-3)=14-15=-1$

3. $\begin{vmatrix} 3 & 1 \\ 0 & -1 \end{vmatrix}=-3-0=-3$

4. $\begin{vmatrix} 1 & 2 & 5 \\ 0 & -2 & 1 \\ 0 & -1 & 3 \end{vmatrix}=\begin{vmatrix} -2 & 1 \\ -1 & 3 \end{vmatrix}=-6+1=-5$

5. $\begin{vmatrix} 1 & 3 & 0 \\ 0 & 1 & -1 \\ -2 & 0 & 3 \end{vmatrix}=\begin{vmatrix} 1 & -1 \\ 0 & 3 \end{vmatrix}-2\begin{vmatrix} 3 & 0 \\ 1 & -1 \end{vmatrix}=3-2\cdot(-3)=9$

6. $\begin{vmatrix} 1 & 0 & -1 \\ 0 & 1 & 0 \\ -1 & 0 & 1 \end{vmatrix}=\begin{vmatrix} 1 & 0 \\ 0 & 1 \end{vmatrix}-\begin{vmatrix} 0 & -1 \\ 1 & 0 \end{vmatrix}=1-1=0$

【練習問題 14】の答

1. $\begin{vmatrix} 1 & 2 & 1 \\ -4 & 3 & -2 \\ -1 & 1 & 2 \end{vmatrix}=\begin{vmatrix} 1 & 2 & 1 \\ -4 & 3 & -2 \\ 0 & 3 & 3 \end{vmatrix}=\begin{vmatrix} 1 & 1 & 1 \\ -4 & 5 & -2 \\ 0 & 0 & 3 \end{vmatrix}=3\begin{vmatrix} 1 & 1 \\ -4 & 5 \end{vmatrix}$

$$=3(5+4)=27$$

2. $\begin{vmatrix} 1 & 2 & 4 \\ 2 & 4 & 8 \\ -1 & 0 & 5 \end{vmatrix} = 2\begin{vmatrix} 1 & 2 & 4 \\ 1 & 2 & 4 \\ -1 & 0 & 5 \end{vmatrix} = 0$

3. $\begin{vmatrix} 1 & 2 & 3 \\ 1 & 4 & 9 \\ 1 & 8 & 27 \end{vmatrix} = 2\begin{vmatrix} 1 & 1 & 3 \\ 1 & 2 & 9 \\ 1 & 4 & 27 \end{vmatrix} = 2\cdot 3\begin{vmatrix} 1 & 1 & 1 \\ 1 & 2 & 3 \\ 1 & 4 & 9 \end{vmatrix}$

$$= 6\begin{vmatrix} 1 & 1 & 1 \\ 0 & 1 & 2 \\ 0 & 3 & 8 \end{vmatrix} = 6\begin{vmatrix} 1 & 2 \\ 3 & 8 \end{vmatrix} = 6\cdot(8-6) = 12$$

4. $\begin{vmatrix} 1 & 4 & 9 & 25 \\ 0 & 2 & 4 & 8 \\ 0 & 0 & 3 & 9 \\ 0 & 0 & 0 & 4 \end{vmatrix} = 2\begin{vmatrix} 3 & 9 \\ 0 & 4 \end{vmatrix} = 2\cdot 3\cdot 4 = 24$

5. $\begin{vmatrix} 1 & 5 & 8 & 0 \\ 0 & 1 & -1 & 2 \\ 2 & 6 & -1 & 3 \\ 0 & 1 & 0 & -1 \end{vmatrix} = \begin{vmatrix} 1 & -1 & 2 \\ 6 & -1 & 3 \\ 1 & 0 & -1 \end{vmatrix} + 2\begin{vmatrix} 5 & 8 & 0 \\ 1 & -1 & 2 \\ 1 & 0 & -1 \end{vmatrix}$

$$= \begin{vmatrix} 1 & -1 & 3 \\ 6 & -1 & 9 \\ 1 & 0 & 0 \end{vmatrix} + 2\begin{vmatrix} 5 & 8 & 0 \\ 3 & -1 & 2 \\ 0 & 0 & -1 \end{vmatrix} = \begin{vmatrix} -1 & 3 \\ -1 & 9 \end{vmatrix} + 2\cdot(-1)\begin{vmatrix} 5 & 8 \\ 3 & -1 \end{vmatrix}$$

$$= -9+3-2(-5-24) = -6-2\cdot(-29) = -6+58 = 52$$

6. $\begin{vmatrix} 1 & 2 & -1 & 0 \\ 1 & 2 & -3 & 1 \\ 0 & -1 & 2 & -1 \\ 0 & 1 & 0 & 1 \end{vmatrix} = \begin{vmatrix} 2 & -3 & 1 \\ -1 & 2 & -1 \\ 1 & 0 & 1 \end{vmatrix} - \begin{vmatrix} 2 & -1 & 0 \\ -1 & 2 & -1 \\ 1 & 0 & 1 \end{vmatrix}$

$$= \begin{vmatrix} 1 & -3 & 1 \\ 0 & 2 & -1 \\ 0 & 0 & 1 \end{vmatrix} - \begin{vmatrix} 2 & -1 & 0 \\ 0 & 2 & -1 \\ 0 & 0 & 1 \end{vmatrix} = \begin{vmatrix} 2 & -1 \\ 0 & 1 \end{vmatrix} - 2\begin{vmatrix} 2 & -1 \\ 0 & 1 \end{vmatrix} = 2-2\cdot 2 = 2-4 = -2$$

7. $\begin{vmatrix} 1 & -1 & 0 & 0 \\ 2 & 1 & 0 & 0 \\ 0 & 0 & 3 & 2 \\ 0 & 0 & -1 & 1 \end{vmatrix} = \begin{vmatrix} 1 & 0 & 0 \\ 0 & 3 & 2 \\ 0 & -1 & 1 \end{vmatrix} - 2\begin{vmatrix} -1 & 0 & 0 \\ 0 & 3 & 2 \\ 0 & -1 & 1 \end{vmatrix}$

$$=\begin{vmatrix} 3 & 2 \\ -1 & 1 \end{vmatrix}+2\begin{vmatrix} 3 & 2 \\ -1 & 1 \end{vmatrix}=3+2+2(3+2)=5+10=15$$

$$\text{与式}=\begin{vmatrix} 1 & -1 \\ 2 & 1 \end{vmatrix}\cdot\begin{vmatrix} 3 & 2 \\ -1 & 1 \end{vmatrix}=(1+2)\cdot(3+2)=3\cdot 5=15$$

8. $$\begin{vmatrix} 1 & 1 & -1 & 1 \\ -1 & 2 & -2 & 1 \\ 0 & 0 & 1 & 2 \\ 0 & 0 & -1 & 3 \end{vmatrix}=\begin{vmatrix} 2 & -2 & 1 \\ 0 & 1 & 2 \\ 0 & -1 & 3 \end{vmatrix}+\begin{vmatrix} 1 & -1 & 1 \\ 0 & 1 & 2 \\ 0 & -1 & 3 \end{vmatrix}$$

$$=2\begin{vmatrix} 1 & 2 \\ -1 & 3 \end{vmatrix}+\begin{vmatrix} 1 & 2 \\ -1 & 3 \end{vmatrix}=2(3+2)+3+2=10+5=15$$

$$\left(=\begin{vmatrix} 1 & 1 \\ -1 & 2 \end{vmatrix}\cdot\begin{vmatrix} 1 & 2 \\ -1 & 3 \end{vmatrix}=15\right)$$

【練習問題 15】の答

1. $$\begin{vmatrix} \cos\theta & -\sin\theta \\ \sin\theta & \cos\theta \end{vmatrix}=\cos^2\theta+\sin^2\theta=1$$

2. $$\begin{vmatrix} 1 & x & x^2 \\ 1 & y & y^2 \\ 1 & z & z^2 \end{vmatrix}=\begin{vmatrix} 1 & x & x^2 \\ 0 & y-x & y^2-x^2 \\ 0 & z-x & z^2-x^2 \end{vmatrix}$$

$$=\begin{vmatrix} y-x & y^2-x^2 \\ z-x & z^2-x^2 \end{vmatrix}=(y-x)(z-x)\begin{vmatrix} 1 & y+x \\ 1 & z+x \end{vmatrix}$$

$$=(y-x)(z-x)\{(z+\cancel{x})-(y+\cancel{x})\}=(y-x)(z-x)(z-y)=(x-y)(y-z)(z-x)$$

【練習問題 16】の答

$$\begin{vmatrix} a & 1 & 0 & 1 \\ b & -1 & 1 & 2 \\ c & 0 & 2 & 1 \\ d & 1 & -1 & 0 \end{vmatrix}=a\begin{vmatrix} -1 & 1 & 2 \\ 0 & 2 & 1 \\ 1 & -1 & 0 \end{vmatrix}-b\begin{vmatrix} 1 & 0 & 1 \\ 0 & 2 & 1 \\ 1 & -1 & 0 \end{vmatrix}+c\begin{vmatrix} 1 & 0 & 1 \\ -1 & 1 & 2 \\ 1 & -1 & 0 \end{vmatrix}-d\begin{vmatrix} 1 & 0 & 1 \\ -1 & 1 & 2 \\ 0 & 2 & 1 \end{vmatrix}$$

$$=a\begin{vmatrix} -1 & 0 & 1 \\ 0 & 2 & 1 \\ 1 & 0 & 1 \end{vmatrix}-b\begin{vmatrix} 1 & 1 & 1 \\ 0 & 2 & 1 \\ 1 & 0 & 0 \end{vmatrix}+c\begin{vmatrix} 0 & 1 & 3 \\ -1 & 1 & 2 \\ 0 & 0 & 2 \end{vmatrix}-d\begin{vmatrix} 1 & 0 & 1 \\ 0 & 1 & 3 \\ 0 & 2 & 1 \end{vmatrix}$$

$$=2a\begin{vmatrix} -1 & 1 \\ 1 & 1 \end{vmatrix}-b\begin{vmatrix} 1 & 1 \\ 2 & 1 \end{vmatrix}+2c\begin{vmatrix} 0 & 1 \\ -1 & 1 \end{vmatrix}-d\begin{vmatrix} 1 & 3 \\ 2 & 1 \end{vmatrix}$$

$$=2a(-1-1)-b(1-2)+2c(0+1)-d(1-6)$$

$$= 2a \cdot (-2) - b \cdot (-1) + 2c - d \cdot (-5)$$

$$= -4a + b + 2c + 5d$$

【練習問題 17】の答

$$a_1^2 + b_1^2 = \begin{vmatrix} a_1 & b_1 \\ -b_1 & a_1 \end{vmatrix},\quad a_2^2 + b_2^2 = \begin{vmatrix} a_2 & b_2 \\ -b_2 & a_2 \end{vmatrix}$$ より

$$(a_1^2 + b_1^2) \cdot (a_2^2 + b_2^2) = \begin{vmatrix} a_1 & b_1 \\ -b_1 & a_1 \end{vmatrix} \cdot \begin{vmatrix} a_2 & b_2 \\ -b_2 & a_2 \end{vmatrix}$$

行列の性質

$$|A| \cdot |B| = |A \cdot B|$$

より

$$\begin{vmatrix} a_1 & b_1 \\ -b_1 & a_1 \end{vmatrix} \cdot \begin{vmatrix} a_2 & b_2 \\ -b_2 & a_2 \end{vmatrix} = \left| \begin{pmatrix} a_1 & b_1 \\ -b_1 & a_1 \end{pmatrix} \cdot \begin{pmatrix} a_2 & b_2 \\ -b_2 & a_2 \end{pmatrix} \right|$$

$$= \begin{vmatrix} a_1a_2 - b_1b_2 & a_1b_2 + b_1a_2 \\ -(a_1b_2 + b_1a_2) & a_1a_2 - b_1b_2 \end{vmatrix} = (a_1a_2 + b_1b_2)^2 + (a_1b_2 + b_1a_2)^2$$

$$\therefore\quad (a_1^2 + b_1^2) \cdot (a_2^2 + b_2^2) = (a_1a_2 + b_1b_2)^2 + (a_1b_2 + b_1a_2)^2$$

【練習問題 18】の答

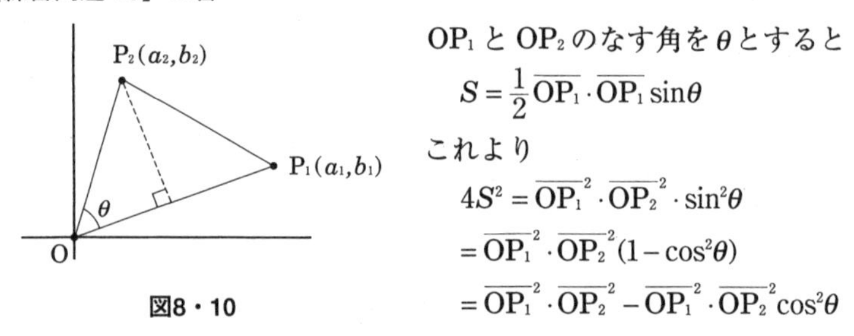

図8・10

OP_1 と OP_2 のなす角を θ とすると

$$S = \frac{1}{2}\overline{OP_1} \cdot \overline{OP_1} \sin\theta$$

これより

$$4S^2 = \overline{OP_1}^2 \cdot \overline{OP_2}^2 \cdot \sin^2\theta$$

$$= \overline{OP_1}^2 \cdot \overline{OP_2}^2 (1 - \cos^2\theta)$$

$$= \overline{OP_1}^2 \cdot \overline{OP_2}^2 - \overline{OP_1}^2 \cdot \overline{OP_2}^2 \cos^2\theta$$

ここで $\overrightarrow{OP_1}$ と $\overrightarrow{OP_2}$ の内積をとると，

$$\overrightarrow{OP_1} \cdot \overrightarrow{OP_2} = a_1a_2 + b_1b_2 = \overline{OP_1} \cdot \overline{OP_2} \cos\theta$$

これを，2乗して $(a_1a_2 + b_1b_2)^2 = \overline{OP_1}^2 \cdot \overline{OP_2}^2 \cos^2\theta$

$$\therefore\quad 4S^2 = (a_1^2 + b_1^2) \cdot (a_2^2 + b_2^2) - (a_1a_2 + b_1b_2)^2$$

$$= \cancel{a_1^2a_2^2} + \cancel{b_1^2b_2^2} + a_1^2b_2^2 + b_1^2a_2^2 - \cancel{a_1^2a_2^2} - \cancel{b_1^2b_2^2} - 2a_1a_2b_1b_2$$

$$= a_1^2b_2^2 - 2a_1a_2b_1b_2 + b_1^2b_2^2 = (a_1b_2 + b_1a_2)^2$$

$$\therefore \quad S=\frac{1}{2}(a_1b_2-b_1a_2)=\frac{1}{2}\begin{vmatrix} a_1 & b_1 \\ a_2 & b_2 \end{vmatrix} \qquad (S>0)$$

【練習問題 19】の答

1. $|A|=3+2=5 \quad A^{-1}=\frac{1}{5}\begin{pmatrix} 3 & 1 \\ -2 & 1 \end{pmatrix}$

2. $|A|=-1 \quad A^{-1}=-\begin{pmatrix} -1 & -3 \\ 0 & 1 \end{pmatrix}=\begin{pmatrix} 1 & 3 \\ 0 & -1 \end{pmatrix}$

3. $|A|=\begin{vmatrix} 1 & 1 & 1 \\ 1 & -1 & 1 \\ 1 & 1 & -1 \end{vmatrix}=\begin{vmatrix} 1 & 0 & 0 \\ 1 & -2 & 0 \\ 1 & 0 & -2 \end{vmatrix}=\begin{vmatrix} -2 & 0 \\ 0 & -2 \end{vmatrix}=4$

$$\alpha_{11}=\begin{vmatrix} -1 & 1 \\ 1 & -1 \end{vmatrix}=0 \quad \alpha_{21}=-\begin{vmatrix} 1 & 1 \\ 1 & -1 \end{vmatrix}=2 \quad \alpha_{31}=\begin{vmatrix} 1 & 1 \\ -1 & 1 \end{vmatrix}=2$$

$$\alpha_{12}=-\begin{vmatrix} 1 & 1 \\ 1 & -1 \end{vmatrix}=2 \quad \alpha_{22}=\begin{vmatrix} 1 & 1 \\ 1 & -1 \end{vmatrix}=-2 \quad \alpha_{32}=-\begin{vmatrix} 1 & 1 \\ 1 & 1 \end{vmatrix}=0$$

$$\alpha_{13}=\begin{vmatrix} 1 & -1 \\ 1 & 1 \end{vmatrix}=2 \quad \alpha_{23}=-\begin{vmatrix} 1 & 1 \\ 1 & 1 \end{vmatrix}=0 \quad \alpha_{33}=\begin{vmatrix} 1 & 1 \\ 1 & -1 \end{vmatrix}=-2$$

$$A^{-1}=\frac{1}{4}\begin{pmatrix} 0 & 2 & 2 \\ 2 & -2 & 0 \\ 2 & 0 & -2 \end{pmatrix}=\frac{1}{2}\begin{pmatrix} 0 & 1 & 1 \\ 1 & -1 & 0 \\ 1 & 0 & -1 \end{pmatrix}$$

4. $|A|=\begin{vmatrix} 1 & 0 & 1 \\ 0 & 1 & -1 \\ 0 & 0 & 1 \end{vmatrix}=\begin{vmatrix} 1 & -1 \\ 0 & 1 \end{vmatrix}=1$

$$\alpha_{11}=\begin{vmatrix} 1 & -1 \\ 0 & 1 \end{vmatrix}=1, \quad \alpha_{21}=-\begin{vmatrix} 0 & 1 \\ 0 & 1 \end{vmatrix}=0, \quad \alpha_{31}=\begin{vmatrix} 0 & 1 \\ 1 & -1 \end{vmatrix}=-1$$

$$\alpha_{12}=-\begin{vmatrix} 0 & -1 \\ 0 & 1 \end{vmatrix}=0, \quad \alpha_{22}=\begin{vmatrix} 1 & 1 \\ 0 & 1 \end{vmatrix}=1, \quad \alpha_{32}=-\begin{vmatrix} 1 & 1 \\ 0 & -1 \end{vmatrix}=1$$

$$\alpha_{13}=\begin{vmatrix} 0 & 1 \\ 0 & 0 \end{vmatrix}=0, \quad \alpha_{23}=-\begin{vmatrix} 1 & 0 \\ 0 & 0 \end{vmatrix}=0, \quad \alpha_{33}=\begin{vmatrix} 1 & 0 \\ 0 & 1 \end{vmatrix}=1$$

$$\therefore \quad A^{-1}=\begin{pmatrix} 1 & 0 & -1 \\ 0 & 1 & 1 \\ 0 & 0 & 1 \end{pmatrix}$$

【練習問題20】の答

1. $|A|=1$

$$\alpha_{11}=\begin{vmatrix}1 & a\\0 & 1\end{vmatrix}=1,\quad \alpha_{21}=-\begin{vmatrix}a & b\\0 & 1\end{vmatrix}=-a,\quad \alpha_{31}=\begin{vmatrix}a & b\\1 & a\end{vmatrix}=a^2-b$$

$$\alpha_{12}=-\begin{vmatrix}0 & a\\0 & 1\end{vmatrix}=0,\quad \alpha_{22}=\begin{vmatrix}1 & b\\0 & 1\end{vmatrix}=1,\quad \alpha_{32}=-\begin{vmatrix}1 & b\\0 & a\end{vmatrix}=-a$$

$$\alpha_{13}=\begin{vmatrix}0 & 1\\0 & 0\end{vmatrix}=0,\quad \alpha_{23}=-\begin{vmatrix}1 & a\\0 & 0\end{vmatrix}=0,\quad \alpha_{33}=\begin{vmatrix}1 & a\\0 & 1\end{vmatrix}=1$$

$$A^{-1}=\begin{pmatrix}1 & -a & a^2-b\\0 & 1 & -a\\0 & 0 & 1\end{pmatrix}$$

2. $|A|=xyz$

$$\alpha_{11}=\begin{vmatrix}y & 0\\0 & z\end{vmatrix}=yz,\quad \alpha_{21}=-\begin{vmatrix}0 & 0\\0 & z\end{vmatrix}=0,\quad \alpha_{31}=\begin{vmatrix}0 & 0\\y & 0\end{vmatrix}=0$$

$$\alpha_{12}=-\begin{vmatrix}0 & 0\\0 & z\end{vmatrix}=0,\quad \alpha_{22}=\begin{vmatrix}x & 0\\0 & z\end{vmatrix}=xz,\quad \alpha_{32}=-\begin{vmatrix}x & 0\\0 & 0\end{vmatrix}=0$$

$$\alpha_{13}=\begin{vmatrix}0 & y\\0 & 0\end{vmatrix}=0,\quad \alpha_{23}=-\begin{vmatrix}x & 0\\0 & 0\end{vmatrix}=0,\quad \alpha_{33}=\begin{vmatrix}x & 0\\0 & y\end{vmatrix}=xy$$

$$A^{-1}=\frac{1}{xyz}\begin{pmatrix}yz & 0 & 0\\0 & xz & 0\\0 & 0 & xy\end{pmatrix}=\begin{pmatrix}\frac{1}{x} & 0 & 0\\0 & \frac{1}{y} & 0\\0 & 0 & \frac{1}{z}\end{pmatrix}\quad (xyz\fallingdotseq 0)$$

3. $$|A|=\begin{vmatrix}\cos\theta & -\sin\theta & 0\\\sin\theta & \cos\theta & 0\\0 & 0 & 1\end{vmatrix}=\begin{vmatrix}\cos\theta & -\sin\theta\\\sin\theta & \cos\theta\end{vmatrix}$$

$$=\cos^2\theta+\sin^2\theta=1$$

$$\alpha_{11}=\begin{vmatrix}\cos\theta & 0\\0 & 1\end{vmatrix}=\cos\theta,\quad \alpha_{21}=-\begin{vmatrix}-\sin\theta & 0\\0 & 1\end{vmatrix}=\sin\theta,\quad \alpha_{31}=\begin{vmatrix}-\sin\theta & 0\\\cos\theta & 0\end{vmatrix}=0$$

$$\alpha_{12}=-\begin{vmatrix}\sin\theta & 0\\0 & 1\end{vmatrix}=-\sin\theta,\quad \alpha_{22}=\begin{vmatrix}\cos\theta & 0\\0 & 1\end{vmatrix}=\cos\theta,\quad \alpha_{32}=-\begin{vmatrix}\cos\theta & 0\\-\sin\theta & 0\end{vmatrix}=0$$

$$\alpha_{13}=\begin{vmatrix}\sin\theta & \cos\theta\\ 0 & 0\end{vmatrix}=0,\quad \alpha_{23}=-\begin{vmatrix}\cos\theta & -\sin\theta\\ 0 & 0\end{vmatrix}=0,\quad \alpha_{33}=\begin{vmatrix}\cos\theta & -\sin\theta\\ \sin\theta & \cos\theta\end{vmatrix}=1$$

$$\therefore\quad A^{-1}=\begin{pmatrix}\cos\theta & -\sin\theta & 0\\ -\sin\theta & \cos\theta & 0\\ 0 & 0 & 1\end{pmatrix}$$

【練習問題 21】の答

1. $\begin{pmatrix}1 & 1\\ -1 & 1\end{pmatrix}\begin{pmatrix}x\\ y\end{pmatrix}=\begin{pmatrix}5\\ 3\end{pmatrix}\quad |A|=\begin{vmatrix}1 & 1\\ -1 & 1\end{vmatrix}=1+1=2$

$$x=\frac{1}{2}\begin{vmatrix}5 & 1\\ 3 & 1\end{vmatrix}=\frac{1}{2}(5-3)=1$$

$$y=\frac{1}{2}\begin{vmatrix}1 & 5\\ -1 & 3\end{vmatrix}=\frac{1}{2}(3+5)=4$$

$$\therefore\quad \begin{cases}x=1\\ y=4\end{cases}$$

2. $\begin{pmatrix}4 & 1\\ -3 & 2\end{pmatrix}\begin{pmatrix}x\\ y\end{pmatrix}=\begin{pmatrix}5\\ 8\end{pmatrix}\quad |A|=\begin{vmatrix}4 & 1\\ -3 & 2\end{vmatrix}=8+3=11$

$$x=\frac{1}{11}\begin{vmatrix}5 & 1\\ 8 & 2\end{vmatrix}=\frac{1}{11}(10-8)=\frac{2}{11}$$

$$y=\frac{1}{11}\begin{vmatrix}4 & 5\\ -3 & 8\end{vmatrix}=\frac{1}{11}(32+15)=\frac{47}{11}$$

$$\therefore\quad \begin{cases}x=\dfrac{2}{11}\\ y=\dfrac{47}{11}\end{cases}$$

3. $\begin{pmatrix}1 & 1 & 1\\ 1 & -1 & -1\\ -1 & 1 & -1\end{pmatrix}\begin{pmatrix}x\\ y\\ z\end{pmatrix}=\begin{pmatrix}8\\ -2\\ 2\end{pmatrix}$

$$|A|=\begin{vmatrix}1 & 1 & 1\\ 1 & -1 & -1\\ -1 & 1 & -1\end{vmatrix}=\begin{vmatrix}2 & 0 & 0\\ 1 & -1 & -1\\ -1 & 1 & -1\end{vmatrix}=2\begin{vmatrix}-1 & -1\\ 1 & -1\end{vmatrix}=2\cdot(1+1)=4$$

$$x=\frac{1}{4}\begin{vmatrix}8&1&1\\-2&-1&-1\\2&1&-1\end{vmatrix}=\frac{1}{4}\begin{vmatrix}6&0&0\\-2&-1&-1\\2&1&-1\end{vmatrix}=\frac{\overset{3}{\cancel{6}}}{\underset{2}{\cancel{4}}}\begin{vmatrix}-1&-1\\1&-1\end{vmatrix}=\frac{3}{2}\cdot(1+1)=3$$

$$y=\frac{1}{4}\begin{vmatrix}1&8&1\\1&-2&-1\\-1&2&-1\end{vmatrix}=\frac{1}{4}\begin{vmatrix}1&8&1\\0&0&-2\\-1&2&-1\end{vmatrix}=\frac{1}{4}\begin{vmatrix}1&8&1\\0&0&-2\\0&10&0\end{vmatrix}=\frac{1}{4}\begin{vmatrix}0&-2\\10&0\end{vmatrix}$$

$$=\frac{1}{4}\cdot 20=5$$

$$z=\frac{1}{4}\begin{vmatrix}1&1&8\\1&-1&-2\\-1&1&2\end{vmatrix}=\frac{1}{4}\begin{vmatrix}1&1&8\\0&0&0\\-1&1&2\end{vmatrix}=0$$

$$\therefore\quad\begin{cases}x=3\\y=5\\z=0\end{cases}$$

4. $$\begin{pmatrix}2&-1&1\\1&1&-2\\-1&2&-1\end{pmatrix}\begin{pmatrix}x\\y\\z\end{pmatrix}=\begin{pmatrix}2\\9\\3\end{pmatrix}$$

$$|A|=\begin{vmatrix}2&-1&1\\1&1&-2\\-1&2&-1\end{vmatrix}=\begin{vmatrix}2&0&1\\1&-1&-2\\-1&1&-1\end{vmatrix}=\begin{vmatrix}2&0&1\\\cancel{0}&\cancel{0}&-3\\-1&1&-1\end{vmatrix}$$

$$=+3\begin{vmatrix}2&0\\-1&1\end{vmatrix}=3\cdot 2=6$$

$$x=\frac{1}{6}\begin{vmatrix}2&-1&1\\9&1&-2\\3&2&-1\end{vmatrix}=\frac{1}{6}\begin{vmatrix}\cancel{2}&\cancel{-1}&\cancel{1}\\11&0&-1\\7&0&1\end{vmatrix}=+\frac{1}{6}\begin{vmatrix}11&-1\\7&1\end{vmatrix}=\frac{1}{6}(11+7)=3$$

$$y=\frac{1}{6}\begin{vmatrix}2&2&1\\1&9&-2\\-1&3&-1\end{vmatrix}=\frac{1}{6}\begin{vmatrix}2&2&1\\4&0&1\\-1&3&-1\end{vmatrix}=+\frac{1}{6}\begin{vmatrix}0&2&1\\4&0&1\\-4&3&-1\end{vmatrix}$$

$$=\frac{1}{6}\begin{vmatrix}0&2&1\\0&3&0\\-4&3&-1\end{vmatrix}=-\frac{4}{6}\begin{vmatrix}2&1\\3&0\end{vmatrix}=+\frac{\overset{2}{\cancel{4}}}{\cancel{6}}\cdot\cancel{3}_{2}=2$$

$$z=\frac{1}{6}\begin{vmatrix}2&-1&2\\1&1&9\\-1&2&3\end{vmatrix}=\frac{1}{6}\begin{vmatrix}3&-1&2\\0&1&9\\-3&2&3\end{vmatrix}=\frac{1}{6}\begin{vmatrix}3&-1&2\\0&1&9\\0&1&5\end{vmatrix}$$

$$=\frac{1}{6}\cdot 3\begin{vmatrix}1&9\\1&5\end{vmatrix}=\frac{3}{6}(5-9)=\frac{1}{2}\cdot(-4)=-2$$

$$\therefore\quad \begin{cases}x=3\\y=2\\z=-2\end{cases}$$

【練習問題 22】の答

$$\begin{pmatrix}1&1&1&1\\1&-1&1&1\\1&1&-1&1\\1&1&1&-1\end{pmatrix}\begin{pmatrix}x\\y\\z\\u\end{pmatrix}=\begin{pmatrix}6\\10\\0\\4\end{pmatrix}$$

$$|A|=\begin{vmatrix}1&1&1&1\\1&-1&1&1\\1&1&-1&1\\1&1&1&-1\end{vmatrix}=\begin{vmatrix}1&1&1&1\\0&-2&0&0\\0&0&-2&0\\0&0&0&-2\end{vmatrix}=\begin{vmatrix}-2&0&0\\0&-2&0\\0&0&-2\end{vmatrix}=-8$$

$$x=-\frac{1}{8}\begin{vmatrix}6&1&1&1\\10&-1&1&1\\0&1&-1&1\\4&1&1&-1\end{vmatrix}=-\frac{1}{8}\begin{vmatrix}6&2&1&2\\10&0&1&2\\0&0&-1&0\\4&2&1&0\end{vmatrix}=\frac{1}{8}\begin{vmatrix}6&2&2\\10&0&2\\4&2&0\end{vmatrix}$$

$$=\frac{1}{8}\begin{vmatrix}2&0&2\\10&0&2\\-4&2&0\end{vmatrix}=-\frac{1}{4}\begin{vmatrix}2&2\\10&2\end{vmatrix}=-\frac{1}{4}(4-20)=4$$

$$y=-\frac{1}{8}\begin{vmatrix}1&6&1&1\\1&10&1&1\\1&0&-1&1\\1&4&1&-1\end{vmatrix}=-\frac{1}{8}\begin{vmatrix}1&6&2&0\\1&10&2&0\\1&0&0&0\\1&4&2&-2\end{vmatrix}$$

$$=\frac{1}{4}\begin{vmatrix}1&6&2\\1&10&2\\1&0&0\end{vmatrix}=\frac{1}{4}\begin{vmatrix}6&2\\10&2\end{vmatrix}=\frac{1}{4}(12-20)=-2$$

$$z=-\frac{1}{8}\begin{vmatrix}1 & 1 & 6 & 1\\ 1 & -1 & 10 & 1\\ 1 & 1 & 0 & 1\\ 1 & 1 & 4 & -1\end{vmatrix}=-\frac{1}{8}\begin{vmatrix}1 & 0 & 6 & 0\\ 1 & -2 & 10 & 0\\ 1 & 0 & 0 & 0\\ 1 & 0 & 4 & -2\end{vmatrix}$$

$$=-\frac{1}{8}\begin{vmatrix}0 & 6 & 0\\ -2 & 10 & 0\\ 0 & 4 & -2\end{vmatrix}=\frac{1}{4}\begin{vmatrix}0 & 6\\ -2 & 10\end{vmatrix}=\frac{1}{4}\cdot 12=3$$

$$u=-\frac{1}{8}\begin{vmatrix}1 & 1 & 1 & 6\\ 1 & -1 & 1 & 10\\ 1 & 1 & -1 & 0\\ 1 & 1 & 1 & 4\end{vmatrix}=-\frac{1}{8}\begin{vmatrix}1 & 0 & 2 & 6\\ 1 & -2 & 2 & 10\\ 1 & 0 & 0 & 0\\ 1 & 0 & 2 & 4\end{vmatrix}$$

$$=-\frac{1}{8}\begin{vmatrix}0 & 2 & 6\\ -2 & 2 & 10\\ 0 & 2 & 4\end{vmatrix}=-\frac{1}{8}(-1)(-2)\begin{vmatrix}2 & 6\\ 2 & 4\end{vmatrix}$$

$$=-\frac{1}{4}(8-12)=1$$

$$\therefore\quad \begin{cases}x=4\\ y=-2\\ z=3\\ u=1\end{cases}$$

【練習問題 23】の答

$$|R(\theta)|=\begin{vmatrix}\cos\theta & -\sin\theta\\ \sin\theta & \cos\theta\end{vmatrix}=\cos^2\theta+\sin^2\theta=1$$

$$R^{-1}(\theta)=\begin{pmatrix}\cos\theta & \sin\theta\\ -\sin\theta & \cos\theta\end{pmatrix}$$

$$R(-\theta)=\begin{pmatrix}\cos(-\theta) & -\sin(-\theta)\\ \sin(-\theta) & \cos(-\theta)\end{pmatrix}$$

ここで，$\cos(-\theta)=\cos\theta$，$\sin(-\theta)=-\sin\theta$ より

$$R(-\theta)=\begin{pmatrix}\cos\theta & \sin\theta\\ -\sin\theta & \cos\theta\end{pmatrix}$$

$$\therefore\quad R^{-1}(\theta)=R(-\theta)$$

【練習問題 24】の答

これらの点が直線 $ax+by+c=0$ 上にあるとする．

$$\begin{cases} ax_1+by_1+c=0 \\ ax_2+by_2+c=0 \\ ax_3+by_3+c=0 \end{cases}$$

すなわち

$$\begin{pmatrix} x_1 & y_1 & 1 \\ x_2 & y_2 & 1 \\ x_3 & y_3 & 1 \end{pmatrix}\begin{pmatrix} a \\ b \\ c \end{pmatrix}=\begin{pmatrix} 0 \\ 0 \\ 0 \end{pmatrix}$$

が成り立つ．a，b，c が0以外の解をもつ条件は係数の行列の行列式が0であることである．

$$\begin{vmatrix} x_1 & y_1 & 1 \\ x_2 & y_2 & 1 \\ x_3 & y_3 & 1 \end{vmatrix}=-\begin{vmatrix} 1 & y_1 & x_1 \\ 1 & y_2 & x_2 \\ 1 & y_3 & x_3 \end{vmatrix}=\begin{vmatrix} 1 & x_1 & y_1 \\ 1 & x_2 & y_2 \\ 1 & x_3 & y_3 \end{vmatrix}=0$$

《付録1》　ギリシア文字

大文字	小文字	読み方	利用
Α	α	アルファ	角度，加速度
Β	β	ベータ	角度
Γ	γ	ガンマ	写真濃度
Δ	δ	デルタ	デルタ関数
Ε	ε	イプシロン	自然対数の底
Ζ	ζ	ゼータ	ゼータ関数
Η	η	イータ	
Θ	θ	シータ	角度，温度
Ι	ι	イオタ	
Κ	κ	カッパ	
Λ	λ	ラムダ	波長，壊変定数
Μ	μ	ミュー	ミクロン
Ν	ν	ニュー	振動数
Ξ	ξ	グザイ	
Ο	o	オミクロン	
Π	π	パイ	円周率
Ρ	ρ	ロー	密度
Σ	σ, ς	シグマ	標準偏差
Τ	τ	タウ	時間
Υ	υ	ウプシロン	
Φ	φ, ϕ	ファイ	位相角
Χ	χ	カイ	カイ2乗
Ψ	ψ, ψ	プサイ	
Ω	ω	オメガ	角速度

《付録２》　定数の値，不定積分

定数の値

$\pi = 3.1415926535$

$2\pi = 6.2831853071$

$\pi^2 = 9.8696044010$

$\sqrt{\pi} = 1.7724538509$

$\frac{\pi}{2} = 1.5707963267$

$\sqrt[3]{\pi} = 1.464591888$

$e = 2.7182818284$

$2e = 5.436563657$

$e^2 = 7.3890560989$

$\sqrt{e} = 1.6487212707$

$\frac{e}{2} = 1.359140914$

$\sqrt[3]{e} = 1.395612425$

$\sqrt[3]{2} = 1.2599210498$

$\sqrt[3]{3} = 1.4422495703$

$\sqrt[3]{4} = 1.5874010519$

$\gamma = 0.5772156649$

$\sqrt{2} = 1.4142135623$

$\frac{1}{\sqrt{2}} = 0.7071067811$

$\frac{\sqrt{2}}{3} = 0.47140452$

$\sqrt{3} = 1.7320508075$

$\frac{2}{\sqrt{3}} = 1.154700538$

$\frac{\sqrt{3}}{2} = 0.866025403$

$\log_{10} 2 = 0.301029995$

$\log_{10} e = 0.4342944819$

$\log_e 10 = 2.3025850929$

$\log_e 2 = 0.6931471805$

不定積分

1. $\int x^n dx = \frac{1}{n+1} x^{n+1} + C \qquad (n+1 \fallingdotseq 0)$

2. $\int kf(x)dx = k\int f(x)dx$

3. $\int e^{ax} dx = \frac{1}{a} e^{ax} + C$

4. $\int (ax+b)^n dx = \frac{1}{n+1}\frac{1}{a}(ax+b)^{n+1} + C \qquad (n+1 \fallingdotseq 0)$

5. $\int \frac{1}{x} dx = \log_e |x| + C$

6. $\int \frac{1}{ax+b}dx = \frac{1}{a}\log_e(ax+b)+C$

7. $\int \sin(ax+b)dx = -\frac{1}{a}\cos(ax+b)+C$

8. $\int \cos(ax+b)dx = \frac{1}{a}\sin(ax+b)+C$

9. $\int \{f(x) \pm g(x)\}dx = \int f(x)dx \pm \int g(x)dx$

10. $\int_a^b f(x)dx = [F(x)]_a^b = F(b)-F(a)$

11. $\int_a^b f(x)dx = -\int_b^a f(x)dx$

12. $\int_a^b f(x)dx = \int_a^c f(x)dx + \int_c^b f(x)dx$

ラプラス変換

1. $L\{2\} = \frac{2}{s}$

2. $L\{t^3\} = \frac{3!}{s^4}$

3. $L\{e^{2t}\} = \frac{1}{s-2}$

4. $L\{e^{-3t}\} = \frac{1}{s+3}$

5. $L\{te^{2t}\} = \frac{1}{(s-2)^2}$

6. $L\{t^3e^{-2t}\} = \frac{3!}{(s+2)^4}$

7. $L\{\sin 3t\} = \frac{3}{s^2+3^2}$

8. $L\{\cos 2t\} = \frac{s}{s^2+2^2}$

9. $L\{t \cdot \sin 2t\} = \frac{4s}{(s^2+2^2)^2}$

10. $L\{t\cos 3t\} = \frac{s^2-3^2}{(s^2+3^2)^2}$

11. $L\{e^{2t}\sin 3t\} = \frac{3}{(s-2)^2+3^2}$

12. $L\{e^{3t}\cos 2t\} = \frac{s-3}{(s-3)^2+2^2}$

《付録3》　主要数学公式

1. 角　度

$\sin(-x) = -\sin x$

$\cos(-x) = \cos x$

$\tan(-x) = -\tan x$

$\sin\left(\frac{\pi}{2} \pm x\right) = \cos x$

$\cos\left(\frac{\pi}{2} \pm x\right) = \mp\sin x$

$\tan\left(\frac{\pi}{2} \pm x\right) = \mp\cot x$

$\sin(\pi \pm x) = \mp\sin x$

$\cos(\pi \pm x) = -\cos x$

$\tan(\pi \pm x) = \pm\tan x$

2. 加法定理

$\sin(x \pm y) = \sin x\cos y \pm \cos x\sin y$

$\cos(x \pm y) = \cos x\cos y \mp \sin x\sin y$

$$\tan(x \pm y) = \frac{\tan x \pm \tan y}{1 \mp \tan x \cdot \tan y}$$

3. 2倍角

$\sin 2x = 2\sin x\cos x$

$\cos 2x = \cos^2 x - \sin^2 x = 1 - 2\sin^2 x = 2\cos^2 x - 1$

$$\tan 2x = \frac{2\tan x}{1 - \tan^2 x}$$

4. 半　角

$$\sin^2\frac{x}{2} = \frac{1-\cos x}{2} \qquad \cos^2\frac{x}{2} = \frac{1+\cos x}{2} \qquad \tan^2\frac{x}{2} = \frac{1-\cos x}{1+\cos x}$$

5. 積　和

$$\sin x \cdot \cos y = \frac{1}{2}\{\sin(x+y) + \sin(x-y)\}$$

$$\cos x \cdot \sin y = \frac{1}{2}\{\sin(x+y) - \sin(x-y)\}$$

$$\cos x \cdot \cos y = \frac{1}{2}\{\cos(x+y) + \cos(x-y)\}$$

$$\sin x \cdot \sin y = -\frac{1}{2}\{\cos(x+y) - \cos(x-y)\}$$

6. 和　積

$$\sin x + \sin y = 2\sin\frac{x+y}{2}\cdot\cos\frac{x-y}{2}$$

$$\sin x - \sin y = 2\cos\frac{x+y}{2}\cdot\sin\frac{x-y}{2}$$

$$\cos x + \cos y = 2\cos\frac{x+y}{2}\cdot\cos\frac{x-y}{2}$$

$$\cos x - \cos y = -2\sin\frac{x+y}{2}\cdot\sin\frac{x-y}{2}$$

7. 3倍角

$$\sin 3x = 3\sin x - 4\sin^3 x \qquad \tan 3x = \frac{3\tan x - \tan^3 x}{1 - 3\tan^2 x}$$

$$\cos 3x = 4\cos^3 x - 3\cos x$$

8. 対　数

$$\log_a XY = \log_a X + \log_a Y \qquad \log_a X^m = m\log_a X \qquad (a>0,\ a\neq 1)$$

$$\log_a \frac{Y}{X} = \log_a Y - \log_a X \qquad \log_a X = \frac{\log_c X}{\log_c a} \qquad (c>0,\ c\neq 1)$$

9. 展　開

$$(1+x)^{-1} = 1 - x + x^2 - x^3 + \cdots + (-1)^n\cdot x^n + \cdots \qquad (-1<x<1)$$

$$(1+x)^{-2} = 1 - 2x + 3x^2 - 4x^3 + \cdots \qquad (-1<x<1)$$

$$\frac{1}{\sqrt{1+x}} = 1 - \frac{1}{2}x + \frac{1\cdot 3}{2\cdot 4}x^2 - \frac{1\cdot 3\cdot 5}{2\cdot 4\cdot 6}x^3 + \cdots \qquad (-1<x<1)$$

$$(1+x)^{\frac{n}{m}} = 1 + \frac{n}{m}x - \frac{n(m-n)}{2!m^2}x^2 + \frac{n(m-n)(2m-n)}{3!m^3}x^3 + \cdots \qquad (-1<x<1)$$

$$\log_e(1+x) = \frac{x}{1} - \frac{x^2}{2} + \frac{x^3}{3} - \frac{x^4}{4} + \cdots + (-1)^{n-1}\cdot\frac{x^n}{n} + \cdots \qquad (-1<x\leqq 1)$$

$$\sin^{-1}x = x + \frac{1}{2}\cdot\frac{1}{3}x^3 + \frac{1}{2}\cdot\frac{3}{4}\cdot\frac{1}{5}x^5 + \cdots \qquad (-1<x<1)$$

$$a^x = 1 + \frac{\log a}{1!}x + \frac{(\log a)^2}{2!}x^2 + \cdots + \frac{(\log a)^n}{n!}x^n + \cdots \qquad (a>0)$$

$$e^x = 1 + \frac{1}{1!}x + \frac{1}{2!}x^2 + \frac{1}{3!}x^3 + \cdots + \frac{1}{n!}x^n + \cdots \qquad (-\infty<x<\infty)$$

$$\tan x = x + \frac{1}{3}x^3 + \frac{2}{15}x^5 + \cdots \qquad \left(-\frac{\pi}{2}<x<\frac{\pi}{2}\right)$$

$$\sin x = x - \frac{1}{3!}x^3 + \frac{1}{5!}x^5 + \cdots + (-1)^n\cdot\frac{1}{(2n+1)!}x^{2n+1} + \cdots \qquad (-\infty<x<\infty)$$

$$\cos x = 1 - \frac{1}{2!}x^2 + \frac{1}{4!}x^4 + \cdots + (-1)^n\cdot\frac{1}{(2n)!}x^{2n} + \cdots \qquad (-\infty<x<\infty)$$

《付録 4》　三角関数表

角	正弦	余弦	正接	角	正弦	余弦	正接
0°	0.0000	1.0000	0.0000	45°	0.7071	0.7071	1.0000
1°	0.0175	0.9998	0.0175	46°	0.7193	0.6947	1.0355
2°	0.0349	0.9994	0.0349	47°	0.7314	0.6820	1.0724
3°	0.0523	0.9986	0.0524	48°	0.7431	0.6691	1.1106
4°	0.0698	0.9976	0.0699	49°	0.7547	0.6561	1.1504
5°	0.0872	0.9962	0.0875	50°	0.7660	0.6428	1.1918
6°	0.1045	0.9945	0.1051	51°	0.7771	0.6293	1.2349
7°	0.1219	0.9925	0.1228	52°	0.7880	0.6157	1.2799
8°	0.1392	0.9903	0.1405	53°	0.7986	0.6018	1.3270
9°	0.1564	0.9877	0.1584	54°	0.8090	0.5878	1.3764
10°	0.1736	0.9848	0.1763	55°	0.8192	0.5736	1.4281
11°	0.1908	0.9816	0.1944	56°	0.8290	0.5592	1.4826
12°	0.2079	0.9781	0.2126	57°	0.8387	0.5446	1.5399
13°	0.2250	0.9744	0.2309	58°	0.8480	0.5299	1.6003
14°	0.2419	0.9703	0.2493	59°	0.8572	0.5150	1.6643
15°	0.2588	0.9659	0.2679	60°	0.8660	0.5000	1.7321
16°	0.2756	0.9613	0.2867	61°	0.8746	0.4848	1.8040
17°	0.2924	0.9563	0.3057	62°	0.8829	0.4695	1.8807
18°	0.3090	0.9511	0.3249	63°	0.8910	0.4540	1.9626
19°	0.3256	0.9455	0.3443	64°	0.8988	0.4384	2.0503
20°	0.3420	0.9397	0.3640	65°	0.9063	0.4226	2.1445
21°	0.3584	0.9336	0.3839	66°	0.9135	0.4067	2.2460
22°	0.3746	0.9272	0.4040	67°	0.9205	0.3907	2.3559
23°	0.3907	0.9205	0.4245	68°	0.9272	0.3746	2.4751
24°	0.4067	0.9135	0.4452	69°	0.9336	0.3584	2.6051
25°	0.4226	0.9063	0.4663	70°	0.9397	0.3420	2.7475
26°	0.4384	0.8988	0.4877	71°	0.9455	0.3256	2.9042
27°	0.4540	0.8910	0.5095	72°	0.9511	0.3090	3.0777
28°	0.4695	0.8829	0.5317	73°	0.9563	0.2924	3.2709
29°	0.4848	0.8746	0.5543	74°	0.9613	0.2756	3.4874
30°	0.5000	0.8660	0.5774	75°	0.9659	0.2588	3.7321
31°	0.5150	0.8572	0.6009	76°	0.9703	0.2419	4.0108
32°	0.5299	0.8480	0.6249	77°	0.9744	0.2250	4.3315
33°	0.5446	0.8387	0.6494	78°	0.9781	0.2079	4.7046
34°	0.5592	0.8290	0.6745	79°	0.9816	0.1908	5.1446
35°	0.5736	0.8192	0.7002	80°	0.9848	0.1736	5.6713
36°	0.5878	0.8090	0.7265	81°	0.9877	0.1564	6.3138
37°	0.6018	0.7986	0.7536	82°	0.9903	0.1392	7.1154
38°	0.6157	0.7880	0.7813	83°	0.9925	0.1219	8.1443
39°	0.6293	0.7771	0.8098	84°	0.9945	0.1045	9.5144
40°	0.6428	0.7660	0.8391	85°	0.9962	0.0872	11.4301
41°	0.6561	0.7547	0.8693	86°	0.9976	0.0698	14.3007
42°	0.6691	0.7431	0.9004	87°	0.9986	0.0523	19.0811
43°	0.6820	0.7314	0.9325	88°	0.9994	0.0349	28.6363
44°	0.6947	0.7193	0.9657	89°	0.9998	0.0175	57.2900
45°	0.7071	0.7071	1.000	90°	1.0000	0.0000	∞

《付録５》　数の対数表(1)

数	0	1	2	3	4	5	6	7	8	9	1	2	3	4	5	6	7	8	9
1.0	.0000	.0043	.0086	.0128	.0170	.0212	.0253	.0294	.0334	.0374	4	8	12	17	21	25	29	33	37
1.1	.0414	.0453	.0492	.0531	.0569	.0607	.0645	.0682	.0719	.0755	4	8	11	15	19	23	26	30	34
1.2	.0792	.0828	.0864	.0899	.0934	.0969	.1004	.1038	.1072	.1106	3	7	10	14	17	21	24	28	31
1.3	.1139	.1173	.1206	.1239	.1271	.1303	.1335	.1367	.1399	.1430	3	6	10	13	16	19	23	26	29
1.4	.1461	.1492	.1523	.1553	.1584	.1614	.1644	.1673	.1703	.1732	3	6	9	12	15	18	21	24	27
1.5	.1761	.1790	.1818	.1847	.1875	.1903	.1931	.1959	.1987	.2014	3	6	8	11	14	17	20	22	25
1.6	.2041	.2068	.2095	.2122	.2148	.2175	.2201	.2227	.2253	.2279	3	5	8	11	13	16	18	21	24
1.7	.2304	.2330	.2355	.2380	.2405	.2430	.2455	.2480	.2504	.2529	2	5	7	10	12	15	17	20	22
1.8	.2553	.2577	.2601	.2625	.2648	.2672	.2695	.2718	.2742	.2765	2	5	7	9	12	14	16	19	21
1.9	.2788	.2810	.2833	.2856	.2878	.2900	.2923	.2945	.2967	.2989	2	4	7	9	11	13	16	18	20
2.0	.3010	.3032	.3054	.3075	.3096	.3118	.3139	.3160	.3181	.3201	2	4	6	8	11	13	15	17	19
2.1	.3222	.3243	.3263	.3284	.3304	.3324	.3345	.3365	.3385	.3404	2	4	6	8	10	12	14	16	18
2.2	.3424	.3444	.3464	.3483	.3502	.3522	.3541	.3560	.3579	.3598	2	4	6	8	10	12	14	15	17
2.3	.3617	.3636	.3655	.3674	.3692	.3711	.3729	.3747	.3766	.3784	2	4	6	7	9	11	13	15	17
2.4	.3802	.3820	.3838	.3856	.3874	.3892	.3909	.3927	.3945	.3962	2	4	5	7	9	11	12	14	16
2.5	.3979	.3997	.4014	.4031	.4048	.4065	.4082	.4099	.4116	.4133	2	3	5	7	9	10	12	14	15
2.6	.4150	.4166	.4183	.4200	.4216	.4232	.4249	.4265	.4281	.4298	2	3	5	7	8	10	11	13	15
2.7	.4314	.4330	.4346	.4362	.4378	.4393	.4409	.4425	.4440	.4456	2	3	5	6	8	9	11	13	14
2.8	.4472	.4487	.4502	.4518	.4533	.4548	.4564	.4579	.4594	.4609	2	3	5	6	8	9	11	12	14
2.9	.4624	.4639	.4654	.4669	.4683	.4698	.4713	.4728	.4742	.4757	1	3	4	6	7	9	10	12	13
3.0	.4771	.4786	.4800	.4814	.4829	.4843	.4857	.4871	.4886	.4900	1	3	4	6	7	9	10	11	13
3.1	.4914	.4928	.4942	.4955	.4969	.4983	.4997	.5011	.5024	.5038	1	3	4	6	7	8	10	11	12
3.2	.5051	.5065	.5079	.5092	.5105	.5119	.5132	.5145	.5159	.5172	1	3	4	5	7	8	9	11	12
3.3	.5185	.5198	.5211	.5224	.5237	.5250	.5263	.5276	.5289	.5302	1	3	4	5	6	8	9	10	12
3.4	.5315	.5328	.5340	.5353	.5366	.5378	.5391	.5403	.5416	.5428	1	3	4	5	6	8	9	10	11
3.5	.5441	.5453	.5465	.5478	.5490	.5502	.5514	.5527	.5539	.5551	1	2	4	5	6	7	9	10	11
3.6	.5563	.5575	.5587	.5599	.5611	.5623	.5635	.5647	.5653	.5670	1	2	4	5	6	7	8	10	11
3.7	.5682	.5694	.5705	.5717	.5729	.5740	.5752	.5763	.5775	.5786	1	2	3	5	6	7	8	9	10
3.8	.5798	.5809	.5821	.5832	.5843	.5855	.5866	.5877	.5888	.5899	1	2	3	5	6	7	8	9	10
3.9	.5911	.5922	.5933	.5944	.5955	.5966	.5977	.5988	.5999	.6010	1	2	3	4	5	7	8	9	10
4.0	.6021	.6031	.6042	.6053	.6064	.6075	.6085	.6096	.6107	.6117	1	2	3	4	5	7	8	9	10
4.1	.6128	.6138	.6149	.6160	.6170	.6180	.6191	.6201	.6212	.6222	1	2	3	4	5	6	7	8	9
4.2	.6232	.6243	.6253	.6263	.6274	.6284	.6294	.6304	.6314	.6325	1	2	3	4	5	6	7	8	9
4.3	.6335	.6345	.6355	.6365	.6375	.6385	.6395	.6405	.6415	.6425	1	2	3	4	5	6	7	8	9
4.4	.6435	.6444	.6454	.6464	.6474	.6484	.6493	.6503	.6513	.6522	1	2	3	4	5	6	7	8	9
4.5	.6532	.6542	.6551	.6561	.6571	.6580	.6590	.6599	.6609	.6618	1	2	3	4	5	6	7	8	9
4.6	.6628	.6637	.6646	.6656	.6665	.6675	.6684	.6693	.6702	.6712	1	2	3	4	5	6	7	7	8
4.7	.6721	.6730	.6739	.6749	.6758	.6767	.6776	.6785	.6794	.6803	1	2	3	4	5	5	6	7	8
4.8	.6812	.6821	.6830	.6839	.6848	.6857	.6866	.6875	.6884	.6893	1	2	3	4	4	5	6	7	8
4.9	.6902	.6911	.6920	.6928	.6937	.6946	.6955	.6964	.6972	.6981	1	2	3	4	4	5	6	7	8
5.0	.6990	.6998	.7007	.7016	.7024	.7033	.7042	.7050	.7059	.7067	1	2	3	3	4	5	6	7	8
5.1	.7076	.7084	.7093	.7101	.7110	.7118	.7126	.7135	.7143	.7152	1	2	3	3	4	5	6	7	8
5.2	.7160	.7168	.7177	.7185	.7193	.7202	.7210	.7218	.7226	.7235	1	2	2	3	4	5	6	7	7
5.3	.7243	.7251	.7259	.7267	.7275	.7284	.7292	.7300	.7308	.7316	1	2	2	3	4	5	6	6	7
5.4	.7324	.7332	.7340	.7348	.7356	.7364	.7372	.7380	.7388	.7396	1	2	2	3	4	5	6	6	7

数の対数表(2)

数	0	1	2	3	4	5	6	7	8	9	1	2	3	4	5	6	7	8	9
5.5	.7404	.7412	.7419	.7427	.7435	.7443	.7451	.7459	.7466	.7474	1	2	2	3	4	5	5	6	7
5.6	.7482	.7490	.7497	.7505	.7513	.7520	.7528	.7536	.7543	.7551	1	2	2	3	4	5	5	6	7
5.7	.7559	.7566	.7574	.7582	.7589	.7597	.7604	.7612	.7619	.7627	1	2	2	3	4	5	5	6	7
5.8	.7634	.7642	.7649	.7657	.7664	.7672	.7679	.7686	.7694	.7701	1	1	2	3	4	4	5	6	7
5.9	.7709	.7716	.7723	.7731	.7738	.7745	.7752	.7760	.7767	.7774	1	1	2	3	4	4	5	6	7
6.0	.7782	.7789	.7796	.7803	.7810	.7818	.7825	.7832	.7839	.7846	1	1	2	3	4	4	5	6	6
6.1	.7853	.7860	.7868	.7875	.7882	.7889	.7896	.7903	.7910	.7917	1	1	2	3	4	4	5	6	6
6.2	.7924	.7931	.7938	.7945	.7952	.7959	.7966	.7973	.7980	.7987	1	1	2	3	3	4	5	6	6
6.3	.7993	.8000	.8007	.8014	.8021	.8028	.8035	.8041	.8048	.8055	1	1	2	3	3	4	5	5	6
6.4	.8062	.8069	.8075	.8082	.8089	.8096	.8102	.8109	.8116	.8122	1	1	2	3	3	4	5	5	6
6.5	.8129	.8136	.8142	.8149	.8156	.8162	.8169	.8176	.8182	.8189	1	1	2	3	3	4	5	5	6
6.6	.8195	.8202	.8209	.8215	.8222	.8228	.8235	.8241	.8248	.8254	1	1	2	3	3	4	5	5	6
6.7	.8261	.8267	.8274	.8280	.8287	.8293	.8299	.8306	.8312	.8319	1	1	2	3	3	4	5	5	6
6.8	.8325	.8331	.8338	.8344	.8351	.8357	.8363	.8370	.8376	.8382	1	1	2	3	3	4	4	5	6
6.9	.8388	.8395	.8401	.8407	.8414	.8420	.8426	.8432	.8439	.8445	1	1	2	2	3	4	4	5	6
7.0	.8451	.8457	.8463	.8470	.8476	.8482	.8488	.8494	.8500	.8505	1	1	2	2	3	4	4	5	6
7.1	.8513	.8519	.8525	.8531	.8537	.8543	.8549	.8555	.8561	.8567	1	1	2	2	3	4	4	5	5
7.2	.8573	.8579	.8585	.8591	.8597	.8603	.8609	.8615	.8621	.8627	1	1	2	2	3	4	4	5	5
7.3	.8633	.8639	.8645	.8651	.8657	.8663	.8669	.8675	.8681	.8686	1	1	2	2	3	4	4	5	5
7.4	.8692	.8698	.8704	.8710	.8716	.8722	.8727	.8733	.8739	.8745	1	1	2	2	3	4	4	5	5
7.5	.8751	.8756	.8762	.8768	.8774	.8779	.8785	.8791	.8797	.8802	1	1	2	2	3	3	4	5	5
7.6	.8808	.8814	.8820	.8825	.8831	.8837	.8842	.8848	.8854	.8859	1	1	2	2	3	3	4	5	5
7.7	.8865	.8871	.8876	.8882	.8887	.8893	.8899	.8904	.8910	.8915	1	1	2	2	3	3	4	4	5
7.8	.8921	.8927	.8932	.8938	.8943	.8949	.8954	.8960	.8965	.8971	1	1	2	2	3	3	4	4	5
7.9	.8976	.8982	.8987	.8993	.8998	.9004	.9009	.9015	.9020	.9025	1	1	2	2	3	3	4	4	5
8.0	.9031	.9036	.9042	.9047	.9053	.9058	.9063	.9069	.9074	.9079	1	1	2	2	3	3	4	4	5
8.1	.9085	.9090	.9096	.9101	.9106	.9112	.9117	.9122	.9128	.9133	1	1	2	2	3	3	4	4	5
8.2	.9138	.9143	.9149	.9154	.9159	.9165	.9170	.9175	.9180	.9186	1	1	2	2	3	3	4	4	5
8.3	.9191	.9196	.9201	.9206	.9212	.9217	.9222	.9227	.9232	.9238	1	1	2	2	3	3	4	4	5
8.4	.9243	.9248	.9253	.9258	.9263	.9269	.9274	.9279	.9284	.9289	1	1	2	2	3	3	4	4	5
8.5	.9294	.9299	.9304	.9309	.9315	.9320	.9325	.9330	.9335	.9340	1	1	2	2	3	3	4	4	5
8.6	.9345	.9350	.9355	.9360	.9365	.9370	.9375	.9380	.9385	.9390	1	1	2	2	3	3	4	4	5
8.7	.9395	.9400	.9405	.9410	.9415	.9420	.9425	.9430	.9435	.9440	0	1	1	2	2	3	3	4	4
8.8	.9445	.9450	.9455	.9460	.9465	.9469	.9474	.9479	.9484	.9489	0	1	1	2	2	3	3	4	4
8.9	.9494	.9499	.9504	.9509	.9513	.9518	.9523	.9528	.9533	.9538	0	1	1	2	2	3	3	4	4
9.0	.9542	.9547	.9552	.9557	.9562	.9566	.9571	.9576	.9581	.9586	0	1	1	2	2	3	3	4	4
9.1	.9590	.9595	.9600	.9605	.9609	.9614	.9619	.9624	.9628	.9633	0	1	1	2	2	3	3	4	4
9.2	.9638	.9643	.9647	.9652	.9657	.9661	.9666	.9671	.9675	.9680	0	1	1	2	2	3	3	4	4
9.3	.9685	.9689	.9694	.9699	.9703	.9708	.9713	.9717	.9722	.9727	0	1	1	2	2	3	3	4	4
9.4	.9731	.9736	.9741	.9745	.9750	.9754	.9759	.9763	.9768	.9773	0	1	1	2	2	3	3	4	4
9.5	.9777	.9782	.9786	.9791	.9795	.9800	.9805	.9809	.9814	.9818	0	1	1	2	2	3	3	4	4
9.6	.9823	.9827	.9832	.9836	.9841	.9845	.9850	.9854	.9859	.9863	0	1	1	2	2	3	3	4	4
9.7	.9868	.9872	.9877	.9881	.9886	.9890	.9894	.9899	.9903	.9908	0	1	1	2	2	3	3	4	4
9.8	.9912	.9917	.9921	.9926	.9930	.9934	.9939	.9943	.9948	.9952	0	1	1	2	2	3	3	4	4
9.9	.9956	.9961	.9965	.9969	.9974	.9978	.9983	.9987	.9991	.9996	0	1	1	2	2	3	3	3	4

索　　引

［あ］

ＲＣ直列回路 ……………………214
余り …………………………………5

［い］

一次方程式 …………………………14
１階線形微分方程式 ………………212
一般解 ……………………98, 209
一般角 ………………………………91
一般項 ………………………………29
因数分解 ……………………………9
インダクタンス ……………215, 244

［う］

運動方程式 …………………………212

［え］

Ｘ線 …………………………………69
円軌道 ………………………………90

［お］

オイラーの式 ………………103, 104

［か］

階乗 …………………………………26
回転 …………………………………91
回転行列 ……………………………265
回転体 ………………………182, 183
壊変定数 ……………………………241
角周波数 ……………………………227
角速度 ………………………………135
角度 …………………………………90
仮数 …………………………………70
加速度 ………………………………212
加速度ベクトル ……………………135
過渡現象 ……………………………244
加法定理 ……………………………93
関数 …………………………………124
関数の極限値 ………………………124
ガンマ関数 …………………………229

［き］

起電力 ………………………244, 248
基本解 ………………………………209
基本対称式 …………………………11
逆関数 ………………………………131
逆行列 ………………………264, 271
逆三角関数 …………………………100
逆変換 ………………………………226
共役複素数 …………………………101
共通因数 ……………………………11
行列 …………………………………261
行列式 ………………………………267
極限値 ………………………………124
極座標 ………………………………103
極座標表示 …………………………103
極小 …………………………………133
極小値 ………………………133, 134
曲線 …………………………………176

曲線の長さ……175
極大……133
極大値……134
極値……133
虚根……19
虚数単位……101
虚数部……101
キルヒホッフ……215
近似式……138
近似値……138

[く]

区分求積法……171
クラーメル（Cramer）の公式……275

[け]

係数……3
計数率……135
結合法則……2, 257
原関数……227
検算……24
原子数……216, 217
検出器……140

[こ]

交換法則……2, 257
高次導関数……136
高次方程式……21
合成……94
合成関数の微分……128
恒等式……22
公比……29
弧度法……89
コンデンサー……214, 246

[さ]

最小公倍数……24
最大値……134
三角関数……88, 160
三角方程式……98
3倍角……107

[し]

次数……3, 5, 162
指数関数……62, 160
指数法則……2, 56
指数方程式……60
自然対数……64, 125, 216, 217
自然崩壊……216
実数根……19
実数倍……257
実数部……101
質量……213
質量吸収係数……69
時定数……246
始点……256
指標……70
周期……214
重根……19
10進数……30
終点……256
充電電流……215
主値……100
商……5
常用対数……64, 74
初期条件……205, 212, 239, 243
真数……63, 70
真の計数率……135

[せ]

正弦振動……213
整式……2
静止質量……139
成分表示……258
正方行列……261, 264
整方程式……25

積分 ……158, 235
積分定数 ……158, 205
積和公式 ……93
接線 ……126
接線の傾き ……133
接線の方程式 ……133
線形微分方程式 ……239, 243
絶対値 ……256
零行列 ……264
全移動距離 ……179
線源 ……135
線量率 ……69

［そ］

像関数 ……227, 239
双曲線群 ……205
相反方程式 ……21
総和記号 ……27
速度 ……180
速度ベクトル ……135

［た］

対角行列 ……264
大気補正係数 ……140
対称式 ……11
対数 ……63
対数関数 ……63, 73, 131, 161
対数微分法 ……131
対数方程式 ……68
代数方程式 ……239
体積 ……181
多項式 ……2
単位行列 ……263, 264
単位ベクトル ……257
単項式 ……2
単振動 ……214
断面積 ……181, 182

［ち］

置換積分法 ……163
超電力 ……135
長方形 ……171
直交行列 ……264
直線運動 ……179, 180
直列接続 ……244
直角座標 ……103
直角座標表示 ……103

［つ］

通分 ……24

［て］

底 ……63
抵抗 ……135
定常電流 ……245
定数 ……15
定数項 ……3
定数倍 ……261
定積分 ……173
テーラー展開 ……136
デシベル ……74
電圧 ……74
電圧降下 ……214
展開 ……7
電気回路 ……244
電気抵抗 ……215
電気量 ……180
転置行列 ……264
電離箱 ……140
電流 ……74
電力 ……74, 135

［と］

導関数 ……127
同次形 ……206, 209

等比級数 ……29
同類項 ……3
特殊解 ……209
特性方程式 ……209
ド・モアブルの定理 ……103

［な］

内積 ……259
内部抵抗 ……135
なす角 ……259

［に］

2 階線形微分方程式 ……213
二次導関数 ……136
二次方程式 ……18
二重根号 ……13
二重積分 ……184
2 進数 ……30
二等辺三角形 ……88
入射光子 ……139
任意定数 ……205

［は］

媒介変数 ……129
媒介変数表示 ……176
倍角公式 ……93
倍率 ……74
バックグランド ……135
発散 ……29
半角公式 ……95
半価層 ……69
半減期 ……139
半対数方眼紙 ……62
反跳電子 ……139
繁分数 ……6

［ひ］

非同次形 ……209
微分 ……127, 128, 233
微分可能 ……136, 175
微分係数 ……126
微分公式 ……128
微分方程式 ……204

［ふ］

複素数 ……101, 103
フックの法則 ……213
部分積分 ……166, 228
部分積分法 ……166
分解時間 ……140
分数式 ……4, 161, 162
分数方程式 ……24
分配法則 ……2

［へ］

閉回路 ……244
閉区間 ……184
平行移動 ……79, 256
平方根 ……11
平面 ……103
ベクトル ……256
偏角 ……103
変数 ……3, 124
変数分離形 ……204

［ほ］

方眼紙 ……62
放射性物質 ……216, 241
放射能 ……139
法線の方程式 ……133
包絡定数 ……227
補正 ……140

［ま］

マクローリン展開 ……136

[み]
道のり ……179

[む]
無縁根 ……25
無限級数 ……136
無理関数 ……165
無理方程式 ……25

[め]
面積 ……171
面積速度 ……90, 109

[ゆ]
有向線分 ……256
有理化 ……11

[ら]
ラジアン ……89
落下速度 ……212
ラプラス逆変換 ……237
ラプラス変換 ……226

[り]
利得 ……74
領域 ……184
両対数方眼紙 ……74

[れ]
連続 ……175, 185
連立方程式 ……16, 273, 275

[わ]
和積公式 ……93

< 著者紹介 >
小林毅範（こばやし　たけのり）
帝京大学附属放射線学校
専任講師，理学博士
福田　覚（ふくだ　さとる）
東京大学医学部附属病院
文部科学技官，医学博士
本田信広（ほんだ　のぶひろ）
中央医療技術専門学校
専任講師，工学修士

初歩の数学演習
— 分数式・方程式から微分方程式まで —

価格はカバーに
表示してあります

2000 年　3 月 31 日　初版 発行
2013 年　5 月 20 日　初版 第 5 刷 発行
2016 年　2 月 18 日　初版 第 6 刷 発行

著　者　小林　毅範・福田　覚 ©・本田　信広
発行人　古屋敷　信一
発行所　株式会社 医療科学社
〒 113-0033　東京都文京区本郷 3 − 11 − 9
TEL 03 (3818) 9821　　FAX 03 (3818) 9371
ホームページ　http://www.iryokagaku.co.jp

ISBN978-4-86003-466-5　　（乱丁・落丁はお取り替えいたします）

2015 年 5 月出版元の東洋書店廃業により、2016 年 1 月より刊行の上記書籍は医療科学社が発行元となります。